U0240116

甲状腺肾上腺
4周养护方案

THE ADRENAL THYROID REVOLUTION

〔美〕阿维娃·罗姆（Aviva Romm）著

李洪梅　主译

译者（按姓氏汉语拼音排序）

李洪梅（应急总医院）

王诗淇（中国医科大学）

杨雨萌（美国雪城大学）

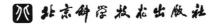

北京科学技术出版社

读者须知

　　医学是随着人类的科研成果与经验积累不断发展的。本书中的所有建议均是作者结合自身临床经验审慎提出的，虽然如此，你在采纳之前还是应该考虑自身情况与医生的建议。此外，如果你想获得详尽的医学建议，请向有资质的医生咨询。使用本书相关内容造成的直接或间接的不良影响，出版社、作者和译者概不负责。

THE ADRENAL THYROID REVOLUTION: A Proven 4-Week Program to Rescue Your Metabolism, Hormones, Mind & Mood, Copyright © 2017 by Aviva Romm, M.D..
Published by arrangement with HarperOne, an imprint of HarperCollins Publishers.

著作权合同登记号　图字：01-2017-6409

图书在版编目（CIP）数据

　　甲状腺肾上腺4周养护方案／（美）阿维娃·罗姆（Aviva Romm）著；李洪梅主译. —北京：北京科学技术出版社，2021.11

　　书名原文：The Adrenal Thyroid Revolution

　　ISBN 978-7-5714-1607-2

　　Ⅰ. ①甲… Ⅱ. ①阿… ②李… Ⅲ. ①甲状腺疾病—诊疗 ②肾上腺疾病—诊疗 Ⅳ. ①R581 ②R586

　　中国版本图书馆CIP数据核字（2021）第110556号

责任编辑：赵美蓉　宋　玥
责任校对：贾　荣
图文制作：北京锋尚制版有限公司
责任印制：吕　越
出 版 人：曾庆宇
出版发行：北京科学技术出版社
社　　址：北京西直门南大街16号
邮政编码：100035
电话传真：0086-10-66135495（总编室）　　0086-10-66113227（发行部）
网　　址：www.bkydw.cn
印　　刷：三河市国新印装有限公司
开　　本：710 mm×1000 mm　1/16
字　　数：350 千字
印　　张：22
版　　次：2021年11月第1版
印　　次：2021年11月第1次印刷
ISBN 978-7-5714-1607-2

定　　价：69.00元

译者序

作为一名医务工作者，在临床工作中我遇见了很多伴有恶心、入睡困难、腹胀、疲劳、记忆力减退、肥胖等症状的女性，她们的各项检查结果均没有提示其有明显的器质性问题，因此她们被诊断为"抑郁症""焦虑症"或"自主神经功能紊乱"等。对于这类患者，医生也没有特别有效的治疗方法，只能开具一些抗抑郁、抗焦虑的药物，但是效果不明显。这些女性一直被这些症状所困扰，十分痛苦。我有幸遇见阿维娃·罗姆博士的《甲状腺肾上腺4周养护方案》一书，并将其翻译为中文版，希望为国内有需要的女性朋友提供些许帮助。

由于社会的飞速发展，越来越多的女性投身到社会工作中，随之而来的工作压力加上家庭压力使她们长期处于紧张状态和亚健康状态，因此她们常常感到无助、困惑、被忽视，这已经严重影响了她们的生活质量。阿维娃·罗姆博士在《甲状腺肾上腺4周养护方案》一书中关注了两个器官——甲状腺和肾上腺，这两个重要器官的工作状态往往标志着女性的身体健康状态。如果它们在体内超负荷运转，它们的功能状态会对女性的健康产生多重影响。了解它们的功能状态可以使女性第一时间了解自己的身体状态。本书为读者提供了一种革命性的新方法来思考女性健康问题。它通过重启、重塑、修复、再充电、补充等几个部分来平衡身体内的多个系统。本书将展示如何通过简单、有效且长期地改变饮食和生活方式，扭转这种对身体有害的多系统超负荷的工作状态，并恢复精力，使女性回归真正的健康生活中。身体的健康掌握在我们自己手中。

本书是一本科普读物，它不能取代医生。如果确定或怀疑自己有任何健康问题，建议去医院就诊。

希望本书能帮助存在身体困扰的女性，使她们过上健康和幸福的生活。

李洪梅

2021年4月

推荐《甲状腺肾上腺 4 周养护方案》的理由

"没有多少医学从业者能帮助你找到一种整体的医学治疗方法。每位女性都需要这本书——尤其是那些有入睡困难、腹胀、疲劳、下午犯困等日常烦恼的女性。现代社会的压力正作用于我们的身体，而以上这些症状就是报警信号。不要再继续以一种不健康、不必要的方式来生活了。读一读这本书，让阿维娃·罗姆博士来提醒你，让你重新感到生活的美好，并教你如何找到身体、思想和精神所渴望的平衡和健康。"

—— 丹妮尔·杜波依斯和惠特尼·廷格尔，Sakara Life的创始人

"深入了解甲状腺和肾上腺的重要性是如此有意义。在以患者为主导的治疗时代，阿维娃·罗姆博士为你带来了一个强大的、易于使用的指南，帮助你开启通往最强大自我的旅程。"

——凯莉·布罗根，医学博士，《你自己的心》（*A Mind of Your Own*）一书的作者

"最初，在我被诊断为格雷夫斯病之前，医生认为我只是压力太大。罗姆博士是一位杰出的医生，也是我们这些所有未被传统医学诊断出疾病的女性的希望。"

——埃米·迈尔斯，医学博士，《自身免疫性问题解决方案》
（*The Autoimmune Solution*）一书的作者

"我看到很多女性患者都尝试对所有的事情亲力亲为，但在这个过程中却病倒了。《甲状腺肾上腺4周养护方案》将帮助女性摆脱疲惫、脑雾、超重和情绪失调，并更好地控制自身的健康和幸福。"

—— 弗兰克·李普曼，医学博士，《健康新规则》（*The New Health Rules*）
一书的作者

对那些感觉自己被忽视和无人理会的女性来说，本书会告诉你你并没有被所有人忽视，你并不孤单。对那些被告知"一切症状都只是你的想象"的女性来说，本书也会告诉你事实并非如此。如果你觉得自己长期处于低迷状态，那么就请从现在开始振作起来，让我们一起去改变现状吧。

书中出现的非法定计量单位的符号所对应的中文符号及其与法定计量单位的换算关系如下。

量的名称	单位符号	中文符号	换算关系
质量	oz	盎司	1 oz≈28 g
	lb	磅	1 lb≈450 g
容积	oz	盎司	1 oz≈30 ml
	cup	杯	1 cup≈240ml

目　录

引言：重新感受自己　　　　　　　　　　　　　　　　　　　1

第1部分

出现SOS状态的根本原因

第1章　你的身体和大脑正在发出"SOS"求救信号　　　19

第2章　引起甲状腺和肾上腺功能障碍的5个根本原因　　46

第3章　你是什么类型？破解自身症状出现的根本原因　　89

第2部分

SOS解决方案

第4章　重启：去除饮食诱因，恢复自我修复能力　　　115

第5章　重塑：找到内心的平和　　　　　　　　　　　157

第6章　修复：治愈肠胃，增强免疫力，帮助排毒，平衡激素　187

第7章　再充电：滋养你的肾上腺和甲状腺　　　　　　210

第8章　补充：为生命补充食物　　　　　　　　　　　250

结语：让你的身心充满活力　　　　　　　　　　　　　266

附录1：食谱　　　　　　　　　　　　　　　　　　　269

附录2：SOS解决方案的相关临床实验室检测　　　　　324

附录3：与你的保健医生合作，或者另找一位　　　　　330

致谢　　　　　　　　　　　　　　　　　　　　　　333

参考文献　　　　　　　　　　　　　　　　　　　　335

引言

重新感受自己

> 我的人生使命不仅仅是生存，而是带着热情、同情心、幽默和格调去生气勃勃地生活。

> ——马娅·安杰卢

我没有想到我会专门研究女性甲状腺或肾上腺的功能。我很清楚这2个腺体对女性健康的重要性，但我并没有想到它们会在我的临床实践中发挥核心作用。然而，我的患者所经历的那些难以解释的症状，以及她们在试图了解关于自身症状和病情的原因时遇到的困难，让甲状腺和肾上腺成为我关注的焦点。

我发现那些被家庭医生诊断患有"××综合征"的女性几乎都有一系列共同的症状，从体重问题到头痛，从高胆固醇血症到激素分泌失衡，而这些症状之间并没有相关性——至少根据常规的临床诊疗方式来说。这些症状不仅让患者担心，也让我很担心，因为我知道其中很多症状都是慢性炎症的征兆，预示着这些患者未来可能会出现更严重的慢性疾病，其中一些患者已经发生了慢性疾病。

超过80%的女性都感到疲劳。有时这种疲劳感较轻微，导致她们依赖咖啡因和糖熬过每一天；但还有许多人正在与严重的疲劳感做斗争，这影响了她们的日常生活以及她们照顾家庭的能力、在工作中的表现，并使她们无法享受生活。大多数人都睡不好，有些人睡不着，有些人在夜里醒来，还有许多人在早上醒来时想用被子蒙住头继续睡，因为她们仍然很疲惫。大多数人都需要一两杯咖啡来维持一天的生活。大约有1/3的人正在服用或最近服用过1种甚至3种治疗抑郁症、焦虑症或失眠的药物。

记忆力减退和注意力不集中的问题很常见，甚至在20多岁的女性中也是如此，这使得很多人都担心患上早期痴呆。其他问题还包括体重和体形问题、代谢综合征、糖尿病前期的严重症状、高胆固醇血症、腹部脂肪堆积和高血压，甚至在三四十岁的女性中也是如此。典型的消化系统疾病也很常见，包括便秘、反流、腹胀和肠易激综合征。

最让人感到震惊的是患有自身免疫性疾病的女性的数量。我的患者中至少有1/8的患者患有至少一种自身免疫性疾病，无论是类风湿关节炎、干燥综合征、克罗恩病、银屑病、乳糜泻，还是最常见的桥本甲状腺炎。这些疾病在以前都很罕见。

我的所有患者几乎都感觉不堪重负，面对自身无穷无尽的个人问题、职业问题和家庭责任感到在承受极大的压力和恐惧，无法抽出时间来照顾自己，甚至没有时间为自己做饭以及按时吃饭。我的患者希望得到治疗的正是这些"症状群"——一系列21世纪的慢性症状和可怕的常见疾病（这在过去10年里已经成为"新常态"）。总的来说，我的患者感到恶心、疲倦、疲惫不堪和思维混乱，但她们不知道为什么。我反复听到患者说："罗姆医生，我只是想重新找回我自己。"

越来越多的女性来找我，因为她们有时去看过5位或更多的医生和专家，医生和专家只在处方上开具了一些抗抑郁的药物，却没有对相应症状给出解释，这让她们感到无助、困惑、被忽视，真正影响她们生活质量的实质问题并没有得到解决。

本书的开篇是为了满足这些女性的需要，以便让她们更深入地了解其自身的健康状况，以及预防和扭转这些"症状群"的方法。

本书带给你的方案就是我在临床实践中为女性患者所制订的方案，并且我自己每天也在执行这些方案。我将本书呈现给你，是因为你也应该得到你需要的答案，并重新找回你自己。本书旨在缓解那些无法让你达到最佳状态或超负荷的症状，并帮助你从筋疲力尽的状态恢复到精力充沛。

本书主要关注两个器官——甲状腺和肾上腺，这两个器官往往是女性身体中最容易过度劳累和不堪重负的。这两个重要器官的超负荷运转会对健康产生多重影响，你很快就会明白这些并学会改变。

为什么称之为"革命"？因为是时候改变女性医疗保健的现状了，医学界的专家需要坐下来认真倾听我们女性所说的话。女性不仅遭受不必要的痛苦，而且太多的女性被解雇、被忽视和不被尊重。女性的生命健康受到威胁，而事情本不必如此，也本不该如此。本书提供了一种革命性的新方法来思考女性健康：你可以活得精力充沛，没有任何不适的症状，而不是对自己的身体感到沮丧，甚至感觉身体背叛了自己。本书会让你将自己的身体健康掌握在自己手中。这是革命性的。

书中的解决方案将通过治愈对你影响最大的根源性失衡来加强并平衡你体内的多个系统。本书将展示如何对饮食和生活方式做出简单、有效且长期的改变，从而减轻这种对身体有害的多系统超负荷工作状态，并使你恢复精力，回到真正的健康生活中。我已经帮助成千上万的女性改善了她们的健康和生活，我也很想帮助你。

女性被忽视

在医学院，我学习了如何诊断和治疗各种疾病。我在一所世界上最负盛名的医疗机构内学习，且我的老师们都是一些最杰出、最有影响力的医生。然而，不知何故，导致绝大多数女性求医的首要问题竟然是疲劳、长期的压力、记忆力和注意力问题、激素水平失衡、失眠、抑郁、焦虑和居高不下的体重。对于这些症状，医学院除了教我们什么药物可以缓解症状外，并没有教授其他知识。没有人去深入探索这些不同症状的内在病因，除了说它是遗传性的或者"患者精神出了问题"，并且也没有人讨论为什么越来越多的女性伴有这些看似完全不同的症状。也许和你一样，我的患者们也是成千上万名女性患者中的一员，她们正与一系列复杂、混乱的症状做斗争。许多人因"医学上无法解释的症状"而被解雇，或被视为患上了"不治之症"。

让我来介绍一下我曾经诊治过的一些女性患者，她们的症状被医生随意开点药打发了或被忽视了，而我的诊疗计划使她们的生活发生了转变。

贝瑟尼：奔波于生活，迷失于健康

47岁的贝瑟尼感觉非常疲惫，为了保持精力，她整天都在喝咖啡、吃甜食。到了下午4点，她已经开始盼望她的孩子们上床睡觉，然后她再去睡觉。她被诊断出患有高胆固醇血症、高血压和糖尿病，这些被合称为代谢综合征。由于她患心脏病的风险很高，她的初级保健医生建议她开始服用降胆固醇药物（他汀类药物）。她不想服药，但她还是有些担心，因为即使她完成了一期减重饮食计划，并且每周有5个早上都要去上旋转类的健身课，但是5年前她在第4个孩子出生后所增加的16 kg体重并没有减掉多少。她的TSH值（一个体现甲状腺功能的重要指标）在过去的一年里翻了一倍，这表明她患有甲状腺功能减退症，但是她的医生却说她的甲状腺是正常的。医生将贝瑟尼的症状归结为疲劳所致。

在本书的第2部分中你会发现，贝瑟尼因接受了适当的甲状腺检查，并获得了正确的诊断和治疗，后来她的精力完全恢复了。她摆脱了对糖和咖啡因的依赖，几个月后，她的胆固醇水平恢复到了正常水平，体重也恢复到了怀孕前。

莉兹：思维混乱，昏昏欲睡，激素水平失衡

39岁的莉兹想要组建一个家庭，所以她来寻求激素方面的建议。她20多岁的时候就开始与激素做斗争，包括严重的经前期综合征和子宫内膜异位症。莉兹现在正在备孕。但问题是，她常常感到精疲力竭，因为她需要在攻读护理学研究生学位课程和看护患者之间找时间休息，而且她似乎无法专注于她的护理学研究。她表示自己有一种"脑雾"的感觉。她担心，如果她最终有了孩子，她是否会因为身体上的疲劳和精神上不集中而难以成为一名优秀的护士或者做一个好妈妈。

在按照我的方案治疗了几个月之后，莉兹怀孕了，现在她已经是一个可爱的小女孩的母亲了。由于她的精力和注意力都有所提高，所以她能够为孩子提供她期望给予的关注和照顾。

安娜：疲倦，沮丧，让人捉摸不透的诊断

安娜今年36岁，在来见我之前的6个月里，她感觉自己非常疲惫，以至于她不得不将自己全职工作的时间缩短一半。尽管她根本没有改变饮食习惯，但在那段时间里，她的体重增加了近13 kg。由于餐后腹胀，她看上去像已经怀孕6个月了。她对自己的疲惫和身形感到十分沮丧，而她又被诊断出患有自身免疫性疾病：桥本甲状腺炎。

自从安娜开始施行我的诊疗方案后，她认识到麸质是引发她许多症状的饮食诱因。所以我们从她的饮食中去除了麸质，并使用SOS（超负荷生存综合征，survival overdrive syndrome）解决方案来进一步改善她的肠道功能，并最终逆转了桥本甲状腺炎。安娜减轻了因炎症和甲状腺问题而暴增的体重，精力也有所恢复。

黛布拉：紧张，痛苦，感觉自己比实际年龄还要老

黛布拉已经快60岁了，她觉得自己突然从一个精力充沛的人变成了一

个疲惫、衰老、皮肤松垮的人。她的体重也增加了——在过去的3个月里，她的体重增加了9 kg。她也很难专注于自己的会计工作。她睡眠不好，并遭受着各种无法解释的疼痛和消化道症状，包括便秘。当黛布拉来找我的时候，她已经看过好几位医生，他们做出了一系列的诊断，并开具了一系列对症的药物。"我只是想重新找回活力满满的自己，罗姆医生。"她说，"我觉得我已经80岁了。"

经过短期的治疗，黛布拉的睡眠状况得到了改善，她的关节疼痛也减轻了。她的活动能力有所提高，并感觉更有活力。当她学会以一种预防和减少炎症发生的方式来选择饮食后，曾经活力十足的她开始回归，特别是她学会了如何避免那些对她来说是潜在诱因的食物。

很难想象，在尝试SOS解决方案之前，贝瑟尼、莉兹、安娜和黛布拉是如何接受在未来的生活中每天都要面对身体上的这些问题的事实的。然而，因为健康问题而被解雇对女性来说并不是什么新鲜事。它建立在几百年的偏见的基础上，这种偏见一直存延至今并渗透到医学制度和实践中。"歇斯底里症"起源于希腊语中的"子宫"一词，早在20世纪初就被用于对"情绪不稳定"的女性的医学诊断。从历史上看，"疑病症"是指虽然有身体不适的主诉，但不存在"可用于诊断"的基础疾病的病症。女性比男性更容易被漏诊或治疗不足。女性可能需要5年或更长时间来应对疲劳、记忆力和注意力问题、疼痛、激素问题等相关的慢性症状，甚至需要更长时间才能得到正确的诊断。可悲的是，因为很多女性在医生的诊室里都经历过被冷落，感觉自己很渺小，甚至像个怨妇或者疑病症患者，有时甚至当她们迫切需要医治的时候，她们也不会再寻医问药。

你可能也见过一些医生试图理解你为什么会有这种感觉，以及你做些什么能让自己感觉更好一点。就像成千上万的女性一样，你离开医生的办公室时，可能没有找到任何解决办法。医生的问诊时间平均只有15分钟或更短，这并不奇怪。我曾经遇到过一些患者，他们的症状被医生诊断为自身基因问题，或被医生告知这只是生活中正常的一部分，或被认为是更年期衰老的结果（我有一位20多岁的患者，医生竟然也这样告诉她！）。也许就像我的许多患者一样，医生告诉你，你的症状是由生活习惯造成的。例如，"如果你少食多餐、多运动，你就能减肥成功。"医生有可能给你开了抗抑郁药、抗焦虑药或者其他药物。很多女性都表示，她们害怕自己的症状只是自己"臆想"出来的，因为她们从医生那里听到过很多次这种说法，而且没人能发现她们"有什么不对劲"。

你能拿起这本书表明你仍然希望找到一种自然的解决方案和一些不同的解决方法。我很高兴，因为这就是我写这本书的原因。我接触过很多女性患者，她们通过我在本书中分享的方法，一步一步改变了自己的健康状况，这一切都始于你已经迈出的第一步：来到这里！我向你保证，虽然你的症状看上去很多且看起来各不相关，似乎很棘手，但事实并非如此。在接下来的几章中，我将向你展示它们是如何通过可预防的和可逆转的根本原因联系起来的，并且我将最终消除"这一切不适的症状都是你自己想象出来的"的错觉。

让我再重复一遍：你的症状并不是你在自己的脑海中想象出来的。你不是疯子。

当你认真地学习了这本书之后，你很快就会认识、理解并且从根源上治疗这些使你感到不适的症状。本书将向你呈现一种长期且有效的解决方案，同时这也是保持精力和活力的关键。

身体超负荷导致很多症状的出现

你既然已经开始读这本书，说明你可能正在经受以下一种或多种症状的折磨：疲劳、记忆力或注意力问题、焦虑、抑郁或者体重问题。你也不确定为什么自己会有这样的症状，或者说不管你多么严格地控制日常饮食或多么努力地锻炼身体，你还是无法摆脱这些症状。不佳的睡眠质量会让你的情绪和注意力变得更差，但你白天仍然要工作，你需要咖啡、糖或其他"提神"

的东西来保持自己的精力和注意力。

除此之外，你可能正在经受激素水平失衡的困扰，如经前期综合征、多囊卵巢综合征、子宫内膜异位症、生育问题或痤疮。也许你还经受着一种或多种伴随症状：消化问题、慢性头痛或偏头痛、常规疾病、口唇疱疹、泌尿系统感染、季节性过敏或食物不耐受。此外，肠易激综合征、慢性疲劳综合征、纤维肌痛、类风湿关节炎或其他自身免疫性疾病（如桥本甲状腺炎）可能会给你的生活带来消极影响。也许你已经被诊断出患有高血压、高胆固醇血症、胰岛素抵抗、代谢综合征或糖尿病，并且你想要改变这些现状。

你可能只有其中的几个症状，或者像我的大多数患者一样，有5个或更多症状。你也可能不得不辞掉工作，或者对自己想做的事情感到力不从心；或者有时你太累了，没有精力和孩子们一起玩耍，或者不能和你的伴侣或女朋友约会。你就像我在临床工作中遇到的大多数女性一样，当你感觉自己被一根绳子缠住时，你可能会自己想办法解决。

从传统医学的角度来看，女性所经历的不同症状并不能用某一种疾病来解释，但我知道必须有一个解释。所以我问自己：到底发生了什么？是什么影响了这么多不同背景的女性？为什么有那么多女性出现超负荷症状？根本原因或潜在的失衡是什么？没过多久我就找到了答案。

这一切也许都有着千丝万缕的联系

我作为助产士和草药医师的30年的经验教会了我如何引导女性去改变整体的生活方式，而不仅仅是把开具处方作为我帮助患者的首选和唯一的方法。助产学和中药学是建立在这样一种理念之上的：我们的身体拥有与生俱来的自愈能力，人体本身就会自行修复和恢复健康；且身心不是分离的，人体是一个相互关联的整体，而不是独立的系统；慢性病不是在被诊断时才发生的（只有少数例外），它是由很多因素累积造成的，这些因素最终将机体平衡状态从健康转向疾病。

这些想法并不新颖（尽管我的解决方案是新颖的！），心灵、身体和健康的联系也不是空洞、毫无依据的哲学。从心理神经免疫学（研究免疫、神经和内分泌系统之间联系的学科）的角度来看，20余年的科学研究已经明确地表明了压力和情感、免疫功能、情绪、认知功能、激素水平之间的联系。当我开始更深入地探索这一现象时，我重新阅读了我读过的第一本心理神经免疫学书籍，以帮助我将理论和临床实践联系起来。

1998年我第一次读到《为什么斑马不会得溃疡》(*Why Zebra Don't Get Ulcers*)，作者是麦克阿瑟天才奖得主、斯坦福大学神经内分泌学教授罗伯特·萨波尔斯基。萨波尔斯基通过科学研究充分证实：不仅那些看似独立的身体系统和症状在生理上相互关联，而且因为压力触发了一种被称为下丘脑–垂体–肾上腺轴（hypothalamic pituitary adrenal axis，HPA轴）的原始生存系统，各种形式的压力会对人体产生影响。这个系统控制着应激反应。这个轴从大脑开始，延伸到整个身体，通过化学和激素信使级联连接着神经系统、免疫系统、消化系统和循环系统。任何区域的中断都可能甚至一定会引起一些临床症状和身体健康问题。

随着时间的推移，我知道我已经触及了问题的核心，这个过程使我在实践中探索出一些治疗方案——我会在书中向你一一介绍。

你是否处在SOS状态

HPA轴控制着相对短暂的应激反应，这些应激反应仅仅持续几分钟到几小时。HPA轴本不应该如此频繁地被激活，但是因为现代生活的压力，我们每天都在反复或习惯性地激活HPA轴。当这个系统被激活时，我们的身体就进入了"生存模式"，以保护我们免受那些影响我们身体健康的直接威胁——从感染到食物短缺，再到动物攻击，等等。但是，大脑并不能轻易区分出感知到的危险是否会危及生命。例如，需要支付的账单或者必须回复的电话、短信和电子邮件，以及真正的和直接的威胁（例如，一辆货车突然驶进你的车道；你的公司要裁员，你想知道你是否会在几周内找到工作；或是我们所面临的全球性的压力和烦恼）。因此，该系统持续处于高度警戒状态，就像它被卡在"开"的位置一样，这使得我们的身体长期处于"生存模式"。

从心理神经免疫学的角度来看，我在患者身上看到的那些表现突然变得有意义了。当HPA轴被激活时，身体会产生一系列复杂的反应，这会使你的身体在危险中保持正常的功能。这些反应包括精神警觉性迅速提高、血糖水平升高、胰岛素释放及免疫系统的激活等。与此同时，能量被转移到了对人体非常重要的系统上，如消化和生殖系统。你很快就会了解到，正是这些应激反应以及其他与之相关的反应长期处于被激活状态，导致许多女性出现了一些健康问题和临床症状。本书正是致力于帮助你扭转这样的现状。

我的大多数患者很容易联想到她们的身体状态长期处于"生存模式"。事实上，我的很多患者都是这样对我说的。所以我开始把身体长期超负荷运转及其导致的身体症状称为"超负荷生存综合征（SOS）"。

但即使我创造了这个词，我知道我的解释中仍然缺少一个重要的联系。虽然我的很多患者在出现症状之前都经历过一段明显的高压力时期，或者她们的生活压力超过平均水平，但有些人却并没有。然而，尽管后者缺乏明显的情绪或精神压力，但她们也有一些慢性症状和伴有SOS症状的疾病。所以我进一步思考，将这两类患者联系起来的关键点是什么呢？为什么这些没有长期情绪或精神压力的女性也表现出同样的SOS症状呢？

不仅是一种感觉

经过深入研究应激反应，我得到了一些非常有趣的发现。最重要的是，不仅仅是长期的情绪和精神压力会使身体出现SOS症状，还有许多作为压力源的触发因素，使我们身体内自我修复的内部治疗系统瘫痪。正是在我的患者身上逆转了这些触发因素，才使这些患者真正开始日渐好转，而这也正是我的SOS解决方案中的核心部分。这些触发因素包括慢性炎症、暴露于环境中的毒素、体内解毒系统功能不全、睡眠不足、饮食问题、血糖失衡、肠道功能紊乱，甚至是患者自己都没有意识到的病毒感染。

失衡的根源

我们所说的症状，甚至是疾病，都是身体深层、不太明显的健康问题（也就是隐藏的根源）的直接表现。有以下5个根本原因会导致应激反应过度，使你出现身体超负荷状态和超负荷生存综合征。

1. **长期的情绪和精神压力。** 例如，如果生活中的日常琐事永远也处理不完或让你没有时间停下来休息一下去照顾自己或保证自己有适当的睡眠时间，这些情况就会带来长期的情绪和精神压力。
2. **饮食诱因。** 包括可能会引起隐性炎症的食物，所需营养素的缺乏，以及会使应激反应持续下去的血糖水平波动。
3. **肠道功能紊乱。** 食物、压力和某些药物会对肠道内壁或微生物群造成损害。
4. **毒素超负荷。** 其原因包括家居环境、食物和环境暴露所致的毒素超负荷，以及营养不良和排毒功能不良导致的自然解毒功能不全。
5. **隐性感染。** 新发感染或之前感染的重新激活，通常是由病毒引起的，会长期激活自身的免疫系统。

当你通过消除这些影响身体先天性自愈功能的障碍并加入身体所需的重要的自愈因素来解决导致失衡的根源问题时，你的身体便开始自然地重新调整。这是有科学依据的：研究表明，即使是生活方式和饮食的简单改变也能预防和逆转大部分症状和一些已被确诊的疾病，包括93%的糖尿病、81%的心脏病、50%的脑卒中和36%的癌症。这些变化还会提升精力，缓解大脑的思维混乱，平衡激素水平，帮助减肥，等等。

摆脱"生存模式"：SOS的解决方案

你将在本书的第2部分中了解到我制订的SOS解决方案。SOS解决方案可以消除那些让你生病和感到疲劳并阻止你回到最佳状态的潜在影响因素，并帮助你补充一些身体健康所需要的重要元素。我的解决方案是基于以下两个核心理念。

（1）你的身体天生就很聪明，向往平衡和健康。

（2）我们需要做的只是移除对身体有害的因素，并为身体提供自愈所需要的元素。

与许多几乎限制一切的治疗方案不同，SOS解决方案提供了获取营养和享受生活的蓝图。这里没有剥夺！你只需要给予身体所需要的，包括适当的营养和良好的生活习惯，并消除导致SOS的根源。我知道这听起来很简单，但实际上这就是你所需要的，同时你还需要唤醒身体的自愈能力。

在施行SOS解决方案2周后，我观察到我的一位患者减掉了5.4 kg，腰围减小了数厘米，衣服尺码也减小了。就像一位患者说的那样，"大脑不再昏昏沉沉的了。""罗姆博士，我觉得好像有人在我脑子里转动雨刷，我又能清晰地思考了。"我的患者对糖和垃圾食品的渴望消失了，睡得更好了，有时候她们感觉比几年前更平静、更有活力。她们看起来更年轻，因为她们身体内的细胞得到了滋养，这使得她们的皮肤更健康、更有活力。我看到有些患者慢性的甚至是长期的关节疼痛在短短2周内就消失了，糖尿病病情也有所逆转，原本被认为是"无法治愈"的自身免疫性疾病得到了彻底的缓解。所有这一切都是因为我的患者已经开始破解让她们生病和感到疲倦的密码。令人惊奇的是，因为她们看到了这个解决方案的益处，她们喜欢并坚持把它作为一种生活方式。

在SOS解决方案中，我会教你如何使用解决方案从根源上恢复健康——这5个解决方案最快可以在2~4周内产生重大影响。我喜欢把这个计划看作你今后最美好生活的开始。

下面这些就是你要做的。

1. **重启**。提升饮食水平是促进健康的最大动力。在21天的重启方案中，你将了解到哪些食物是大多数女性SOS状态的诱因，哪些是你独有的诱因，从而让你可以对自己的治疗方案进行调整。你还可以对食品储藏室、医药箱和保健品进行一些调整，以消除那些可能对激素水平、精神、免疫系统、甲状腺等造成严重损害的物质的潜在接触机会。你还将学会平衡血糖水平，并补充大多数女性所缺乏的营养物质。因为如果缺乏这些营养物质，那么身体就无法自行治愈。

2. **重塑**。在SOS解决方案中，不仅仅是我们的饮食和家居环境得到了"排毒"和清理，你还将学会如何从让你感到紧张、焦虑、不知所措的心态转变为有足够的时间和精力去更健康地生活的心态。是的，这真的是可能的。你将学会放弃那些在很大程度上阻碍你更轻松地生活的理念和行为，比如完美主义、好女孩综合征和错失恐惧症。我还将帮助你与你最好的朋友重建关系，让你睡个好觉，并教你如何进入自身的最佳状态。

3. **修复**。在第6章中，我们将一步一步地治疗与SOS相关的多个系统——消化系统、免疫系统、内分泌系统和解毒系统。通过应用最安全、最有效的营养和植物补充剂，你将重新激活体内的这些系统，使它们正常运转，而不是给你的生活增添烦恼。也就是说，我们要采取必要的措施来扭转SOS状态，治愈甲状腺和肾上腺功能失调导致的病症。

4. **再充电**。在第7章中，你将学习到在草药、补充剂和自然能量的帮助下直接给甲状腺和肾上腺"再充电"的秘诀。我还会告诉你需要做哪些甲状腺检查，以发现一些隐藏的甲状腺问题；向你介绍哪些治疗方法能真正发挥作用；向你讲述当需要补充甲状腺激素时，如何与医生合作，从而让他为你选择合适的剂量，以及其他一些你一直想知道、但没有人问的有关甲状腺和肾上腺的信息。

5. **补充。**一旦你完成了重启、重塑、修复和再充电这些过程，你就会感到精力充沛。你将会利用为你定制的饮食信息来推进一个长期、可持续的计划，从而获得最佳的生命状态。"补充营养的生活方式"是指一种由真正的食物构成的、能让你精力充沛并燃烧脂肪的地中海式饮食方式，其包含了各种奇妙的食物（包括巧克力和鳄梨酱！），你和你的家人都可以享用这些食物。你将学会如何使自己充满能量，永远不让自己再次生活在迷雾之中。

恢复健康

被许多慢性症状所困扰并不是不可避免的，也不一定是不能被改变的。你不需要因为每一种疾病或症状而终身服用药物。身体的自愈能力远远超过你所认为的，你的健康掌握在你自己的手中。你之所以会感到恶心和疲倦是有原因的。这不仅仅是由于正常的衰老或不良的基因。你必须每天给自己的身体补充所必需的营养成分来调动它的自愈反应。

这就是我写这本书的原因。我所学到的一切都是基于几十年来对自然医学的研究，对心理神经免疫学、甲状腺和肾上腺健康方面10余年的研究，以及每天在医疗实践中帮助患者的经验。我将这些知识和经验汇集于本书中，并通过简单的解释介绍给你，从而帮助你恢复健康。作为世界上最受欢迎的女性植物疗法和营养学领域的专家之一，我也有独特的资格为你提供这方面的指导。我会为你提供一份诊疗计划，让你避免不断尝试各种不同的补充剂、草药和治疗甲状腺的药物，消除你有关饮食和营养方面的猜测，并帮助你识别和减少环境中的各种诱因。这个计划是一种针对女性的"新药"，它建立在营养、自我保健和个人权利的基础上，其目的是给你的身体"再充电"，并让它们持续保持活力。

我不希望这个计划让你感到压力，也不想让你觉得需要多做一件事。它意味着一场冒险，这是从现在开始你能为自己做的最好的事情。你会爱上你此刻的感受。

"罗姆博士，你是说我在4周内就能做到吗？"

是的！如果你让我陪你度过28天的生活，我们将一起创造奇迹。我的患者可以，相信你也可以。变得健康并不难。这是一个温和的、可实现的、支持性的计划——最终会带给你你一直向往的结果。

所以，让我们一起开启这4周的方案吧，这是你新生活的开始！

千里之行，始于足下。

第 1 部分

出现 SOS 状态的根本原因

第 ❶ 章

你的身体和大脑正在发出"SOS"求救信号

> 从动物王国进化的角度来看，持续的心理压力是后来才进化出来的，主要见于人类和其他社会性灵长类动物。
>
> ——罗伯特·萨波尔斯基

芭芭拉女士重重地叹了口气，坐了下来。她看上去很沮丧。

"罗姆博士，我一直都很累，对坚果、巧克力和薯条的渴望让我抓狂。"她苦笑着说，"因为食物，我的内心在不断挣扎。我已经节食好多年了，但一点也没瘦。老实说，大多数时候我都很讨厌我的身体，不仅仅是体重问题。我感觉感冒和真菌感染好像一直在追着我。现在我又得了膝关节炎。生活是如此令人喘不上气，就在我想要再次工作时，我好像被社会抛弃了。"

45岁时，芭芭拉患上了代谢综合征，这是一种伴有高血压、高胆固醇血症和高血糖的疾病。她的私人医生除了给她开具针对这些严重问题的治疗药物、镇痛药并针对她的膝盖疼痛进行手术治疗之外，没有其他更好的办法。她不喜欢依赖药物治疗。"我才45岁，却有如此多的健康问题，你也许会觉得我已经是个老太太了。"

芭芭拉女士并不是个例。每天都有很多女性来我的诊室，她们都感到很挫败。她们不堪重负，疲惫不堪，睡不好觉，非常容易生病，甚至在她们没有生病的时候，她们也会觉得自己平时的状态只能达到自身最佳状态的50％。她们很难减肥，不能坚持节食，戒糖屡屡失败。她们觉得自己没有意志力，觉得自己陷入了超速的生活节奏，身体时刻处于"生存模式"，生活已不受自己掌控。

那天在我的办公室里，我问芭芭拉女士："你想要什么样的感觉？"

"之前从来没有人问过我这个问题，"她眼里含着泪水说道。

"生活中的一切都让我感到不知所措，我能感觉到我的孩子们讨厌我。他们不愿与我交流，我的女儿也正遭受焦虑的折磨。我真心感谢我的丈夫，他很有耐心，而我却选择疏远他。我从来不想和他亲密，因为我感觉不到'性奋'。我总是感到不知所措，感觉自己的健康完全失控了。"

"是，有很多人和你有相同的感受。"我的身体慢慢靠近她，"那么，你想要什么样的感觉？"我再次温柔地询问她。

"我只想重新找回自己，我想要回到我的生活中，我想要记住那些美好的感觉。而且，"她补充说，"我不想在药物和手术治疗的这条路上走下去。我想要健康和真正地生活。"

和芭芭拉女士一样，我的许多患者都有一些相似的症状，这反映了在过去几十年里美国女性不良健康状况呈日益增长趋势。以下是一些令人担忧的数据。

压力，睡眠质量不佳，不堪重负。根据美国心理学协会的年度压力调查，75％的女性承受着中度至重度压力，49％的女性有睡眠问题，超过40％的女性的健康问题是过多的压力直接导致的。最近的研究表明，大多数人都经受着长期的压力，感到疲惫。成千上万的女性每晚会服用催眠药，还有更多的女性会"偶尔"服用。令人真正感到恐惧的是，压力、糟糕的睡眠质量和长期不堪重负的状态往往会为未来的心脏病和癌症埋下祸根。女性——尤其是那些不得不同时兼顾多重角色的女性——会受到这些因素的影响，有时表现为一系列的症状和各种疾病。

肥胖。20岁以上的成年人中有34%的人超重，34%的人肥胖，6%的人极度肥胖。20~60岁的女性比同年龄段的男性更容易超重。糖尿病不仅是心脏病的主要高危因素之一，也与痴呆有关。

抑郁和焦虑。75%的女性在生活中都经历过长时间的重度抑郁，很多女性都在服用抗抑郁药、抗焦虑药，或者同时在服用这两类药物。她们在生活中无法感到快乐和满足。

自身免疫性疾病。目前，自身免疫性疾病是美国人群中的常见疾病，也是女性死亡的10个主要原因之一。保守地估计，78%的自身免疫性疾病患者是女性。桥本甲状腺炎是最常见的自身免疫性疾病，而该疾病几乎只发生于女性。

女性群体中的一些病症已经变得非常普遍，以至于许多医生都认为这些病症是生活中的正常现象或衰老的正常表现。

在美国，女性过度用药的风险比男性高。女性更需要改变的是生活方式，而非一味地服用药物。同时女性也更容易出现药物不良反应。例如，用于降低胆固醇水平的他汀类药物是女性最常用的处方药之一，然而研究发现，50%的患者长期服用该药后会患上糖尿病，即使是健康女性为预防疾病而服用该药时也是如此。在50岁以上的女性中，有50%的人至少同时服用2种药物；10%的美国人在30天内服用5种不同的药物。这可不是小事。虽然其中一些药物可能会缓解症状，但没有一种药物可以消除潜在的和可逆的病因，而且所有这些药物都可能产生非预期的不良反应。

为什么医生不知道这些理念？

为什么现代医学没有相应的解决方案？为什么你的医生没有给你提供你想要的答案？大多数医学博士还不知道如何把这些症状相互联系起来。在我们的医学培训中，我们没有被教授去理解导致疾病的营养、环境和生活方式等复杂因素。在我7年的医学培训中，我只上过一节50分钟的营养学课程。当我向常春藤盟校医学院的一位著名的内分泌学教授提出内分泌干扰物（这是一类会模拟体内雌激素的化学物质，会导致严重的激素水平失衡甚至癌症）的影响时，他看着我，好像我已经失去了理智，然后说："你不会真的相信那些关于双酚A类物质的话吧？"在那时，关于内分泌干扰物的研究已经在科学文献中存在了很多年，其危害是众所周知的。但问题是：2011年的一项研究发现，让大多数医生了解到新的科学进展和医学信息并改变他们的临床实践方式至少需要花费17年的时间。

医生们还没有准备好去了解和治疗美国人所面临的一些新的慢性疾病。原先医生们在大多数时间内是在治疗严重的传染病，而如今他们面对的更多的是糖尿病、肥胖症等疾病，并且患有这些慢性疾病的人群越来越年轻，且患病人数惊人。压力相关的疾病和心理健康问题也是如此。当涉及鲜为人知的诊断时，医生们就更加迷茫了。10多年前，纤维肌痛和慢性疲劳综合征（这两种疾病都主要影响女性）都没有被医疗机构认定为真正的疾病。在此之前不久，肠易激综合征（IBS）也是如此。所有这些都被认为是"边缘"诊断。那些对医生说"我想我可能患有慢性疲劳综合征"的女性表示，她们曾被医生翻白眼和冷漠地对待——就像今天那些说自己有甲状腺或肾上腺问题的女性一样。这些患者也可能被贴上"难缠"的标签，或者被认为是存在心理问题的"那种"患者。

虽然纤维肌痛、慢性疲劳综合征和肠易激综合征现在都已成为正式的疾病诊断，但许多医务工作者仍然对此一无所知或持怀疑态度。例如，慢性疲劳综合征仍然经常被误诊为一种心理健康状况或"患者想象出来的病"。医务工作者错误的观念或冷漠的态度使许多患者的诊断之路漫长而令人沮丧，更糟糕的是，只有不到三分之一的医学院校在他们的课程中包含有关这些症状和其他边缘化疾病的诊断信息。

由于没有诊断性试验可以"证明"你确实患有其中的某个病症，所以你只是被简单地告知你没有问题。这会使情况变得更为复杂。医学诊断有着黑白分明的标准。你要么符合标准，要么不符合。但实际上，不适的程度有若干种，医生应该根据女性的症状和实验室化验结果的变化趋势来解释其不适症状，并且还要考虑到随着当代医学的发展，疾病的诊断标准也在发展、变化。我们在后文中谈到甲状腺检查时，你会学到更多。

那么到底发生了什么？

我不得不问自己同样的问题：到底发生了什么？为什么有这么多的女性出现了以前从未有过的症状和疾病，而且如此这般折磨着我们。

我的发现不是来自神圣的医学殿堂，而是来自一个被称为心理神经免疫学的分支学科——正如我在引言中所提到的那样。我发现，从本质上讲，这些共同的问题都与女性的情感和身体长期处于超负荷状态有关。我们陷入了"生存模式"。

心理神经免疫学研究已经证实，神经系统、免疫力、激素、情绪、认知功能、消化、循环和应激反应之间存在相互联系。心理神经免疫学解释了传统医学尚未发现的一点：对疾病的划分方法忽略了一个要点——这一切都是相互关联的。我们所做的、所吃的、所想的、所接触的环境都会影响我们的健康。即使你不是一个和我一样的科学怪人（教科书往往是我的睡前读物），但我认为你也一定会在读完本书后惊奇地发现，自身免疫性问题、疲劳、缓慢增加的体重、注意力不集中、失衡的激素水平都可以追溯到一个共同的原因：过度的应激反应。

"但是等等，"你可能会想，"我不觉得有压力，我怎么可能发生了应激反应呢?"这个问题很好。事实是这样的:不仅仅是我们传统上认为的精神和情感上的压力会使你进入过度应激状态,任何事情都可能让你的身体超负荷而无法有效地应对你所面临的一些挑战。

正如我在引言中详细介绍的那样,实际上有5个导致你应激反应过度的根本原因:长期的情绪和精神压力、饮食诱因、肠道功能紊乱、毒素超负荷和隐性感染。

我们将在下一章中深入探讨所有这些问题,然后你将应用SOS解决方案来解决这些问题。不过,现在先让我们来了解一下长期的应激反应为何会导致你的所有不适症状。

应对应激反应

我们都有过高度紧张的时刻——心跳加速、呼吸急促(或屏住呼吸)、出冷汗、紧握双手、对周围环境高度警觉(例如,当你晚上独自一人待在家里,听到一些平时没注意的声音时)。这些熟悉的反应表明,通常所说的"逃跑或搏斗反应"(其确切的名称为应激反应)已经被激活。

应激反应是由一系列激素和神经递质(神经系统的化学信使)引起的级联反应,许多生存反应都开始于你的"蜥蜴脑"和你的身体。不知道自己有蜥蜴脑?没错,你本来就有!将大脑称为"蜥蜴脑"是因为它是一个古老的原始反应系统,可以追溯到最早的进化过程。

蜥蜴脑的两侧各有一个杏仁状的小结构,叫作杏仁核。它们是大脑的情感处理中心,是你处理与恐惧和危险相关的图像、声音和经历的部位。然后你的大脑会将这些信息记录下来,以便将来快速参考,并立即警告你存在相关的危险。在感知到危险的几秒钟内,蜥蜴脑就会启动并发出警报,向大脑的激素主管——下丘脑发出化学求救信号。

下丘脑是位于大脑前部中央的一个小腺体,它充当着一个快速中转站,接收、响应和调节来自全身的信号,通过一个叫作自主神经系统(ANS)的精细网络进行通信，应用化学和激素信号将信息传递到相应的部位。这个自主神经系统控制着呼吸和心跳、血管的收缩和舒张、血压、免疫系统的反应，以及警觉性水平。应激反应信号一旦被记录下来，就会传递到垂体，后者是大脑中另一个主要的激素调节中心。然后应激反应信号从垂体传递到肾上腺，身体将于此处对这些信号做出相应的反应。

应激反应中的帮手：肾上腺

肾上腺是2个三角形的小腺体（"腺体"意味着它们会分泌化学物质和激素），其重量只有几克，分别位于每一侧肾脏的顶端。尽管它们很小，但其功能强大，对生命至关重要。肾上腺分泌多种激素和化学物质，其中包括肾上腺素和皮质醇。这些激素共同调节你的身体，保护你免受感染（免疫功能）；调节血糖水平、脂肪的储存和动员，从而为身体提供能量（新陈代谢）；驱动性欲，掌控着激素周期和水平，以及怀孕和哺乳的能力（生殖）。当你身处险境时，这些激素也会驱使你快速行动，并为你提供维持行动所需的能量。

第一反应：肾上腺素

最初，肾上腺是通过释放一种叫作肾上腺素的化学物质，来对真正的、潜在的或自身感知到的威胁做出反应的。你一定听说过这种化学物质。在肾上腺素的影响下，心率会加快，从而让更多的血液流向肌肉，以应对随时可能逃跑或搏斗的需要；呼吸道会扩张，从而让你尽可能多地吸入氧气，因为氧气是为大脑和肌肉提供额外注意力和行动所需的气体；血管会收缩，导致血压上升，从而给大脑和肌肉注入富含氧气的血液；免疫系统会调动对抗细菌的细胞和一种叫作细胞因子的炎症介质，从而在身体受伤或感染时保护你。你的身体不会把能量浪费在面临危险时不需要的功能上，比如消化和生殖（这些行为可以在威胁解除之后再进行！），所以肠道功能和激素水平会暂时受到影响。瞳孔扩张会助你获得更宽的视野，并帮助你观察周围的环境。你的感官会变得敏锐，导致你处在一种高度警觉的状态，这意味着你会敏锐地意识到周围环境中的每一个潜在的威胁或危险的迹象。一直以来，杏仁核都在记录着可能代表着威胁的各种信号，所以你会非常细致地记住与这些威胁有关的声音、景象、气味和感觉，以此作为一种保护机制来抵御潜在的威胁。当你在看恐怖电影时，正是因为这种高度警觉性（有时也被称为高度警觉状态），你会时刻保持紧张，哪怕是最轻微的声响都会吓你一跳——如果你是一个敏感型的人，你的大脑便会把它当成真正的危险，即使它只是一部电影。

从短期的影响来看，有些人确实喜欢肾上腺素所带来的感觉。它会给人带来一种快感。当我们对某件事感到兴奋，体验到新鲜的、美妙的事情，或体验到一种积极的压力感时，如同进行极限运动或坐过山车时同样的感觉。但是当这种冲动变成慢性的，就像经常被日常的压力"激活"一样，它就不再有趣了。它可以给你带来焦虑、紧张等情绪，令你无法恢复内心的平静；也会使你的血压升高，并能引起危险的心率变化。此外，当压力持续了几天、几周、几个月或很长一段时间之后，就像现在我们大多数人的情况一样，肾上腺素已无法在长期的压力中保护你，你的身体必须增加皮质醇的分泌量以获得额外的强化保护。

皮质醇：我们最好的"友敌"

皮质醇是一种类固醇激素。就像医生为患者开具的治疗炎症的类固醇药物一样，身体内天然存在的皮质醇的主要作用之一就是防止炎症失控。皮质醇素有"压力激素"的坏名声，当皮质醇分泌过多或过少时，问题就会层出不穷，这一点你很快就会了解到。但是皮质醇并不是一个十恶不赦的"恶棍"。它是人体内一种必不可少的激素，负责调节一些重要的生物过程，包括脂肪、碳水化合物和蛋白质的代谢，免疫系统对感染和炎症的反应，激素水平的平衡，性冲动和生殖功能，以及甲状腺激素的产生。

皮质醇是由肾上腺以一种日常的、有节律的方式分泌的，这种方式被称为昼夜模式，其分泌曲线看起来像一个滑雪坡道（第28页）。皮质醇在早晨的分泌量最高，当肾上腺带给你一种被称为皮质醇唤醒反应（cortisol awakening response）的自然能量时，你就会醒来，开始新的一天。[我们可以用一种简单的方式去理解：把皮质醇唤醒反应比作汽车（其英文全称的缩写恰好是 "CAR"），把皮质醇比作汽车的动力燃料。当汽车在早上发动不起来时，就说明没有足够的动力燃料来启动它。] 随着时间的推移，皮质醇水平应该会逐渐降低。然后，大约在午夜，当皮质醇的分泌量最少，即体内循环的皮质醇的量达到最低点时，你便进入了一个休息、解毒和修复的阶段。慢慢地，皮质醇水平又开始升高，直到早晨7：00或8：00左右，当它达到顶峰时，这个循环就又开始了。我们都有一种自然的能量循环，它会在白天随着时间的推移而逐渐消失，在我们夜间睡觉的时候又会自我补充能量。

除了这种皮质醇的昼夜节律外，皮质醇的产生和释放还会随着应激反应的激活而增加，这可能是由于遭遇了生命危险、威胁、感染或其他严重影响身体恢复能力或储备功能的巨大挑战。

皮质醇会让你动员起来保护自己。皮质醇会告诉肝脏将储存的能量转化为糖，糖便会被迅速泵入血液，然后进入肌肉；所以如果你此刻需要逃跑或搏斗，你会立刻爆发出能量。同时，胰腺会分泌胰岛素来发挥它的主要功能：调节血液循环中增加的血糖。你的身体不希望高血糖状态持续太长时间，因为这会造成细胞损伤，所以胰岛素已经做好了准备，当危机平息时，它会迅速清除没有被消耗掉的糖分。当你在逃跑或搏斗中受伤时，免疫系统会同时被动员起来，准备好对抗感染和控制炎症。肾上腺素和皮质醇还能让你的血压在危机期间升高，所以一旦你受伤了，你就有足够的缓冲期来防止休克。更高的血压也意味着更多的血流，从而会有更多的氧气进入你的大脑以使你保持警惕和意识清晰。

在应对临时威胁时，该系统会工作得非常出色。当威胁结束后，身体会迅速恢复到之前的平静状态，不会产生任何持久的效果。自从人类出现在这

皮质醇分泌节律异常的示例

图例 ── 正常曲线 ── 异常曲线

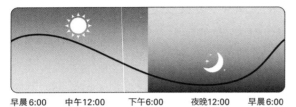

这是正常的皮质醇分泌曲线的示例。

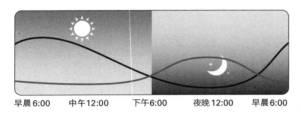

这是一个与正常皮质醇分泌曲线完全相反的例子。皮质醇的分泌量在上午较低，在夜晚较高。在这种情况下，你可能会发现早晨很难醒来，早晨可能会出现情绪低落，而到了夜晚却感到精力充沛。你可能在睡觉前感到疲倦，但难以入睡。

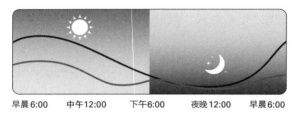

皮质醇分泌曲线与正常皮质醇曲线相比，在上午和下午都稍低，这通常和下午疲劳、注意力不集中、对糖或咖啡因的渴望有关，但夜晚的皮质醇曲线通常是正常的。

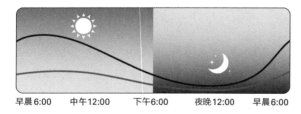

皮质醇分泌水平在整个白天和夜晚都很低。

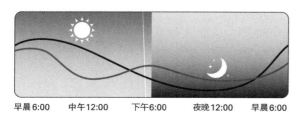

皮质醇分泌曲线在早晨是正常的，在上午的晚些时候下降，这可能与疲劳、注意力不集中、对糖或咖啡因的渴望有关。该曲线在夜晚稍微升高，这可能与睡眠问题有关。

个星球上之后，这种原始的生存反应使我们得以生存。我们天生就能承受很多生存威胁，从饥荒、暴风雨到受伤、感染，以及一些凶猛动物的攻击，甚至是不友好部落的入侵。

"但是，"你也许会想，"如果这个系统能很好地保护我们，为什么罗姆博士几乎把我所遇到的每个健康问题都与之联系在一起呢？"嗯，这是个好问题，这个系统一直都工作得非常出色——直到它被触发得太频繁，或者一直处于激活状态，这意味着我们的身体在高度警觉的状态下几乎得不到休息。这时所有这些保护性反应都变成了负担。

当压力转化为忧虑

毫无疑问，21世纪健康问题的核心是一个现代社会问题。我们很少会"关机"。我们的应激反应也是如此，这便是所有问题的根源。应激反应本来是为了应对马上出现的和短期的威胁。前文介绍的所有保护性反应在紧急情况和高压力事件中都对我们有帮助，但是当它们无法停止时，最终会对我们造成伤害。然后这些保护作用可能会适得其反，导致慢性症状——或者更糟，引起医疗问题，对激素、消化系统、免疫系统、新陈代谢、大脑、情绪等方面发挥破坏作用，几乎影响到身体的各个方面。大脑和身体都陷入了生存模式，这必然会对健康造成一些不良影响。

超负荷生存综合征对精神和身体的影响实际上可以通过一条耶克斯–多德森（Yerkes-Dodson）曲线来体现。在心理神经免疫学中，这个曲线通常被称为"倒U形曲线"。我将其称为"You曲线"（第30页）。我们不能片面地去理解压力的作用，压力本身并不是"坏"的；轻度的压力——我们甚至可以称之为"好的压力"——可以提高我们的意识水平和记忆力，调动能量，增强耐力和免疫力。这就解释了为什么我们中的很多人在截止日期前表现得更好，或者直到巨大的压力消失之后才会生病。

但是当压力过大而超出负荷时，我们的健康就会出现问题。

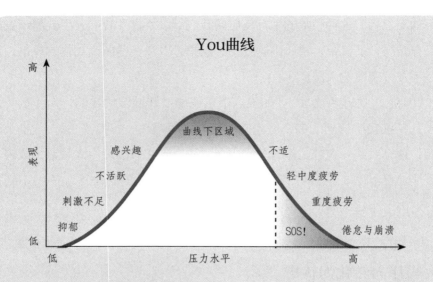

You曲线

高

表现

曲线下区域

感兴趣　　　　　　　不适

不活跃　　　　　　　轻中度疲劳

刺激不足　　　　　　重度疲劳

抑郁

低　　　　　　　　　SOS!　　倦怠与崩溃

低　　　　　　压力水平　　　　　高

"You曲线"直观地显示出，压力可能是有益的。从积极的角度看待压力，可以减少它对健康潜在的有害影响。一项研究观察了两组员工，两组各看了一部电影：一部是关于应激反应的所有积极方面，讲述压力如何使我们更警觉和反应更快；而另一部是关于压力如何破坏身体的健康状态。然后研究人员给他们每个人都安排了完全相同的公开演讲挑战（研究发现，公开演讲是最让人感到焦虑的因素之一）。那些把压力看成一种困扰的小组成员挑战失败了，而那些认为压力可以使他们变得更强大的小组成员则成功地完成了这项挑战。这表明我们看待压力的方式会使压力对我们的生活产生不同的影响：我们将其视为生活中固有的、可控制的一部分，或者视为敌人，会使压力对我们的生活产生截然相反的影响。

事实上，应激反应发生时，一系列平衡压力的激素会同时释放出来，增加自身的抗压能力。催产素，有时被称为"拥抱激素"，在垂体中产生，促使我们与他人建立联系，增加我们的安全感，满足我们原始的生存需要，增加"连接感"和"归属感"，并使我们的勇气和信心倍增。脱氢表雄酮（dehydroepiandrosterone，DHEA）由肾上腺产生，在应激反应发生时分泌增加，可提高身体对病毒、细菌和寄生虫感染的抵抗力，促进肌肉和健康骨骼的形成，促进激素的合成，维持低水平的身体脂肪含量，降低 "坏" 胆固醇水平，抵消长时间暴露在皮质醇环境中的有害影响。

不幸的是，长期处于慢性应激状态下会阻碍催产素和脱氢表雄酮的产生。好消息是，摆脱SOS状态可以提高自身的抗压能力和恢复能力。

不仅情绪、思维和表现可以在这条曲线上体现出来，许多健康参数也可以通过这条曲线体现出来。比如免疫系统的正常功能依赖于少量压力的刺激，但当它陷入过度激活状态时，就会对健康造成巨大冲击。下面让我们来看看压力过大会导致哪些健康问题。

长期焦虑、不堪重负和睡眠问题： 虽然在短期内高度警觉会让你更加警惕，但从长远来看，它会让你变得过度敏感、焦虑、持续感到压力或不堪重负、精疲力竭、睡眠不足。久而久之，由此产生的疲惫会导致抑郁、认知问题、对糖的渴望和体重增加，并增加患心脏病甚至癌症的风险。

脑雾： 睡眠问题本身就会导致记忆力衰退和注意力不集中，但你很快就会知道，皮质醇在大脑中有一些非常特殊的作用，会破坏你的记忆力、注意力，甚至意志力。

消化问题： 当身体调动能量去逃跑或搏斗时，身体便会把能量从其他重要的功能（比如消化功能）上转移开。久而久之，这可能导致某些消化系统症状、肠易激综合征，甚至会损害肠道内壁和肠道内的微生物。

对糖、脂肪、盐的渴望和腹部脂肪堆积： 皮质醇告诉身体要储存能量，以防紧急情况持续发生，所以当长期激活的应激反应致使皮质醇长期处于高水平时，身体便会保留能量并将其转化为脂肪。这些脂肪优先堆积在腰部和内脏器官周围，而多余的脂肪会以胆固醇的形式储存起来。所有这些都会增加患上代谢综合征的风险。应激反应需要消耗更多的能量，所以你最终会对糖产生依赖，因为它能为身体快速供能。但是你的身体会将多余的能量以危险的炎症性脂肪的形式储存在腰部。

激素问题： 当应激反应被激活时，我们的身体会将能量从进化生物学家罗伯特·萨波尔斯基所说的"乐观活动"（如激素生成）中转移走，并将这些能量优先用于合成更多的皮质醇，而不是性激素（如雌激素、孕激素、睾酮），并告诉垂体释放一种叫作催乳素的化学物质，催乳素则会抑制性激素。然而性冲动和生殖需要消耗大量的能量，所以性欲和生育能力也会明显下降。

代谢综合征和高血压： 当血糖和胰岛素的需求量不断升高时，随着时间的推移，高血糖会损害血管，而胰腺会因分泌过多的胰岛素而功能减退，体内出现胰岛素抵抗，进而引起糖尿病和心脏病。升高的血压会持续处于较高水平，从而发展成慢性高血压。

免疫系统的问题和自身免疫性疾病： 虽然立即激活免疫系统可以保护自身免于危险，但长期激活免疫系统则会导致免疫系统出现各种各样的问题，比如过敏、荨麻疹、湿疹、经常生病，以及严重的免疫系统功能减退所致的其他自身免疫性疾病。

炎症性衰老： 持续激活的应激反应会过度消耗身体和大脑，最终会导致一种叫作炎症性衰老的现象，使皱纹过早地出现、皮肤变松弛，并引发随之而来的健康问题。

应激反应的过度激活导致的慢性超负荷会使你无法通过自身的自然恢复能力来缓解，这种现象被称为非稳态负荷，正如我向我的患者解释的那样，"超负荷生存综合征"，它生动地描述了体内正在发生的事情。超负荷生存综合征的最佳缩写是SOS。因为无论是各种不适症状还是身体方面的疾病，都是身体发出的求救信号。

你处于SOS状态吗？

你整天都处在工作状态吗？像绝大多数女性一样，你很有可能在起床之前就开始查看电子邮件，从而开始新的一天的工作。如果你有时间，你也可能会挤出时间来做一下简短的体育锻炼。不过，你也可能急于出门工作而没有时间锻炼。如果你有孩子的话，你还要照顾他们，把他们送出门，所以你可能来不及吃早餐，只能喝杯咖啡或茶，也许偶尔有时间给自己做一杯思慕雪。你可能不得不在上班的路上争道抢行，天天感觉自己将要迟到。

然后你的一天就真正开始了。你总会有各种各样的最后期限、没完没了的待办任务清单、巨大的工作量。此外，你不仅要为孩子的生日派对做计划，还要负责后续的清理工作。你总是处于忙忙碌碌的状态，所以为了保持精力充沛，你总想喝咖啡、吃能量棒，或者吃些甜食。如果运气好的话，你可能会在午餐的时候吃上一份像样的沙拉。下班之后你还要自己开车回家，去超市买东西，回家做晚餐。你还要给孩子们辅导家庭作业。在打理好家庭琐事之后，你还有更多的工作要完成。

如果你够幸运的话，到晚上10点，你终于有了"属于自己的时间"。你可以看着自己最喜欢的电视节目，喝上一杯（或三杯）葡萄酒。每天的生活太累了，所以你也无暇顾及性爱。幸运的话，你会躺在枕头上很快入睡，然后第二天又开始继续忙碌。不过，如果你和另外50%的女性一样，你更有可能长时间盯着天花板发呆，希望自己能快点入睡，或者可能会在夜里惊醒，或者在第二天早上挣扎着醒来。生活会让你觉得自己一直在被一只饥饿的狮子追赶。

这就是你的生存困境的根源。

进化生物学家把我们所经历的现代危机称为"进化失配"。失配理论指出，人类的某些特征是通过自然选择遗传和保留下来的，因为这些特征可以帮助我们在特定的环境中得以生存。然而，由于我们现今的生活环境与我们进化的环境截然不同，那些曾经适应环境的特征现在变得"不匹配"，弊大于利。例如：

我们的穴居女性祖先没有糖尿病，但是现在我们中有1/3的人都患有糖尿病。糖和脂肪在我们祖先的饮食中并不常见，所以我们的身体会慢慢地处理它们，并且进化出保护机制，使我们的血糖保持在足够高的水平以便使我们生存下去。而现代生活中糖无处不在，压力使我们渴望吃糖。这种失配使我们发胖，并导致我们患上糖尿病，这只是进化系统超载和事与愿违的众多例子之一。

整天都处在工作状态会让我们感到精疲力竭，因此我们中的许多人正经受着疲惫和严重的健康症状。你总是处于超负荷状态，"所有系统都处于启动状态"。你的身体试着去适应，但是力不从心。最后你会觉得自己真的很想大声喊"救命啊！"

你是否一直处于超负荷状态？你是否感到精疲力竭？ SOS 的两面性

我所提到的应激反应问题可以分为两大类：一种我称之为SOS超负荷（SOS with overdrive，SOS-O），另一种是SOS-O的最终结果，即SOS耗竭（SOS with exhaustion，SOS-E）。在SOS-O中，皮质醇水平长期处于升高状态，或者在应该低的时候升高。在SOS-E中，皮质醇长期处于低水平，或者在本应升高的时候处于低水平。后者通常被称为"肾上腺疲劳"，尽管这实际上有些用词不当；皮质醇处于低水平并不是因为肾上腺疲劳，其原因通常是大脑分泌的化学刺激物——促肾上腺皮质激素释放激素（CRH）停止驱动肾上腺，其目的是想让身体休息一下，结果应激反应激素的合成减少，使你处于皮质醇和肾上腺素水平均较低的状态。

人们也可以在一天中的不同时间点出现SOS-O和SOS-E；这两种模式就如同一枚硬币的正反面，都是压力系统对正常皮质醇节律所产生的影响。

除了后文描述的症状外，这两种模式还与自身免疫性疾病，如桥本甲状腺炎、格雷夫斯病、克罗恩病、类风湿关节炎、干燥综合征、银屑病、乳糜泻、纤维肌痛和慢性疲劳综合征有关。

肾上腺超负荷: SOS-O

SOS-O是一种高度兴奋、不堪重负的模式,我们中的大多数人在大部分时间内都处于这种模式中。当你匆忙地从一个地方赶到另一个地方时,当你试图在很短的时间内完成很多件事情时,当你感觉待办任务清单永远不会被清空时,这种感觉便会产生——SOS-O也可能是由这种感觉引起的。把SOS-O想象成一直踩着油门踏板——你的脚踩在油门上,无法把脚抬起来。你想要停下来的唯一方法就是最终撞到一堵墙(这是可能发生的——它就相当于SOS-E!)。

以下是一直处在激活状态的常见症状。

- 通常在下午3:00—4:00会感到异常疲惫,需要咖啡因或者糖来安抚自己。
- 过敏、食物反应、荨麻疹。
- 焦虑、烦躁或抑郁。
- 渴望甜食和高钠、高脂肪食物或碳水化合物类食物(淀粉类或烘焙食物)。
- 注意力难以集中或记忆力衰退("脑雾")。
- 难以坚持饮食或锻炼计划,意志力薄弱。
- 消化问题。
- 湿疹。
- 餐后感到疲劳。
- 疲劳、精疲力竭、长期不堪重负。
- 感到疲劳和紧张。
- 各种类型的激素问题,包括经前期综合征、不孕症、子宫内膜异位症、多囊卵巢综合征、令人烦恼的更年期症状。
- 失眠。
- 性欲低下。

- 超重、减重困难或体重难以增加。
- 即使睡了一夜，醒来仍感到很累。

以下病症与SOS-O相关。
- 高血压。
- 高胆固醇血症。
- 胰岛素抵抗、代谢综合征或糖尿病。
- 桥本甲状腺炎。
- 骨质减少或骨质疏松。
- 多囊卵巢综合征、子宫内膜异位症、不孕症。

精疲力竭：SOS-E

如果SOS-O相当于一直踩着油门踏板，SOS-E则相当于发生了碰撞和燃烧。处于SOS-E状态时，你就如同汽车撞到了墙——此刻你已经累坏了。这是一种精疲力竭的感觉。在如此过度消耗精力的过程中，你已经无法单凭自身努力来摆脱这种疲惫的感觉。这是因为大脑会降低超负荷的反应，以保护你免受慢性超负荷运转的影响，同时也抑制了体内皮质醇和肾上腺素的分泌。这是终极的负反馈回路。你最终会处于SOS-E的状态中，你会感觉身体非常疲惫，从新陈代谢、情绪、注意力、记忆力到免疫力、甲状腺功能，你的各项生理功能水平都很低，为的是节省能量消耗。

虽然我们大多数人都能在SOS-O的状态下继续生活（身体能够有效地承受各种压力），但在某个时候，如果压力摧毁了你自身的应对能力，不管是身体上、精神上还是情绪上，你最终会感到精疲力竭或"备受煎熬"。如果你的身体抗压能力出了问题，那么免疫系统的问题也就随之而来。你可能会患上感冒和传染病，你会感到精疲力竭，无法清晰地思考。免疫系统开始对身体产生不利的影响，而不再对你有利，进而导致各种自身免疫性疾病（你将在接下来的章节中对此有更多的了解）。例如，桥本甲状腺炎是一种自身免疫性疾病，这种疾病是由于甲状腺受到自身抗体的免疫攻击而出现功能低下。这是最常见的自身免疫性疾病，其根本原因在于SOS状态。几乎所有的自身免疫性疾病都与疲劳有关。以下是精疲力竭常导致的生理和情绪问题。

- 过敏。
- 自身免疫性疾病。
- 注意力不集中和记忆力减退。
- 抑郁。
- 过度依赖咖啡因。
- 疲劳，清醒时感到疲劳。
- 经常出现感冒、支气管炎、鼻窦炎、泌尿道或酵母菌感染、口唇疱疹或疱疹暴发。
- 疼痛加重，炎症加剧。
- 容易感到恐惧和忧虑。
- 丧失斗志。
- 低血压。
- 低血糖。
- 性欲低下。
- 早晨没有食欲。
- 思维涣散。
- 暴躁、易怒。
- 疾病恢复速度慢
- 对糖的渴望。
- 在晚上感觉会更好或者有更多的精力。

SOS与甲状腺

甲状腺和肾上腺影响着许多相同的功能，而且两者还会相互影响。因为这两个腺体的联系是如此紧密，所以只有在保证一个腺体健康的前提下，才能有效地治疗另一个腺体的疾病。这两个腺体的功能失衡可能是因为5个相同的根本原因，而两者的疾病也常常被传统医学所忽略。

让我们特别关注甲状腺在女性健康中所扮演的角色，以及甲状腺和肾上腺是如何相互作用的。

甲状腺是什么？

甲状腺是一个蝴蝶形的腺体，位于颈部前面，其重量约为28 g。和肾上腺一样，甲状腺在控制新陈代谢、情绪、激素和认知功能方面起着重要作用。它是身体的"恒温器"，根据大脑从内部环境中得到的反馈，调节身体的能量消耗、新陈代谢、生长和生殖功能。它参与体内数百种生理功能，包括大脑的发育和功能、呼吸和心率调节、神经系统功能、体温调节、肌肉力量、皮肤健康、情绪、体重和胆固醇水平，以及控制月经周期和生育能力的激素水平。

甲状腺决定着能量燃烧的效率，减肥的难易程度，你有多少能量，你是否有规律的排便习惯和规律的月经周期，你是否有经前期综合征或周期性乳房肿块，你是否可以健康怀孕并且在宝宝出生后有母乳，并决定着你的情绪是沮丧、焦虑还是欢乐，还决定着你的大脑的学习能力、记忆力、注意力等。所有这些都是通过产生2种主要的甲状腺激素来完成的：三碘甲状腺原氨酸（T_3）和甲状腺素（T_4）。虽然甲状腺产生T_4的量远多于T_3，但T_3是甲状腺激素的活性形式，T_4主要是在健康的肝脏中被活化为T_3。

甲状腺知道要产生多少甲状腺激素，以及何时回应大脑发出的信号，就像你的肾上腺一样。在这种情况下，由垂体分泌的促甲状腺激素（thyroid-stimulating hormone，TSH）通过向甲状腺发出信号来调节甲状腺激素的产生。当血液中的甲状腺激素水平较低时，垂体会释放更多的TSH。当甲状腺激素水平较高时，垂体则降低TSH的生成。这叫作反馈：正反馈导致甲状腺激素的合成增加，负反馈抑制甲状腺激素的合成。正如你所认为的那样，甲状腺激素可调节体内很多功能，当甲状腺被破坏或者甲状腺没有分泌出足够量的甲状腺激素时，机体就会因为甲状腺功能减退而产生一系列的症状和问题。

了解甲状腺功能减退症与桥本甲状腺炎

甲状腺功能减退症是由于甲状腺功能减退或体内甲状腺激素的作用减弱。到目前为止，甲状腺功能减退症是美国最常见的甲状腺疾病，占甲状腺疾病的80%，影响着至少1/10的女性或者至少2800万人。甲状腺功能减退症主要有2种形式：非自身免疫性甲状腺疾病导致的甲状腺功能减退症，以及自身免疫性甲状腺疾病导致的甲状腺功能减退症，即桥本甲状腺炎。

桥本甲状腺炎是美国最常见的一种甲状腺疾病，至少占所有甲状腺功能减退症的90%（但在世界上其他许多地方，缺碘所致的非自身免疫性甲状腺疾病更为常见）。它对女性的影响远大于男性——该病75%的患者是女性。女性患桥本甲状腺炎的概率至少是男性的7倍，并且桥本甲状腺炎会对女性的生活质量产生巨大而毁灭性的影响。

在桥本甲状腺炎中，免疫系统攻击甲状腺——这就是为什么它是一种自身免疫性疾病。大量淋巴细胞（白细胞的一种）和免疫细胞聚集在甲状腺中，产生抗体并以此攻击甲状腺，干扰其产生甲状腺激素的能力。如果没有足够的甲状腺激素，身体的许多功能都会慢下来，有时甚至会急剧下降。血液中是否存在抗体反映了你是否患有桥本甲状腺炎或非自身免疫性甲状腺功能减退症。

非自身免疫性甲状腺功能减退症可能是由多种因素引起的，包括营养缺乏、碘摄入过量、过量食用某些可以抑制甲状腺功能的食物（包括以某些蔬菜为原料的绿色饮料，我将在后文中讨论），以及抑制T_4转化为活性形式的T_3，或使身体无法有效地利用甲状腺激素的各种挑战。这种状态类似于胰岛素或皮质醇抵抗：身体的细胞会对甲状腺激素产生抵抗，这意味着身体不再对甲状腺激素做出反应。如果甲状腺激素不能与细胞结合并触发细胞工作，你就可能出现甲状腺功能减退症的症状。长期或巨大的压力也可以抑制垂体，足以干扰甲状腺激素的产生，同时也会干扰性激素的合成，这也是我们想要摆脱SOS的另一个原因。

在某些情况下，无论是哪种类型的甲状腺功能减退症，身体虽然可以产生足够的甲状腺激素，但这种激素的活性形式即T_3被转化为一种叫作反T_3（rT_3）的非活性形式，后者能被身体储存而不能被使用，从而导致甲状腺功能减退症的症状。

我们将在第7章中详细讨论上述这些内容。

患上甲状腺功能减退症也可能是由于下丘脑和垂体存在更严重的问题。这种情况很少见，但如果你有甲状腺功能减退症的症状，但你的检查结果按照第7章中讨论的标准似乎是正常的，那么你应该和你的医生一起查找原因。

为了简单起见，除非我专门讨论其中的某一种，否则在本书中，我将把非自身免疫性甲状腺功能减退症和桥本甲状腺炎统称为甲状腺功能减退症。不管问题的根源是什么，甲状腺功能减退症的症状都是一样的。

甲状腺功能减退症：一种内部能量危机

甲状腺功能减退症可有以下症状。

- 焦虑。
- 脑雾（记忆力和注意力减退）。
- 腕管综合征。
- 不耐受寒冷。
- 便秘。
- 抑郁。
- 皮肤干燥。
- 疲劳。

- 甲状腺肿（颈部前方肿胀）。

- 脱发。

- 高胆固醇血症。

- 激素失衡，包括经前期综合征、月经失调、周期性乳房压痛和性欲低下。

- 记忆障碍。

- 不孕不育。

- 失眠。

- 免疫力低下，包括反复的感冒和感染。

- 月经失调。

- 流产，尤其是合并其他任何症状。

- 肌肉无力。

- 神经性疼痛。

- 产后抑郁，婴儿出生后泌乳量少。

- 心率慢。

- 反应迟钝。

- 身体活动缓慢。

- 眼周水肿或肿胀。

- 体重增加。

若患者不进行治疗，则甲状腺功能减退症会导致体重增加、高胆固醇血症、认知能力下降、痴呆和心脏病。

对甲状腺功能减退症的诊断和治疗不足

38岁的卡拉几个月来体重一直在增加，尽管她并没有改变饮食和锻炼习惯。她一直很累，看得出她已经不能很好地集中注意力了。保湿乳液并不能缓解她的皮肤发痒、干燥问题，便秘也已经成为一个常见的问题。她比平时更焦虑，无法忍受压力。她的医生告诉她，她可能只是因为有年幼的孩子而感到抑郁，她的甲状腺检查结果接近正常范围的上限，但仍然在正常范围内，所以他不会对她进行治疗。她可以在6个月后回来复查，但与此同时，医生建议她开始节食并考虑服用百忧解（一种抗抑郁药）。

1年后，她来到我的诊所。我对她进行了一些临床检查。不到1周，卡拉和我就找到了答案：桥本甲状腺炎。在接下来的几个月里，我们一起寻找她的病因，包括麸质不耐受和EB病毒感染。经过几次调整，我们找到了适合她的药物。几周后，她的精力恢复了。她再次感到了快乐和希望，她能够再次集中注意力了，减重计划也提上了日程。

很明显，卡拉的症状不是"她自己想象出来的"，而是可以解决的情况。也许对你来说也是如此。

不幸的是，正如我将在第7章中讨论的那样，大多数医生通常不会给患者安排全套的甲状腺系列检查，因此漏诊了甲状腺方面的问题，导致成千上万的女性没有找到病因。就像49岁的玛丽娜告诉我的那样："这是一条漫长而屡遭挫败的道路，我试图说服我的内分泌医生，尽管我的各项检查结果是'正常的'，但我仍然有甲状腺功能减退症的所有典型症状。过了一段时间，我真的觉得这是'我自己想象出来的'，就像别人告诉我的那样。我学会了忍受令人难以置信的疲惫感、精神和身体的倦怠，以及莫名其妙的悲伤！一直以来，我都很难应对这些症状，而且我不得不一直针对自己的健康问题进行研究、调查、询问，甚至恳求医生，希望打开他们的思路。"

据估计，有2800万美国人患有甲状腺疾病，其中有50%的女性并不知晓自己存在这方面的问题。例如，据估计，多达30%接受抑郁症治疗的女性实际上可能患有甲状腺功能减退症，如果接受治疗，她们的抑郁症可能会减轻。此外，在所有服用甲状腺激素替代药物的患者中，至少有15%的人（估计有160万人，且其中绝大多数为女性）虽然正在服药，但因为缺乏对根本原因的治疗、药物治疗不足或不正确、症状得到缓解或缺乏适当的随访检查来评估甲状腺的健康状况并根据需要适当调整治疗，因而仍然患有甲状腺功能减退症。

SOS和甲状腺之间的联系

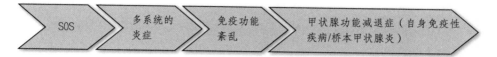

SOS对甲状腺的影响可谓是深远的。任何时候身体只要处于长时间的压力之下，就会进入节能模式，就像我们在能源危机中调低家中恒温器的设定温度一样。在进入这种模式的过程中起作用的正是甲状腺，它通过减少甲状腺激素的产生，从而降低身体的新陈代谢、生殖等所有能量消耗过程。

此外，慢性SOS会导致免疫功能紊乱，导致自身免疫性疾病（包括桥本甲状腺炎）的发生，桥本甲状腺炎是许多可能发生的自身免疫性疾病中最常见的一种。所有导致SOS的根本原因都有可能单独导致桥本甲状腺炎，因此逆转这些导致SOS的根本原因对于有效治疗桥本甲状腺炎和一般性的甲状腺功能减退症也是必不可少的。

在第3章中，你将做一份问卷来帮助你确定自己是否患有甲状腺功能减退症，你还将了解到哪些测试可以帮助你确定自己是否患有桥本甲状腺炎或非自身免疫性甲状腺功能减退症。SOS解决方案将帮助你摆脱SOS，逆转其5个根本原因，并帮助你的甲状腺恢复正常功能。

炎症：SOS的秘密语言

免疫系统就像一个持续工作的监控系统。炎症是一种化学反应和细胞反应，当监控系统监测到它不喜欢的东西时，这种反应就会被激活。每一天，当你的身体对你遇到的潜在威胁做出实时反应时，炎症反应就会在极短的时间内反复开启或关闭。问题是，现代社会的生活经常让我们暴露在如此多的

如果你曾接受过格雷夫斯病或甲状腺癌的治疗，
本书也很适合你

　　如果你已经接受过格雷夫斯病（自身免疫性甲状腺功能亢进症）的治疗［无论你是否已经切除了甲状腺或接受了放射性甲状腺治疗（甲状腺消融术）］，或者你已将甲状腺切除术作为甲状腺癌治疗的一部分，你都可能患有功能性的甲状腺功能减退症，因此本书中的建议也适用于你。导致桥本甲状腺炎的根本原因和导致格雷夫斯病的根本原因是一样的，所以尽管你已经接受了常规的治疗，但这并不意味着你已经消除了病因，所以你身体的其他部位仍有可能出现相关症状。因此，我建议你也遵循SOS解决方案，以保护和滋养你的身体。然而，如果你已经切除了甲状腺，实际上你将会依赖甲状腺治疗药物，即使你解除了导致甲状腺疾病的那5个根本原因，你也需要终身服用甲状腺治疗药物。

诱因之下，以至于我们的炎症反应有些过度。饮食、污染、毒素和压力都会导致慢性炎症。免疫系统会因此被激活，发出需要采取行动的警报。但如果你的身体总是处于防御状态，它就会出现一些问题。炎症反应过度是5个根本原因造成的身体损害的共同特征，并且存在于大多数慢性健康问题中。

　　炎症经常被称为"火"，因为其最明显的症状之一是发热，伴有肿胀、发红和疼痛。例如，如果手被木刺扎到而没有及时将其拔除所导致的症状。当炎症处于适度的范围之内时，炎症就会被控制住，就像石头壁炉里的火一样。但是，如果火从壁炉中窜出，就会烧毁房子。慢性炎症与之类似，一旦炎症蔓延，身体就会出现大问题。当炎症失去控制时，它会损害一切。炎症一旦长期扎根，就会形成多米诺骨牌效应，随着时间的推移，炎症会像一列失控的列车，导致肥胖、糖尿病、心脏病、疲劳、生育问题、抑郁、痴呆，甚至自身免疫性疾病等各种问题。

自身免疫性疾病：免疫系统"暴动"

当身体的免疫系统开始攻击自身的细胞时，就会发生自体免疫，因为它错误地将自身健康的细胞识别为病毒、细菌或其他入侵者，这个过程被称为分子模拟。这类疾病几乎可以发生在身体的任何部位——克罗恩病和溃疡性结肠炎发生于肠壁，风湿性关节炎发生于关节，银屑病发生于皮肤，桥本甲状腺炎则发生于甲状腺。通常这种损害会广泛累及身体的其他部位，导致多个远隔系统出现症状。这就是为什么自身免疫性疾病会与一系列局部和全身症状（尤其是疼痛、疲劳和抑郁）相关。自身免疫性疾病可能发生在感染后，也可能由消化系统的渗透性异常增高引起。在这种状态下，消化系统允许食物或肠道细菌蛋白质（即脂多糖，简称LPS）到达肠道的免疫系统，在那里，它们被视为外来入侵者。极端压力也可能导致类似的结果。

就传统医学来说，一旦你患上自身免疫性疾病，这就成为一个延续和永久的过程，即使在消除了诱因后也会持续下去。但情况并非总是如此。例如，有一项关于乳糜泻的研究表明，通过去除触发因素，我们可以终止自身免疫过程。

SOS解决方案的很大一部分是抑制失控的炎症和免疫功能紊乱。随着炎症的消退，伴随你多年的疼痛会消失，睡眠会变得更有质量，你会感到精神焕发、思维变得更清晰，你也会有精力去过自己想要的生活。

第 **2** 章

引起甲状腺和肾上腺功能障碍的5个根本原因

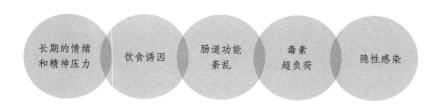

| 长期的情绪和精神压力 | 饮食诱因 | 肠道功能紊乱 | 毒素超负荷 | 隐性感染 |

当我们看到一棵树时，我们只能看到其地面以上的部分，但是在土壤下蔓延着一个庞大的根系网络。这个根系网络通常比整个树枝系统更大，其健康对于树的健康至关重要。传统医学往往只看到表面的部分，也就是各种症状和可命名的疾病。医生们会把这些当作问题来处理，而实际上这些症状只是根源问题所导致的症状而已。在这一章里，我们将看看你的症状和疾病的表象之下隐藏着什么，并找出导致这些症状和疾病的根本原因。

导致SOS和甲状腺功能减退症的根本原因

（1）长期的情绪和精神压力。

（2）饮食诱因（血糖失衡、营养不良）等。

（3）肠道功能紊乱。

（4）毒素超负荷。

（5）隐性感染。

根本原因1：长期的情绪和精神压力

你的身体能听到你大脑中所说的一切。

——娜奥米·贾德

你是否曾经感到压力过大，以至于希望自己眨一下眼睛就能直接去一个阳光明媚的海滩？也许你会满足于在安静的后院放一张吊床。你有没有发现自己有时在想"我已经不堪重负，再也无法忍受了""我觉得自己快崩溃了"，或者"我在努力工作以满足每个人的需求，根本没有时间停下来喘口气"？如果是这样，欢迎阅读下文——美国的压力！

美国的压力

需要说明的是，当我使用"压力"这个词时，我是指感到压力过大，或者长期处于不堪重负的状态。这项由美国心理学协会委托开展的年度压力调查已经连续进行了2年，调查结果如下。

- 75%的美国人承受着中度至重度的压力。
- 25%的美国人经历过重度的压力。
- 至少有43%的美国成年人因为压力过大而存在健康问题。

也许这并不令人感到惊讶，但是看看这个：在所有与压力相关的统计数据中，女性都首当其冲，其因压力而出现的身体症状也多于男性。女性不仅会感受到自身的压力，而且比起男性，女性更倾向于将伴侣的压力、世界的压力——我们在新闻里读到的那些压力，以及恐惧感和社会脆弱感内在化。

学会认清自身的压力并把压力"消化掉"对于摆脱SOS至关重要。但是，当我谈到压力时，我并不是在暗示你的症状是"你自己想象出来的"。作为女性，我们总被认为过于敏感、过于情绪化和反应过度。女性患者告诉我，甚至她们的医生也指责过她们。因此，我们学会了忽视自己的症状和压力，并去克服它，忍耐它，消化吸收它，以免让人感觉喜欢抱怨或反应过度。但压力是一种真实的医学现象，不容忽视。

你知道压力、焦虑、紧张、不堪重负、易怒、抽泣、沮丧、愤怒等的感觉，但什么是真正的压力？当我们承受的负荷超过了我们的承受能力时，我们的身体、心理和情绪都会有反应。与压力相关的感觉和想法告诉你，其实你已经不堪重负了。倾听压力的语言，并知道压力会影响你的睡眠、激素、体重和大脑，这些都能帮助你识别你是否处于SOS状态中。让我们来看看压力是如何影响你的——你甚至都没有意识到。

没有好的睡眠就没有内心的平静

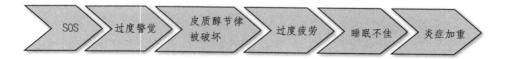

SOS ⟩ 过度警觉 ⟩ 皮质醇节律被破坏 ⟩ 过度疲劳 ⟩ 睡眠不佳 ⟩ 炎症加重

"我知道我不应该喝第二杯咖啡，因为我睡眠不好。"琳赛说，"但如果没有这第二杯咖啡，我就无法挺过下午。到了下午3点，我已经精疲力竭了，但我仍然要撑到下班时间。所以我又喝了咖啡，结果在睡觉前却不困了。于是我熬夜到很晚，通常是在看电子邮件，或在脸书（Facebook）上闲逛。事实上，在孩子们和丈夫都上床睡觉后，我很享受这段属于自己的时间。但当我终于上床睡觉时，大约午夜时分，我却躺在床上睡不着，盯着天花板，烦躁不安，而且心里也知道明天会更累。"

睡眠可以让身体进行自我恢复：在这段时间里，组织进行重建，消除累积的毒素，大脑回忆当天的经历并把它们转化成新的知识。但是我们大多数人都有睡眠不足的问题，所以我们错过了那些恢复健康的良好时机。此外，糟糕的睡眠还会打乱你的皮质醇节律，影响你的方方面面：你的体重、对食物的选择、个人的选择、情绪、激素、免疫力、思维清晰度、记忆力、认知功能、性欲，甚至疼痛程度。每晚睡眠时间不足 5 小时的女性，其体重大于睡眠时间至少为 7 小时的女性，即使前者摄入的热量更少。当你睡眠不足时，你的"饥饿激素"就会增加，而告诉大脑你已经吃饱了的瘦素的分泌就会被抑制，所以你最终无法控制这种"疲劳性进食"。

琳赛恰当地描述了皮质醇水平升高最常见的症状之一——感觉疲倦和力竭，而她并不是唯一一个有这种睡眠问题的人，49% 的美国女性表示她们晚上躺在床上睡不着。SOS 会触发肾上腺素的释放，使你的警觉性增高，并对周围的环境有敏锐的意识。你会觉得自己仿佛置身于一部动作片里或者仿佛在值夜班。

即使只有一个晚上的睡眠被扰乱，夜间的皮质醇水平也会因此升高，从而阻碍睡眠激素（褪黑素）的产生，造成恶性循环，使你更难入睡和保持睡眠状态，并使你更难在早上醒来。褪黑素对睡眠时应该发生的自然解毒过程至关重要，所以睡眠中断意味着体内累积的有毒化学物质和激素（包括大脑中的化学物质和激素，以及其他激素，尤其是雌激素）没有被分解。因此，睡眠不足或睡眠质量不佳可能会导致大脑混沌、记忆力下降、注意力不集中、经前期综合征、乳房疼痛、情绪波动和其他激素问题。

褪黑素也可以被电子产品发出的蓝光所抑制；所以，如果你在感到疲惫时玩电脑，而不是做更多有助于促进睡眠的练习，你就是在加重大脑的压力。当睡眠模式发生变化时，肠道菌群也会发生变化，这也会产生不良影响。在本章的后面部分，你会了解到更多关于其对健康的影响。

另外，虽然血液中的炎性细胞因子可以保护你免受感染，但它们不仅会使你像患流感前那样感到疲劳、易怒和疼痛。它们也会扰乱下丘脑的节律，而后者控制着你的生物钟。当这种情况发生时，你的觉醒和睡眠周期就会翻转，导致夜间觉醒次数增加，白天嗜睡加重。慢性炎症很可能就是患有自身免疫性疾病的女性之所以会出现昼夜节律紊乱并感到更疲劳的原因。失眠也会导致早晨的皮质醇水平下降，使你在早晨和开始新的一天时感到昏昏欲睡和疲惫不堪。

如果你一直很累的话会发生什么？就像琳赛一样，你有可能会变得越来越累。你会感到烦躁和沮丧。你无法在工作时集中注意力。你的记忆力也会受到影响。你的应对能力会下降。你会感到更加不堪重负，在上午的晚些时候和下午的晚些时候，你会选择吃糖和喝咖啡以获取能量，并通过摄入糖类而使大脑释放出一些使你感觉良好的化学物质。

研究表明，即使在增加睡眠时间之后，睡眠不足对认知和生理的不良后果也可能需要持续一周或更长时间才能消失。因此，当你启动SOS解决方案时，恢复高质量的睡眠将是首要任务之一。

我还能再吃一个吗？压力会削弱意志力

控制对食物的选择是保持健康的体重和远离炎症的关键。但至少1/3的女性表示，意志力薄弱是影响她们做出最佳健康选择的首要障碍。超过50%的女性表示，为了增强意志力，她们需要减轻疲劳感。SOS会削弱意志力。随着时间的推移，皮质醇改变了大脑额叶皮质内的神经回路，而额叶皮质是大脑中负责执行功能或良好决策的部分。这时，意志力就会被削弱，同时我们还会丧失选择食物的主动性，以及锻炼身体、少吃糖和"只吃一种"的良好意愿。此时告诉自己"少吃、多运动"通常是没用的。

SOS可能是饮食管理不起作用的原因

如果你处于SOS状态，那么在晚上吃巧克力、冰激凌、饼干或喝几杯葡萄酒可能会成为你在遇到困难时安慰自己的常规方法。我有很多患者都有偷偷吃冰激凌或饼干的习惯，这也是SOS的直接结果。糖和脂肪是快速供能以促进应激反应的物质。当应激反应结束后，身体需要补充能量，而它最喜欢的燃料是什么？是糖和脂肪！压力大的女性喜欢吃大量高脂肪、高糖分的食物，且当她们吃这些食物时，与那些吃同样的食物但压力较小的女性相比，她们更容易出现腹部肥胖和胰岛素抵抗。

当你处于持续的压力之下时，大脑会倾向于让你选择吃甜食、高脂肪食物和高钠食物，因为当你摄入了这些食物之后，大脑会释放大量让你感觉良好的神经系统化学物质，比如5-羟色胺和多巴胺，从而让你的神经系统平静下来，同时皮质醇水平也会恢复到正常范围内。这就是为什么它们被称为"安慰食物"的原因——它们实际上是在安慰你的神经系统。这种安慰是有代价的。我们对那些能给我们带来安慰的食物上瘾，所以我们会吃得越来越多，导致我们出现腹型肥胖并囤积了大量腹部内脏脂肪（VAT，这是一种隐藏的脂肪，其产生的炎性细胞因子会对整个身体造成严重破坏）。这进一步加剧了炎症，使SOS持续存在。这是一个强大的恶性循环，使我们难以采取健康的饮食方式或成功减重。食品行业让美味的食物无处不在，让人欲罢不能，以至于你的感性大脑几乎无法抵制将冰激凌放入购物车的欲望，而你的理性大脑却在告诉你"不要这么做"。因为女性更有可能去杂货店购物，更有可能接触到货架上的各种诱惑，所以当我们感到压力过大时，女性比男性更容易吃含糖、高脂肪的食物，虽然这些食物对我们并没有什么帮助。

压力会使甲状腺功能下降

若你长期处于压力之下，SOS反应会下调你的甲状腺功能以节省能量。除了满足基本的能量需求外，甲状腺暂时减少了其他一切功能活动，显著减缓了新陈代谢和其他需要大量能量的功能，如性冲动和生殖。肾上腺就像一个精明的会计师，它告诉甲状腺："嘿，现在预算有点紧张，所以最好不要乱花钱。你为什么不把钱存起来以备不时之需呢？"出于这一目的，甲状腺会减少具有活性的甲状腺激素（游离T_3）的产生和使用，并将产生的甲状腺激素以非活性的反T_3（rT_3）的形式储存在体内。当出现急性压力时——例如，当你出现发热或感染时，由于这种情况通常会持续几天，所以你会有足够的能量进行恢复。而长期的压力会使这种状态更有规律，并且随着时间的推移，导致甲状腺功能受到慢性抑制，从而导致甲状腺功能减退症。

医学文献中也有记载，就像压垮骆驼的稻草一样，疾病、亲人去世、搬家、新生的婴儿或换工作都会使你出现甲状腺功能减退症。桥本甲状腺炎也被认为与慢性焦虑、压力或童年的创伤史有关。压力会消耗重要的营养物质，例如硒和镁，剥夺甲状腺生产激素或保护自身免受炎症伤害所需要的营养物质，这是压力导致的SOS状态下甲状腺出现问题的另一个途径。压力也会抑制身体将非活性的甲状腺激素（T_4）转化为活性甲状腺激素（T_3）的能力以及活性甲状腺激素（T_3）进入细胞的能力。皮质醇使细胞上的甲状腺激素受体对甲状腺激素的活性形式产生抵抗（不那么敏感），这样细胞就不能摄取甲状腺激素，T_3就不能在细胞内发挥作用，从而无法激活身体和大脑中的多种功能。因此，即使甲状腺功能正常，你仍可能出现甲状腺功能减退症的症状。

皮质醇还会降低肝脏清除体内雌激素的能力。这会导致什么结果呢？雌激素水平的升高会增加一种叫作甲状腺结合球蛋白（TBG）的载体蛋白的产生，正如其名，这种蛋白会与甲状腺激素相结合。这种结合形式的甲状腺激素是无活性的，所以即使你的甲状腺能正常合成并分泌甲状腺激素，而且你的检查结果可能看起来正常，但你的甲状腺无法充分发挥其功能，而医生则容易漏诊。

SOS、压力和大脑紧张

回想一下，当老师在课堂上突然叫到你的名字时，你突然口干舌燥，心脏怦怦直跳，你的身体僵住了，你记不起前一天学过的任何知识。现在我们可以通过放大这个反应来理解长期压力对思维和情绪的影响。

压力影响认知功能。当你处于SOS状态时，大脑会对危险保持警惕——因此大脑会高度关注周围环境中的威胁。它会一直寻找与危险相关的触发因素或记忆，而不是专注于创造新的记忆，除非这些记忆能在未来某一时刻救你一命。皮质醇的长期作用使你的大脑发生变化，使你更有可能巩固和回放消极、令人担忧或痛苦的记忆（这是创伤记忆的储存方式，也是创伤后应激障碍的发展方式），同时使你更难学习新知识和储存新信息。

随着时间的推移，皮质醇的暴露会改变大脑某些部位（如海马和颞叶）的神经连接，抑制短期记忆力。这可能会阻止你记住刚刚读过或学过的东西，也会影响言语交流（你明明知道那个东西是什么，但是说不出来）。反复的压力会导致这些区域的神经萎缩和死亡，从而使大脑中控制情绪调节、意志力和决策的区域的厚度变薄。海马也有助于调节应激反应，抑制HPA轴对应激的反应（负反馈回路）。当海马功能受损时，我们很难抑制应激反应，这是SOS自我延续的另一个例子。

皮质醇水平升高会增强我们对情感激发事件的记忆，促使我们戴着有色眼镜去看待生活，同时减少了我们对与压力源无关的信息的记忆。

你忘了什么吗？

"脑雾"、记忆力减退、注意力不集中都是令人担忧的症状，因为你可能认为自己患上了痴呆。这是一些女性最怕出现的症状。认知方面的问题也会让工作变得非常困难，可能会导致项目拖延完成，可能会影响言语交流，导致会议和对话中的尴尬。记忆力的问题甚至会让一些常见的任务（比如停车）变得困难，你会因为担心自己能否记住停车的位置而充满焦虑，而当你想出一些方法来克服这类问题时，又会心生厌烦之意。当你的精神焦点或注意力突然变化或发生巨大的改变时，你有必要和医生谈一谈，大多数情况下，罪魁祸首就是SOS。

SOS通过以下几种方式影响你的记忆力和注意力。

直到最近，人们还认为大脑与身体其他部位是分离的、无法相互渗透的，这是因为存在构成血脑屏障（BBB）的一层细小血管。然而，我们现在知道，血脑屏障对身体其他部位并不是不可渗透的，尤其是当应激反应被激活时，炎性细胞因子就会进入大脑。当炎性细胞因子进入大脑时，它们会引起一种叫作"大脑燃烧（brain-flammation）"的现象，这种现象听起来就像大脑中的炎症（或者"细胞膜上的炎症"，仿佛脑袋里嗡嗡作响一样）。这就是为什么SOS是导致思维模糊、注意力不集中、记忆力差、疲劳、焦虑、易怒和抑郁的主要原因。

压力也会使反映大脑老化的某些生物标志物提前出现。换言之，当SOS持续太久时，它最终可能成为导致痴呆的原因之一。在一项对800名年龄在38~54岁的瑞典女性的研究中，153名女性在研究开始后的38年里患上了痴呆，其中104人被诊断出患有阿尔茨海默病。那些长期压力过大、嫉妒心强、喜怒无常、焦虑不安的女性患痴呆的风险最高。此外，由HPA轴激活水平升高引起的慢性高血压最终会减少流向大脑的血流量，最终降低认知功能。

浅谈抑郁与焦虑

关于女性抑郁和焦虑的统计数据令人震惊。女性患重度抑郁症和焦虑症的概率通常是男性的2倍，且1/6~1/4的女性正在服用抗抑郁药，该比例是男性的2.5倍。许多女性正在服用抗焦虑药，包括许多医生随意开具的有潜在危险和成瘾性的苯二氮䓬类药物！如果你正在经历抑郁或焦虑，你会感觉自己陷入了无尽的绝望循环中，并认为这是不可能摆脱的。但事实并不是这样的。

虽然有许多生活状况会导致抑郁和焦虑，包括过去的创伤和困难，但透过血脑屏障导致大脑疲劳和脑雾的细胞因子也会通过一种叫作神经炎症的过程而在导致抑郁方面起着主导作用。研究表明，至少30%的抑郁症是由慢性炎症引起的。正如你所看到的，长期的压力和睡眠不好会引起炎症，从而引起消极的心理循环，这会导致SOS，并且会提高皮质醇水平，然后你就真的陷入了一个恶性循环。

大量研究表明，即使是健康的抑郁症患者，循环中的炎症化学物质（包括C反应蛋白、白细胞介素-6和肿瘤坏死因子-α）的水平也显著升高。最近的一项研究表明，对抑郁症患者脑部的PET扫描（正电子发射断层扫描）显示他们的脑部存在明显的炎症，而抑郁程度与炎症程度相关。

创伤与SOS的早期根源

爱是我们与生俱来的。恐惧是我们后来学到的东西。

———玛丽安娜·威廉森

在你生命中的任何时候，尤其是在你年轻的时候，经历过生存的威胁会使你对压力更加敏感，产生焦虑和担忧的情绪，使你发生应激反应的阈值比那些没有经历过创伤的人更低。原始的大脑中枢，尤其是杏仁核和海马，把这些烦恼的记忆储存在深层记忆库中，以保护你免受任何类似威胁的伤害，并可以以闪电般的速度把它们调动出来——但这通常是不必要的。因此，你可能在任何时候都对可能出问题的地方保持高度警惕。你可能希望活得更加乐观，但是发现自己更多的时候是在"等待另一只鞋掉下来"，并且你被很多症状所困扰——这些困扰很难用目前的生活方式来解释。你可能有一些很难摆脱的模式。

如果你很不幸有不堪回首的往事，比如你有一个患有抑郁症的父亲或母亲，或者父母中有一者在你的生活中缺席或酗酒，当你每天从学校回家的时候，你无法预测回家后他们的心情，那么当你长大成人，你可能会在每天下班回家的路上感到恐惧，而你也许并不知道自己的焦虑是因为那些不愉快的往事。如果创伤是广义的不稳定和压力、缺乏爱、边缘型人格或自恋的父母、校园暴力，或者你在世界上经历过的任何创伤，这些可能都会使你产生一种缺乏安全感的感觉，并导致大脑一成不变地认为世界是不安全的。它会为你的应激反应设定一个非常低的阈值。

从本质上说，你被设定为处于SOS状态，并且倾向于把你最坏的一面作为你的默认人格——因为大脑认为这会保护你的安全。这样做的好处是，你可能是一个高度敏感的人——能够读懂他人的面部表情、社交暗示和肢体语言。好消息是大脑可以通过一个叫作神经可塑性的机制来"重启"。通过创造新的思维模式，重新塑造你的信念，建立更新、更健康的信念，你可以保持积极向上的生活态度，同时摆脱SOS状态。

请注意：回忆有关创伤或压力过大的过去会导致深埋在心底的记忆浮出水面。这是非常痛苦的。此时请给一个值得信赖的朋友打电话，如果需要的话，还可以找一位专业人士来帮助你整理那些记忆和感觉。

人们可能想知道炎症在抑郁症中是原因还是结果。现在已经有足够的研究表明炎症是引发抑郁的原因，尽管慢性抑郁确实会造成恶性循环，也会引发SOS，但这通常是因为我们在经历长期抑郁时做出的糟糕的健康选择。抑郁症在每个人身上的表现不尽相同，女性在经历抑郁症时可表现为嗜睡、疲劳、烦躁和焦虑，这些表现与肾上腺功能不活跃或过度活跃相对应。这些相应的通路也充当着通往慢性疾病的桥梁。虽然炎症的目的从长远来看是保护我们免受伤害，但慢性免疫激活状态和炎症会使我们付出巨大的代价——可能会影响我们的心理健康。

SOS状态和激素水平——亲爱的，今晚不行，我处于"生存模式"

激素水平紊乱是身体长期超负荷运转的一个主要副作用，也是SOS的一个报警信号。当你有压力时，皮质醇会偷走体内合成雌激素、黄体酮和睾酮所需的物质。这就是为什么当你在生活中经历了一件使你倍感压力的事情，或者当你一直处于压力重重或精疲力竭的状态时，你会在一段时间内对性失去兴趣。而且这还不是全部。被困在应激反应中意味着你最终可能会受到经前期综合征、多囊卵巢综合征、月经失调、卵巢囊肿、子宫内膜异位症、生育问题、周期性乳房肿块和压痛、卵巢早衰和更年期症状的影响。上述这些都是我在患者身上看到过的常见激素问题。

因此，在美国，有1/8的女性进行过生育咨询，超过500万的女性患有多囊卵巢综合征，1/10 的女性患有子宫内膜异位症。这并不令人惊讶，更不用说女性因经前期综合征而耽误的数百万个工作日，以及性欲低下对亲密关系的影响。

多囊卵巢综合征和子宫内膜异位症也与 SOS 有关

SOS 可导致许多常见的女性问题，这些问题可能会严重影响女性的健康和生活质量。与 SOS 相关的激素失衡、胰岛素抵抗和炎症可能是导致子宫内膜异位症和多囊卵巢综合征的基础条件。

子宫内膜异位症是一种可能令人感到痛苦的慢性疾病。它是指本应正常排列在子宫内部的组织（即子宫内膜）生长在子宫外，通常生长在卵巢、肠道或骨盆的内膜上。就像子宫内的子宫内膜一样，随着激素水平的周期性变化，子宫外的子宫内膜也会增厚、分解、脱落。类似于月经期的出血，脱落过程中的出血会导致血液积存于腹腔内，刺激周围组织，并最终导致瘢痕组织的形成和粘连。由于腹腔脏器粘连在一起，患者会出现腹部和盆腔慢性不适、便秘，以及泌尿系统和生育问题。从本质上讲，这是一个与免疫系统失调和慢性炎症有关的问题，后者也与 SOS 状态下的失衡有关。

多囊卵巢综合征（polycystic ovarian syndrome，PCOS）是最常见的代谢性疾病之一。5%~10% 的育龄女性患有该病，40% 患有胰岛素抵抗或糖尿病的女性也患有该病。在该病患者中只有不到 50% 的女性被正确地诊断。如果不经过治疗，多囊卵巢综合征会增加患 2 型糖尿病、高胆固醇血症、高血压和心脏病的风险。因此，多囊卵巢综合征被称为"沉默的杀手"。它是由于胰岛素抵抗而发生的，而胰岛素抵抗又会导致睾酮水平升高。

皮质醇和肾上腺素也不是在压力袭来时肾上腺所产生的唯一的激素。当应激反应被激活时，肾上腺会产生另一种叫作 DHEA/DHEAS（硫酸脱氢表雄酮）的激素，以及雄烯二酮。这些激素可以缓冲皮质醇对大脑的影响。但当这些激素因为你处于长期压力下而升高时，多囊卵巢综合征就会发生。高水平的睾酮会引起令人不安的症状：多毛症（毛发过度生长，尤其是面部）、男性型秃顶和痤疮。它还会抑制排卵，因此导致约70%的不孕症。好消息是，这是可以逆转的。摆脱SOS状态是治疗多囊卵巢综合征的主要途径。

压力与免疫系统

当你处于SOS状态下时，无论是因为压力还是生理诱因，你体内的炎症细胞都会增加。身体已经准备好应对所有可能的威胁，包括那些会快速激活免疫系统的威胁。这种免疫系统的过度激活会增加炎症反应（表现为湿疹、荨麻疹、食物不耐受和过敏等）的发生风险。你可能还会发现自己存在轻度的慢性炎症，后者可能导致疲劳、体重增加、偏头痛、低血压、焦虑、惊恐发作、认知功能改变、失眠、疼痛、抑郁，以及慢性疲劳综合征、纤维肌痛和经前期综合征。

久而久之，你的免疫系统可能会因为在没有感染的情况下接收到对抗感染的指令而感到迷惑。身体的免疫反应会从朋友变成敌人，导致免疫系统对自身的细胞和器官进行攻击，从而导致多种自身免疫性疾病。大脑也开始对停止炎症反应的信号变得不敏感，自身免疫力就会变成一辆失控的火车。

最终，反弹效应也可能发生，因为抑制炎症反应的皮质醇水平的升高也可以抑制抗感染反应，你会变得更容易发生感染。所以你可能经常生病，比如出现普通感冒、流行性感冒（流感）或支气管炎等季节性感染性疾病。这种反弹效应还使你更容易感染某些病毒或使感染状态重新被激活，特别是Epstein–Barr病毒（简称EB病毒，与水痘病毒同属于疱疹病毒，可以导致单核细胞增多症）。你可能会因此感到极度疲劳。这也被认为是自身免疫性疾病的一个潜在的原因。

SOS状态伴随的皮质醇水平升高和炎性细胞因子的过度分泌也会直接抑制甲状腺功能，提高甲状腺激素的分泌水平。正如前文所提到的，当免疫系统对接收到的信息感到混淆时，免疫功能就会失控，攻击自身组织——包括甲状腺，从而导致桥本甲状腺炎。

压力也有一个好处：你可以重新审视和改变自身对压力的反应，使其不会让你生病和感到疲惫。事实上，信不信由你，我想教会你如何利用压力并使其为你服务。你可以学会对压力说"不"，学会先帮助自己解决问题，这样你就可以去帮助其他人。你还可以学到一些技巧，让你在事情变得棘手时保持冷静。第5章将会为你介绍一些技巧，让你尽可能地减少压力，并在面对生活中不可避免的压力时未雨绸缪，处于主动地位。

根本原因2：触发SOS的饮食诱因

你吃什么或者不吃什么对你的健康有着深远的影响。让我们来看一下SOS的主要饮食诱因，这些可能是SOS和甲状腺问题的根源：血糖失衡，高糖和高淀粉类饮食，隐藏的炎症性饮食诱因，以及植物营养素缺口。

血糖失衡和饥饿的脂肪细胞与SOS的关系

你是否曾经有过这样的经历：当你突然感到焦虑、疲惫、发抖、不知所措或烦躁时，只要吃一块玛芬蛋糕或甜甜圈，或吃下一把M&M巧克力豆，或者喝下一杯摩卡咖啡，便会感到内心几乎立刻就恢复了平静。大脑需要葡萄糖来支持其正常功能。当你忙得没时间吃饭或者没有吃正确的食物而导致血糖水平过低时，大脑会立即发出信号，告诉身体已经进入生存模式，糖是可以防止你瘫倒在地并因此昏死过去的唯一防御措施。你会迫切地想要吃一些甜的、高脂肪或富含碳水化合物的食物。当你吃到这些食物时，你会感觉好多了。你长吁一口气，肩膀放松了。所有让你感到不舒服的激素和化学物质都安全地回到了其各自所属的细胞内。

不幸的是，这种良好的感觉不会持续太久，身体内部的危机会很快重现。大约一小时后，你感到比刚才更困了，且心烦意乱，可能还会"捶胸顿足"，因为你打乱了你的规律饮食——你又进入了生存模式。这就是为什么下午5点，当你在杂货店结账时，那些"天然"花生酱杯、黄油杯或黑巧克力杏仁棒对你来说看上去那么不可抗拒。实际上，它们的确是不可抗拒的，

是苹果形身材还是梨形身材：
你的身体形态能告诉你你处于怎样的SOS状态

你的身体形态可以揭示你的身体中发生了什么。你是苹果形身材还是梨形身材？梨形身材的女性，其身体上部和中部比较窄，下部比较宽。虽然梨形身材的女性容易出现一些激素问题，但通常不严重。然而，苹果形身材（也就是身体中部较宽），即使是个"苗条的苹果"（或者马克·海曼博士所说的"瘦型肥胖"），也预示着皮质醇或胰岛素水平有问题，而且存在炎症的困扰。腰围超过35 in（约88.9 cm）的女性和腰围超过40 in（约102 cm）的男性处于罹患代谢综合征、糖尿病、高血压、心脏病等疾病和死亡的危险区。我在前文所讲的关于腹部脂肪的危害正是其中的原因。

判断你是苹果形身材还是梨形身材的最快捷的方法是用卷尺测量和计算你的腰臀比（weight-to-hip，WHR）。首先，用卷尺把腰部围起来，让卷尺正好绕过肚脐的上方；然后查看以英寸为单位的数值。接下来，把卷尺绕过臀部周围，具体高度是腿与骨盆窝的连接处，这里通常是臀部最宽处。再次提醒，要以英寸作为测量单位。在计算该比值时，以腰围测量值为分子，以臀围测量值为分母。如果你讨厌计算或者不愿意这么麻烦，只要上网找一个腰臀比计算器，然后把数值输入即可。计算器会计算出该比值。女性的正常腰臀比为0.80~0.84。超过0.85意味着肥胖，可能会引起相应的问题。

我建议你现在就计算一下腰臀比，然后每2周重复一次，以了解自己的减肥进展和趋势，直到腰臀比达到正常范围。如果你不想计算腰臀比，也不用担心——你会注意到自己什么时候可以很容易地穿上衣橱里的裤子或再次穿上你最喜欢的裙子。这种方法也和上述的测量计算一样有价值。

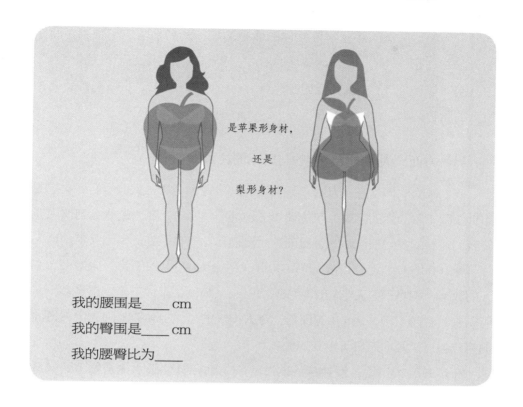

因为你不能对你大脑中渴望葡萄糖的原始反应说"不"。在这种情况下，你的大脑会选择生存，它不会顾及你是否能穿得下衣橱里的紧身牛仔裤。

　　低血糖的症状包括颤抖、易怒、极度饥饿、出汗、疲劳、头晕眼花、恶心、神志不清，一些女性甚至会晕倒。如果你经常遇到这种情况，那么摄入更多的蛋白质和脂肪是必要的，并且要随时准备应急零食。我们将在有关SOS解决方案部分（第4章）重新讨论这个问题。如果你的血糖水平经常飘忽不定，你最终会陷入SOS状态。你的皮质醇水平会升高，体重会增加。虽然瘦素反馈给大脑"已经吃饱了"的信息，但是大脑却不再对此做出应答，所以你会继续吃。这被称为瘦素抵抗，和胰岛素抵抗一样，它会导致慢性炎症。

　　此外，在SOS状态下，你的大脑会加速释放一种叫作神经肽Y（NPY）的化学物质，它相当于脂肪细胞的肥料，尤其是当它和垃圾食品结合在一起时。标准的西方饮食富含不健康的脂肪、淀粉和糖，极大地加剧了这一问题。所有这些激素和化学信使你的体重增加，尤其是增加了腰围。而你的大脑却在想："嘿，这个女孩吃得不多。我们是不是正处于饥荒中呢？"它甚至可以使你无法控制自己的食欲和你正在吃的食物。罪魁祸首是谁？饥饿的脂肪细胞。

另一方面：太多的糖和淀粉与SOS的关系

我们都喜欢偶尔吃一点糖。甚至我们的祖先也喜欢它，但他们喜欢吃的甜食仅限于季节性的浆果，可能偶尔还包括一些蜂蜜。西方的饮食习惯已经使我们对糖的喜爱根深蒂固，然而这对我们自己没有益处。美国人平均每人每年吃160 lb（约合73 kg）糖和200 lb（约合91 kg）白面粉。这是相当惊人的数字，相当于一天吃1 lb（约合0.45 kg）糖。如果你不确定那是多少，可以去看看超市里一袋5 lb的面粉。令人担忧的是，81%的美国人每天摄入的糖分超过了人均每日可接受的最高水平。

在过去的30年里，慢性疾病的发病率与糖和其他碳水化合物［尤其是精制碳水化合物食物（如白面粉、白米饭、意大利面、烘焙食品、谷物等）］的摄入量是同步升高的。其结果令人震惊：在人类历史上，全世界的肥胖症发病率首次超过了营养不良的发病率。即使是正常体重的人，由代谢问题和慢性炎症导致的慢性疾病的发病率也要比30年前增加了40%，而慢性炎症也可以追溯到高糖饮食。糖和精制面粉产品会刺激胰岛素的分泌，触发炎性细胞因子的释放，进而导致自由基的形成。这些自由基对细胞有害，并具有促炎作用。

当你感到压力大的时候，身体会增加皮质醇的分泌，以应对摄入的更多的糖。换句话说，更多的压力，更多的糖，更多的皮质醇。由于皮质醇对生长激素、瘦素和大脑奖赏（成瘾）中枢的影响，皮质醇会让你想要摄入更多的糖分。而这会降低你对健康食物的兴趣，这是大脑奖赏中枢与激素共同作用的结果。健康食物并不像高糖、高脂肪、高钠和高淀粉类食物那么好吃。

无法增重的烦恼

对少数女性来说，急性应激反应最初和即时的作用特点是抑制食欲，并且这种作用可能长期持续。这类女性不会出现与SOS状态相关的典型的体重增加，而可能会出现体重下降或者无法增加体重——尽管她们仍然会对某些食物有强烈的渴望，甚至暴饮暴食，但情况依旧如此。

虽然无法增重听上去是大多数女性都想遇到的问题，但如果你正在与体重不足做斗争，你就会知道这并不像听起来那么好，也不一定像看上去那么好，因为体重不足会让你看起来很憔悴，导致皮肤干燥和脱发，还会严重破坏某些激素的平衡（这类激素的产生依赖机体内的脂肪储备），导致生育、性欲和情绪等方面的问题。如果体重不足是你正在努力解决的问题，SOS解决方案可以重新调整你的皮质醇水平，让你恢复食欲和精力，并使你的体重调整到健康水平。

此外，经常且大量摄入糖分会导致肠道菌群发生有害的变化，进而导致全身炎症、肠漏症（leaky gut）和营养吸收问题。适当的营养吸收很重要，因为它是体内每个细胞获得营养的重要途径。当吸收功能存在异常时，身体就会发生营养不良和疾病。糖分不仅会导致营养缺乏，进而影响免疫系统发挥其最佳的功能，还会抑制正常的免疫应答，所以你会更容易生病。研究还发现，高糖摄入与认知能力下降有关——阿尔茨海默病现在被一些人称为3型糖尿病，因为有证据表明，慢性炎症和氧化损伤可能是其发病的相关因素。

常见的饮食诱因

我的许多患者常常惊讶地发现他们对一些自己经常吃的（而且常常是最想吃的）食物很敏感。当你对正在吃的食物不耐受或敏感时，你的身体内便会出现慢性炎症，其原因可能有以下几个。

- 你天生就无法消化那种食物，就像乳糖不耐受一样。
- 你的身体会对食物发生遗传性或后天性自身免疫反应，就像乳糜泻一样，它们都属于自身免疫性疾病。
- 你可能已经出现了一种叫作肠漏症的肠道问题，它使你的免疫系统对这种食物产生过度反应（你可以在后文"根本原因3"中了解更多关于肠漏症的内容）。

在第3章中，你会完成一份调查问卷来帮助你弄清楚自己是否有隐藏的饮食诱因。我们将在第4章中发现那些饮食诱因究竟是什么。以下是最常见的饮食诱因。

麸质：对一些人来说，它是头号公敌

麸质是指小麦、大麦和黑麦中一些特定的蛋白质，这些蛋白质使面包具有咀嚼性、弹性，并使面包膨胀出漂亮的气孔。它也隐藏在日常可见的许多产品（沙拉酱、酱油、番茄酱、其他调料、啤酒和其他酒精饮料）中，甚至隐藏在熟食肉类中（它在其中的作用是把肉块粘在一起）。一些身体用品和化妆品，包括一些口红也含有麸质。此外，许多食物，包括玉米、燕麦、小米、咖啡和乳制品，它们虽然不含麸质，但可能与麸质产生"交叉反应"，因而可以导致许多相同的症状。

乳糜泻是一种自身免疫性疾病，患者会由于食用麸质而出现严重的全身性炎症。以前人们认为乳糜泻是罕见的，现已证实这种疾病比之前所认为的要更为常见，它影响着1%的美国人。过去，人们认为食用麸质只是一个会影响乳糜泻患者的问题；然而，非乳糜泻类型的麸质敏感虽然不是自身免疫性疾病，但也可能导致数百万人出现显著的慢性炎症和症状——有时他们并不知道其原因。

由于肠道吸收不良，乳糜泻与55种以上的疾病和多种营养素（尤其是铁、维生素B_{12}、叶酸和维生素D）缺乏症有关。大约10%的乳糜泻患者还会

肌肉促进新陈代谢

　　肌肉不仅让你看起来很健康，还具有代谢活性。这意味着即使你不运动，肌肉也能消耗能量。事实上，肌肉的新陈代谢是如此活跃，以至于在休息的时候也会燃烧脂肪——这是一个锻炼和增加肌肉的好理由。这种"魔力"来源于线粒体——肌肉细胞中充当微型能量库的细胞器。更多的肌肉意味着更多的线粒体。但问题是：应激反应的慢性激活会导致肌肉分解；且当肾上腺功能低下时，体内DHEA和睾酮（雄激素中的一种）的产量也会下降。而这些激素均参与肌肉的形成过程。所以，为了锻炼肌肉，你不仅要锻炼身体，还要切断SOS状态。

出现另一种自身免疫性疾病——桥本甲状腺炎。研究表明，通过实验室检测结果可以看出，严格的无麸质饮食可以显著提升亚临床甲状腺功能减退症和桥本甲状腺炎的治疗效果。

　　几年前，我的一些患者开始食用无麸质饮食。几年之后，我开始相信，对那些敏感的人来说，他们应该食用无麸质饮食。在饮食中去除麸质仅几周后，我的患者就表示她们的症状（比如脑雾、甲状腺功能减退症和风湿性关节炎）有了显著的缓解，甚至完全消失了。她们的反应有时是如此明显和迅速，几乎令我难以相信！虽然我没有让每位患者都接受无麸质饮食，但在我的医疗实践中，这通常是一种非常有效的一线方法，也是SOS解决方案中重启的核心部分。执行SOS解决方案后，你将知道无麸质饮食是否最适合自己。

　　对一些女性来说，谷物甚至豆类都是诱因。这可能是由于身体对食物本身敏感，也可能是由于微生物群或血糖失衡影响了肠道中碳水化合物的分解，导致肠道中产生了会引起疲劳、脑雾、腹胀或其他症状的副产物。

其他常见的饮食诱因

其他一些食物通常对慢性炎症有触发作用，尽管这些食物的作用在个体间的差异很大。这些食物包括乳制品、玉米、大豆、坚果、茄科蔬菜（番茄、甜椒、土豆和茄子）和酵母（面包酵母、啤酒酵母和醋）。

少量摄入有机乳制品有益于健康，但很多人对乳制品的耐受性却不高。对一些人来说，肠黏膜中酶的缺乏会影响乳制品中糖的消化，有时会导致严重的、进食乳制品后即刻出现的腹泻，以及胀气和肠痉挛。尽管在某些情况下酶的缺乏可能导致便秘，但这种关系不明显。以上就是乳糖不耐受的表现。还有一些人对乳制品中的蛋白质敏感。例如，酪啡肽会导致脑雾和抑郁，甚至还会导致对乳制品上瘾，这就是为什么你会觉得奶酪很有吸引力并对它充满渴望，而且当你吃奶酪的时候，你可能会大吃特吃。乳制品，即使是有机的，也会影响女性的激素平衡。而非有机的乳制品则含有大量的抗生素、激素和环境毒素，这些都优先堆积在乳制品所含的脂肪中。肠漏症和肠易激综合征通常表明对乳制品不耐受，但可导致各种其他方面的症状，包括焦虑、抑郁和痤疮。当乳制品中的蛋白质（尤其是牛乳制品中的酪蛋白和酪啡肽）穿过肠道内壁并到达肠道免疫系统时，会引发轻度慢性炎症。因为乳制品是很常见的饮食诱因，所以我要求每个人在"重启"的过程中完全停止食用乳制品，并注意观察自身的症状是否消失。

有些人对生鸡蛋很敏感，但是能够耐受熟鸡蛋。有些人对蛋黄的耐受性比蛋清好，有些人对蛋清的耐受性比蛋黄好。但是，因为鸡蛋不仅富含蛋白质，而且富含重要的营养素——胆碱（它对大脑功能有好处），所以我一般会把鸡蛋添加在饮食计划中，除非你对鸡蛋过敏。同样，很多人对大豆的消化能力不强，他们对大豆和其他豆类中的凝集素十分敏感，但大豆和其他豆类是素食者饮食的重要组成部分。事实上，即使饮食上没有其他变化，进食豆类对健康的益处也很显著，包括减重、降低胆固醇水平和改善心脏健康状态。

食物免疫学的简单入门知识

食物过敏：对某些食物（最常见的是花生、坚果或贝类，也包括其他食物）产生的突然和可能危及生命的反应。该反应由 IgE 抗体介导，可能需要医学处理。这些过敏症可能需要人们终生避免食用触发性的食物，不过也有许多食物过敏，例如对乳制品和鸡蛋过敏，可能会在成年后好转。但是，食物过敏可以发生于任何时候，包括成年期。

食物不耐受：这通常是指由于遗传或后天缺乏某种或某些酶而无法消化某种特定的食物。例如，由于乳糖酶不足而存在乳糖不耐受，或由于一种或多种组胺降解酶不足而发生组胺不耐受。可以通过避免食用这些食物、补充缺失的酶来避免这些情况的发生。对于某些情况（如组胺不耐受或果糖不耐受），可以按照特定的步骤去修复那些可能会导致或加重不耐受的肠道内壁损伤或肠道菌群紊乱。

食物敏感：在这种情况下，你既不存在食物过敏，也不是天生就对食物不耐受，但是当你食用某些食物后感觉很糟，而当你不吃它们时感觉会好很多。这通常是因为你食用了富含碳水化合物的食物而引起的血糖问题，或者是因为进食了高脂肪食物（或非特定食物）而体内的消化酶或胃酸却不足（所以无法顺利消化食物），也可能是因为食用了富含碳水化合物的食物之后肠道菌群失调。食物敏感的问题可以按照肠道健康 4R 计划（请参阅第 6 章）治愈肠道来解决，但有时最好的办法还是避免食用触发性的食物。

坚果是一种常见的食物过敏原。不仅如此，当人们过量食用坚果时，就像旧石器饮食中那样，当坚果成为一些人的主食时，他们的炎症会加剧，特别是关节疼痛会更为严重。玉米很难消化，如果你对麸质不耐受，它可能是一种交叉反应性食物。此外，美国的大多数玉米都是转基因的。有些人认为是草甘膦（玉米和其他谷物中的一种农业化学污染物）的使用，使玉米更难消化，从而导致了我们如今所看到的谷物不耐受情况的增多。还有些人不能耐受酵母——包括面包、醋（大多数情况下苹果醋除外）和酒中的酵母。如果不耐受的仅仅是红酒和香醋，这可能是因为对其中的硫酸盐（而非酵母）不耐受。但如果你患有念珠菌感染，那么在治愈感染之前你可能无法耐受含有酵母的食物。

虽然我不建议每个人都无限期地将这些食物从日常饮食中去除，但是在SOS解决方案的重启阶段，你将在短时间内从你的饮食中去除许多种食物，以查看哪些可能是你的个人饮食诱因。

人工食品和加工食品不是真正的食物，尽量不要食用

研究发现，加工食品会导致一系列令人难以置信的健康问题，包括肠道内壁受损和DNA的保护性机制受损。加工食品会扰乱免疫系统，使其不清楚自己的攻击目标，进而导致慢性炎症和自身免疫性疾病。以下这7种添加剂造成的危害最大：糖、盐、乳化剂、有机溶剂、麸质、微生物转谷氨酰胺酶和纳米乳剂。所有经过高度加工的人工食品（有时被称为"转基因食品"）都应该从饮食中去除。它们对身体的影响都是弊大于利的。

人工甜味剂也是一个问题。最近的一项研究发现，经常性地摄入人工甜味剂阿斯巴甜（如Equal、NutraSweet）和三氯蔗糖（Splenda）与桥本甲状腺炎相关。过去的研究也发现了它们对肠道菌群和血糖代谢的有害影响，它们使肠道菌群向着促进肥胖的肠道细菌种类转变。

我同意食品活动家兼记者迈克尔·波伦的观点：如果你的曾祖母不认识它，或者你不能流利地读出食品标签，那就别吃了。

植物营养素缺口：一个你可能没有意识到的更大的问题

对很多女性来说，富含糖分和精制碳水化合物的食物已经成为高营养食物的快速替代品，而我们正在为此付出代价。由于过去的60年来，美国人

常见营养缺乏的症状及相关疾病[*]	
营养素	**缺乏时的症状及相关疾病**
必需脂肪酸（ω-3）	眼干燥症、抑郁、认知功能问题、皮肤干燥
碘	甲状腺肿（颈部甲状腺肿大）、甲状腺功能减退症
铁	疲劳、脱发、皮肤或结膜苍白、虚弱、呼吸急促、食欲减退、心率加快，经常患感冒和上呼吸道感染
镁	腿或其他部位抽筋、眼部或面部肌肉抽搐、便秘、不宁腿综合征、不规则的心率加快、血糖水平升高、睡眠障碍
维生素B$_{12}$	疲劳、虚弱、便秘、食欲减退、手脚麻木和刺痛、难以保持身体平衡、抑郁、记忆力差、口腔炎或舌炎
维生素D	抑郁、桥本甲状腺炎、血糖水平升高、糖尿病、肥胖症、骨痛和肌肉无力可能表明维生素D不足。美国成年人的维生素D水平普遍较低
锌	经常患感冒和上呼吸道感染，指甲上出现白斑，味觉或嗅觉丧失，伤口愈合慢

注：[*]该表仅罗列了某些常见营养缺乏和与之相关的常见症状，但并不全面。

在饮食上的这种变化和其他重大变化，至少有80%的美国人无法从日常饮食中获得维持基本健康所需的营养素。大多数美国人吃得过多，但摄入的营养素不足：他们往往从劣质食物中摄入了过多的能量，而没有从优质食物中得到足够的重要营养素。"植物营养素缺口"是指用来维持最佳健康状态所需的营养素和实际获得的营养素之间的差距。

最大的缺口是重要的维生素、矿物质和有保护作用的植物化学物质（phytochemicals，"phyto"的意思是"植物"）。植物化学物质存在于水果和蔬菜中，可以保护细胞免受损害，为机体健康、自然的排毒方式提供支持。2009年，世界卫生组织发表了一份报告，其中指出：75%的美国人的镁摄入量比所需量要少。有人提出，镁缺乏是美国人普遍存在的问题。镁缺乏会导致2型糖尿病、代谢综合征、C反应蛋白（炎症的主要血液学标志物）水平升高、高血压、动脉粥样硬化、偏头痛、焦虑、睡眠问题、抑郁、痛经、心悸、喜欢吃巧克力和不宁腿综合征。镁缺乏也是桥本甲状腺炎的风险因素。

我们中的大多数人并没有明显缺乏某种营养素并由此出现严重的症状，以至于让你的医生并未注意到你存在营养缺乏（而事实上，大多数医生也没有对这些可能的问题给予密切的关注）。相反，尽管你存在营养缺乏，但在检测结果中显示不出来，不过你仍存在一些不明显、却可能与严重疾病有关的症状。例如，锌、维生素D、维生素A和硒的缺乏都与桥本甲状腺炎有关；镁、维生素D和铬都是调节血糖所必需的，其不足会导致血糖水平升高、胰岛素抵抗和糖尿病；镁缺乏可引起心律失常；锌和维生素A对于肠道内壁的健康至关重要；这样的例子不胜枚举。

SOS解决方案的一个亮点在于，它是专门为弥补植物营养素缺口问题而设计的。然而，某些疾病——桥本甲状腺炎和乳糜泻就是最好的例子，它们会阻止你通过肠道吸收营养。肠漏症和肠道菌群失调也是如此，这两种情况都非常常见，我很快就会谈到。胰岛素抵抗和糖尿病会导致某些营养素（如镁）的排泄量增加，而慢性应激状态会使你需要摄入更多的复合性B族维生素。这就是使用SOS解决方案进行全面营养调整的重要性。因此，仅通过饮食并不一定能够获取足量的营养素。

根本原因3：肠道功能紊乱

如果你曾经被告知你的症状都是你自己想象出来的，那么，它们的根源可能在你的肠道。42岁的米歇尔之前一直有复发性酵母菌感染、慢性胀气、腹胀、大便不成形和焦虑，最近她开始感到疲劳，手指有轻微的疼痛。她注意到一些以前可以毫无顾忌地吃的食物如今会让她感觉更糟。吃谷物会让她感到疲惫，吃糖会让她感觉很狂躁——但是这两种食物她都想吃。她的医生告诉她，她的症状是压力引起的，并给她开了治疗酵母菌感染的药物。当她来找我咨询的时候，我知道她的症状还有别的原因。

回顾病史，米歇尔的既往健康状况良好，直到她在巴哈马度蜜月时感染了葡萄球菌。经过20多轮的抗生素治疗，她发现自己开始出现一些不一样的症状。她的实验室检测结果是正常的，这提示她的问题在于抗生素对肠道和微生物群造成的损害。我们用SOS解决方案中的"重启"和肠道健康4R计划来使她的肠道菌群恢复正常。她的消化道症状很快就消失了，她的疲劳感也随之得到缓解。肠道健康4R计划也使她的阴道菌群恢复了正常，酵母菌感染也因此被治愈了。几个月后，米歇尔能够重新耐受谷物和糖；但是因为她喜欢不吃糖时的感觉，所以她把糖从自己的饮食中尽量去除了。

保持肠道健康

　　米歇尔的故事说明了肠道健康对整体健康的重要性。事实上，如今几乎每天都有科学研究表明，我们才刚刚开始了解肠道健康的重要性。

　　消化系统的内壁在身体内部形成一个保护屏障，就像皮肤在身体外部的作用一样。从头到尾，消化系统中都分布着各种能产生酶类（用于分解食物）和胃酸（使你从食物和环境中摄取的有害生物体很难生存）的细胞、各种各样的免疫细胞及与整个身体（包括大脑）通信有关的神经。一个健康的消化系统会从食物中提取和合成身体所需的营养素，它是一个保护性的免疫系统，会在你的外部和内部世界之间形成屏障，并且可以排毒和消除有害物质。

　　肠道微生态系统由大概100万亿种不同的微生物组成，这些微生物被统称为微生物群。让我们来看一下这个数字的意义：成年人的微生物群的平均重量超过2 lb（0.9 kg），大约相当于大脑的重量。这些微生物对营养吸收、排毒、肠壁健康，甚至情绪、食欲、对食物的渴望和精神功能都有深远的影响。微生物群失衡会导致炎症（包括神经系统炎症）、肥胖、糖尿病、激素问题、焦虑、抑郁和脑雾。肠道微生物可从摄入的食物中提取热量和营养素，对化学物质和激素进行解毒，合成维生素和铁以供机体吸收。健康的细菌通过生产短链脂肪酸和丁酸盐来防止肠道通透性过高（我将在后文阐述这一点），这些脂肪酸和丁酸盐可以保持肠道的健康和完整。相反，不健康的肠道微生物会释放毒素，破坏肠壁的完整性，从而增加肠道的通透性。

　　你的消化道可能会出现两个主要问题：肠漏症和肠道菌群失调。这两个问题会让你的身体和情绪陷入混乱。

肠漏症：当你的"守卫"倒下时

如果将肠道展开铺平，肠壁可以覆盖2个网球场。肠壁分为好几层，目的是让肠道中数万亿的细菌、酵母菌及其他生活在那里的生物体和平共处，而不会对肠壁产生大规模的免疫反应，同时提供一个有选择性的可通透屏障，使从食物中获取的所需营养素（一些微生物甚至可以帮助制造某些营养素）进入身体内。肠道内壁的表层提供了一个物理屏障，且有大量的黏液来保护肠壁免受炎症的困扰，还存在肠道微生物群所需的营养物质。小肠中广泛的指状突起（即绒毛）为营养素的吸收提供了巨大的表面积。

肠壁的另一层提供了免疫屏障。研究表明，大约70％的身体免疫系统位于肠道内壁中的肠相关淋巴组织（GALT），它与免疫系统和神经系统（包括大脑）进行通信。因此，肠壁的炎症会影响整个免疫系统，甚至还会影响情绪。肠壁各层协同作用，选择性地使营养素进入血液并通过血液循环运送到全身，同时防止细菌和食物中的有害蛋白质碎片和其他颗粒"逃出"肠道，进而与敏感的免疫组织和血液接触。这种作用大部分发生在肠道的一个薄细胞层（即肠上皮）中。肠上皮细胞之间的紧密连接被称为"门"，它允许营养物质通过，而有害颗粒和"入侵者"则不能通过。

当压力、某些药物（特别是抗生素和非甾体抗炎药，如布洛芬）、环境毒素、营养缺乏（特别是锌、维生素A和维生素D缺乏），微生物群破坏和容易引发炎症的饮食诱因（特别是麸质）导致肠壁受损时，就会发生肠漏症。以上任何一个因素都可以导致肠道中紧密连接的通透性增高。

当肠道内壁的完整性被破坏时，肠道内壁的通透性增高。这在专业领域内被称为"肠道高通透性"，但我更愿意用更常见的名称"肠漏症"来称呼它。发生肠漏症时，食物颗粒、细菌和其他生物的碎片，以及其他残存在小肠中等待被清除出去的废物（对细菌来说，它们本应一直生活在那里）可以进入肠壁中富含免疫组织的内层，在那里引发免疫反应；它们甚至会进入血

你体内的微生物群决定出生时起始的压力值

从新生儿出生的那一刻起，通过其母亲的阴道分娩和母乳喂养期间自然发生的适当的微生物定植，微生物群的发展便一直影响着免疫系统的发育，还影响着HPA轴应对压力的能力以及成年后是否更容易陷入SOS状态。尽管这不是你可以追溯和改变的事情，但是使用SOS解决方案可以改善你的微生物群和应激反应。请了解一下你是准时出生还是早产，是顺产还是剖宫产，是否接受母乳喂养，是否在出生后的前几年接受过抗生素治疗，以及你的母亲是否被与微生物群破坏有关的症状所困扰。所有这些都会影响你体内所定植的微生物的种类，也可以帮助了解你的肠道相关的身体症状和你的压力承受能力，尤其是在你容易变得高度敏感、焦虑或反应性强的情况下。

有关微生物群在免疫系统和HPA轴发育中的作用的相关研究资料不断增多，其表明怀孕期间避免使用不必要的抗生素、尽我们所能增加阴道分娩（在美国，1/3的孕妇最终接受了剖宫产）、母乳喂养和避免给我们的孩子使用不必要的抗生素的重要性。

液，并引发严重的炎症性疾病。

虽然细菌可以在肠道内和谐地共存，但其结构外层的小分子［特别是一种叫作脂多糖（LPS）的成分］对身体的其他部分有毒性作用。食物中的蛋白质和其他颗粒也是如此。因此，当这些物质中的任何一种越过肠道的内部保护屏障并进入血液循环时，身体会将它们识别为外来入侵者——正如任何细菌、病毒或异物一样，并开始发动攻击。身体派遣免疫细胞来对抗入侵者，炎症会因此变得更严重。肠漏症是引起慢性系统性炎症、胰岛素抵抗、体重增加和肥胖的公认原因。有时身体的各项功能会出现紊乱，免疫细胞开始攻击机体自身的细胞。自身免疫性疾病也已被证实是肠漏症导致的结果。

虽然许多患有肠漏症的女性有明显的消化系统症状（如胀气、便秘或稀便）或进食后出现的症状（如疲劳、情绪变化或心率加快），但有时她们的症状并不明显。许多症状和疾病均与肠漏症及其引起的慢性炎症直接相关，例如：

- ◆ 疲劳
- ◆ 食物不耐受
- ◆ 肠易激综合征
- ◆ 乳糜泻（可能同时是肠漏症的原因和结果）
- ◆ 桥本甲状腺炎
- ◆ 克罗恩病和溃疡性结肠炎
- ◆ 类风湿关节炎
- ◆ 过敏、荨麻疹、湿疹
- ◆ 关节炎、关节疼痛
- ◆ 肥胖、心脏病、糖尿病和由此导致的非酒精性脂肪性肝病（NAFLD）

即使身体中的细菌或其他微生物已被清除，自身免疫反应也可能无限期地持续，直到采取措施打破循环为止。正如你将在第6章中了解到的那样，解决肠漏症的问题是平息免疫系统混乱并让你脱离SOS状态的步骤之一——它有时甚至还可以逆转自身免疫性疾病。

生态菌群失调：你身体中的"后花园"出了问题

在消化系统内，从口腔到肛门都有微生物定居。肠道的每个区域都有自己独特的菌群，其数量各不相同。"生态菌群失调"是一个专业词汇，是指体内正常的微生物群被破坏。它可能表现为不友善菌群的过度生长、有益菌群的损失，或者最常见的情况，即两者的组合。它可能发生在肠道的任何部位，最常见于小肠和大肠。就像肠漏症一样，它是由以下原因引起的。

- 应激会改变肠道内的环境和流向肠壁的血液，影响肠壁的健康及肠道菌群的类型和质量。

- 某些药物（第190页），特别是抗生素和抗酸剂。即使只服用一剂抗生素，它也能消灭大量的肠道菌群。抗酸剂会使胃酸减少，而胃酸可以防止小肠上部的细菌过度生长（这种情况被称为小肠细菌过度生长）。还有一些药物，例如布洛芬和泰诺，会损伤肠道内壁。
- 肠道保护性营养素（特别是维生素A、锌、铁和维生素D）的缺乏。
- 饮食结构中富含不健康的碳水化合物和劣质脂肪，缺乏膳食纤维、新鲜水果和蔬菜，缺乏传统发酵食物，如德国酸菜、酸奶和韩国泡菜。

只吃10~14天深加工食品就能使体内微生物群的多样性减少40%，而那些吃传统的全食饮食的人比那些吃加工食品的人对压力和精神疾病的抵抗能力要高40%。难怪在过去的几十年里，西方饮食的变化直接导致了患慢性疾病、自身免疫性疾病以及肥胖症的人数增加。

最近的研究揭示了工业食品添加剂与自身免疫性疾病之间的联系。这些添加剂（在后文关于环境毒素的部分会讨论到）可能会破坏肠上皮，这也会造成肠漏症，然后激活自身免疫级联反应。相反，富含膳食纤维和抗氧化剂的蔬菜、低升糖指数的碳水化合物、优质蛋白质和优质脂肪，以及少量天然发酵食物则会提供保持肠壁和微生物群健康所需的"原料"。你将在第4章中了解有关肠壁和微生物群的内容。

虽然药物有时可能对某些患者来说是必要的，甚至可以挽救生命，但在大多数情况下，药物都会产生难以预知的后果。其中，抗生素、质子泵抑制剂（PPIs）、非甾体抗炎药（如对乙酰氨基酚）会对肠道微生态系统造成破坏。在美国，超过70%的抗生素使用是不必要的；此外，美国生产的所有抗生素中有80%喂给了家畜，以使它们长得更胖、更快，而我们人类会食用这些肉类。

抗生素会破坏肠道菌群，而后者与体内大约90%的代谢活动，比如激素解毒、营养素合成，以及肠道内壁的保护作用（可以防止肠漏症的发生）有关。即使只是一个疗程的抗生素治疗也可以不可挽回地毁掉全部重要的肠道菌群。许多女性都有过这样的经历：为了治疗支气管炎或其他感染而服用抗生素，结果却花费数月时间与阴道酵母菌感染做斗争。这是因为抗生素消灭了控制念珠菌（酵母菌）的乳酸杆菌和双歧杆菌。

质子泵抑制剂（一种抗酸剂，如奥美拉唑）和非甾体抗炎药会引起肠漏症，并且已被证实其与自身免疫性疾病的发生相关；对乙酰氨基酚会破坏脆弱的胃黏膜，可能导致胃肠道出血，并影响肠道对所需营养素的吸收功能。小肠细菌过度生长是使用质子泵抑制剂的常见后果，与许多肠外表现，包括肥胖、酒渣鼻、不宁腿综合征、不孕症和妊娠并发症及关节疼痛有关。

因为微生物群从许多方面影响着我们的健康，从调节食物中营养素的吸收，到通过生产神经递质和其他化学信使，借此与我们的大脑交流肠道内发生的事情。所以当微生物群失调时，很多问题都会出现。以下有一些例子。

生态菌群失调使你变胖：不同种类的肠道菌群以不同的方式消耗能量。有些细菌，特别是硬壁菌门（Firmicutes）的菌株，能够从食物中摄取大量能量。这意味着如果你的肠道里充满这种类型的菌群，即使你没有暴饮暴食，你的身体可能也会储存脂肪。相比之下，另一种细菌——多形杆状菌并不会摄取大量能量。所以该菌群占优势时，你会更容易变瘦。研究显示，将瘦小鼠的粪便移植（是的，将粪便收集并转移）到肥胖小鼠体内可以使肥胖小鼠的体重减轻。在人类身上也已经证实存在同样的情况，同时胰岛素抵抗也减轻了。

我的微生物群"迫使"我更偏爱糖和其他碳水化合物：这可能听起来很疯狂。无论你是喜欢吃巧克力还是根本不喜欢吃巧克力，无论你喜欢吃的是羽衣甘蓝还是蛋糕，这些都可能受到你的肠道微生物群的影响！肠道微生物群实际上可以操纵你去吃那些可以帮助肠道里特定的微生物生存和繁殖的食物。它通过2种方式达到这个目的：其一通过使我们的大脑将这些它们自身生长所需的食物视为更美味和更有吸引力的食物，从而让我们对这些食物产生渴望；其二通过影响各种神经递质的水平，产生毒素，使我们感觉不舒服并改变我们的情绪，直到我们吃到满足它们所需的食物。它们实际上劫持了从肠道沿着迷走神经传递到大脑的信息。

焦虑和抑郁：有益的肠道菌群产生丁酸盐，而丁酸盐可以减轻焦虑和抑郁。这是健康的肠道菌群与情绪之间多种保护性关系的一个体现，当微生物群或肠壁受到干扰时，丁酸盐的产生就会减少。研究也表明恢复有益肠道菌群（通过食用酸奶）会降低研究受试者的焦虑程度。肠道有 2 种主要的交流方式：肠神经系统（有时被称为"第二大脑"），以及微生物群。第二大脑是由大约一亿个神经元组成的网络，这些神经元嵌入你的肠壁内，并且通过 35 种以上的神经递质进行交流。事实上，你体内的大部分 5-羟色胺都是在你的肠道中产生的。

大约 95％的信息是通过身体中最大的神经之一——迷走神经从肠道传递到大脑的，而不是通过人们长久以来所认为的其他方式。也许你经历的许多情绪不是源自你的大脑，而是你的肠道。现在我们知道，肠道受到干扰会导致不愉快的情绪和想法产生。实验证实，刺激迷走神经（类似于肠道受到干扰）可以导致抑郁。在 SOS 解决方案的"重启"部分，我将向你展示如何通过治愈肠道来开始改变你的想法和情绪。

脑雾：除了影响情绪外，微生物群的健康状况还会影响思维，导致脑雾。这是由肠道中发酵产生的化学物质和气体造成的。这些化学物质和气体取决于你肠道中的特定微生物群和你所吃的食物，而后两者都会影响你的思维。例如，在肠道菌群失调的情况下，高糖或高度精制的淀粉类饮食可能会导致副产物的产生。这些副产物会让你在饭后感到昏昏欲睡、醉醺醺、疲惫不堪、头脑不清。如果你的大部分饮食都是这样的，或者你有严重的肠道菌群失调，那么你会一直有上述那些感觉。

激素水平失调：健康的肠道菌群中的某些细菌含有特定的基因，这些基因能够帮助身体分解并消除雌激素，并构成一种能够代谢雌激素的肠菌基因聚集体。它们对于将蔬菜和豆类中的植物化合物——木脂素转化成植物雌激素有着至关重要的作用。这种植物激素可以保护身体免受过量雌激素的危

你的肠道影响着你的思维和感受

精神、情绪和微生物群之间的联系非常紧密，以至于现在有一个关于"心理生物学"的研究领域——研究使用益生菌治疗心理健康问题的可能性。

美国加利福尼亚大学洛杉矶分校的一项研究发现，每天喝2次酸奶（每次1杯）并持续4周后，25名女性的焦虑程度有所下降。这个结论基于脑部扫描结果的对比，以及对一系列快乐和不快乐的面部表情图像的观察。研究人员得出的结论认为，酸奶中的益生菌有利于改变研究对象的肠道微生物群，从而改变了其大脑中的化学反应。2015年完成的另一项研究发现，45名受试者服用了益生元（一种能够喂养健康肠道菌群的碳水化合物）后，其皮质醇水平、压力水平和焦虑程度均有所下降，且他们的思维方式从消极状态变得更积极。肠道菌群中的有益菌会产生丁酸盐，后者会减轻焦虑和抑郁；相反，当微生物群或肠壁受到干扰时，丁酸盐的产生会减少。健康的肠道菌群可以逆转焦虑和抑郁，缓解 SOS 状态。

害，因为它可以防止过量的雌激素进入肠道循环。当微生物群被破坏时，雌激素会以一种特别有毒的形式在体内循环，这增加了女性体内雌激素占主导地位的风险，并增加了乳腺癌、卵巢癌和子宫内膜癌的患病风险。进食高膳食纤维、蔬菜较多且低糖的饮食（且其中不含不健康的脂肪）的女性，其体内肠道细菌的种类更多，其患病风险相对较低。因为雌激素和胆固醇在化学上相互关联，所以肥胖、高胆固醇血症和微生物群的变化很可能都是相互关联的，这也说明为什么肥胖与乳腺癌的高患病风险有关。

雌激素水平升高会导致性激素结合球蛋白增多，从而抑制甲状腺功能。性激素结合球蛋白是一种血液中的蛋白质，能结合大量激素，使它们直到需要时才能被使用。不幸的是，性激素结合球蛋白还会与甲状腺激素结合，使其无法在机体需要时正常发挥功能。

长期升高的雌激素水平也是体重增加的危险因素之一，也可能是导致体重增加的一个原因。高水平的雌激素会阻断孕酮，所以你可能会遇到生育问题（包括流产）、情绪和睡眠问题，这些都与孕酮水平低有关。此外，高水平的皮质醇还会阻断孕酮受体（即细胞上孕酮"停靠"的地方，就像锁上的钥匙一样，使孕酮能够发挥其功能）。因此，即使你的血液中孕酮水平正常，你的身体和大脑也会认为孕酮水平低，从而让你感到焦虑、抑郁和烦躁，影响你的睡眠和月经周期，并扰乱你的雌激素的平衡，使你的雌激素占主导地位，使你更易出现月经过多、乳房肿块和疼痛，并影响你的生育能力，增加流产风险。

但不要绝望，因为益生菌和益生元可以修复微生物群，帮助你减肥，并逆转你的风险。你将在第4章中学习如何使用它们。

根本原因4：毒素超负荷

56岁的莉迪娅是一位身材娇小而健美且活力十足的金发美女，她来到我的办公室，目的是为她的类风湿关节炎寻求替代疗法。她已经在东南亚生活了5年。当她的关节开始疼痛、肿胀时，她被诊断患有类风湿关节炎。在3年的时间里，她的关节疼痛和肿胀越来越严重，同时她还开始感到疲倦和不适。虽然这并没有使她停止管理价值数百万美元的公司，但这已经影响到她的工作效率，因为她现在必须午睡。她的风湿病医生建议使用一种免疫系统抑制药物来减缓疾病的进展，并尽量减少疾病对关节的潜在伤害。但是当莉迪娅了解到这种药物存在可能致命的副作用时，她想："见鬼，不！"她决定先尝试一种整体治疗方法。

当我查看莉迪娅的健康史和每日食谱时，我注意到她经常吃鱼。当我问她这件事时，她告诉我她经常每天吃两次鱼，特别是金枪鱼，因为这是她认为在泰国最安全的可食用动物蛋白。由于鱼类汞污染情况严重，所以我要求莉迪娅从饮食中完全剔除所有高汞鱼（可参阅第132页）。我还让她服用一些草药和补充剂，以减轻关节炎症，并帮助排除身体中的汞。在3个月内，她的血液中类风湿关节炎抗体水平降至其初始水平的1/3。莉迪娅继续执行该计划，又过了3个月，她的情况得到了改善，她的风湿病医生认为已经没有必要使用药物治疗了。

汞只是无数的环境毒素之一，这些毒素已经渗入我们所接触的空气、水和食物中。研究人员对从美国华盛顿普吉特海湾钓到的三文鱼进行研究后发现，三文鱼体内含有81种药物，包括氟西汀、布洛芬、苯海拉明、阿托伐他汀、可卡因、环丙沙星（和其他抗生素）、丙酸氟替卡松、对乙酰氨基酚、帕罗西汀、地西泮、舍曲林、西咪替丁、丙氧酚、尼古丁和咖啡因等。这些药物和毒素注定会出现于我们的餐桌之上！研究人员还发现鱼体内残留有个人护理用品、抗凝血剂、杀虫剂和防腐剂。

在饮用水中也广泛存在相同的污染物。净化方法无法去除大部分毒素，且净化设施也一直没有统一的标准。由于家庭建筑材料、家具、电子产品中的毒素，以及家用清洁剂、燃料、杀虫剂、身体产品、香水和化妆品中的数百种化学物质，室内空气污染目前被认为比室外空气污染更严重。在流通的8万多种化学品中，有90%从未在人体健康方面进行过安全性测试，只有不到200种明确对神经系统有毒的化学品在儿童或老年人等弱势群体中进行了安全性测试。

我们到底暴露于多少种有害物质中呢？来自美国环境工作组的研究人员发现，在新生儿的脐带血中可检测出287种环境化学品，这些化学品都是在母亲妊娠期间通过母亲的血液和胎盘获得的。那成年人呢？2009年，美国一项关于人体接触环境化学品的研究中，美国疾病控制和预防中心（CDC）发现，在几乎所有2400名受试者的血液或尿液中，他们所检测的212种化学品的浓度均达到了可检测的水平。在这项研究中，检测的化学品比之前的研究增加了75种，实验结果显示这些化学品均存在于人体中。我们每个人携带的化学品负荷被称为身体的负担。

即使我们生活在一个看似原始的地方，我们每一个人也仍然曝光于大环境之下。无论我们住在哪里，我们都无法避免接触到化学品。这些化学品可在环境中持续存在数十年，并且可以存在于距离它们最初使用的地方数千千米之外的地方——它们通过空气、水、鸟类、大型迁徙动物，以及我们向世界各地运送的食物来转移。人们在北极熊体内发现了在墨西哥使用的杀虫剂！这些化学品存在的时间非常久，甚至在20世纪70年代被禁用的杀虫剂仍然可以通过土壤和动物出现在我们的餐桌之上，并且通常可以在成年人和儿童的血液标本中检测到。由于人类处于食物链中的最高位置，因此，我们通过食用动物产品接触到的化学品的数量最大。女性的脂肪组织比男性多，所以女性体内化学品的累积水平更高。

即使是微量的已知毒素也会对我们的健康产生深远的影响，而这些影响远远超出了许多科学家和政府的预测。个别化学品在我们的身体中结合形成了从未被研究过的新的化合物。我们已成为活的实验室，而农业、工业和制药公司则从中获利。这在很大程度上要归功于他们的游说者，后者坚持不懈地努力阻止美国联邦政府颁布更好的安全标准。更讽刺和恶劣的是，为了牟取暴利，一些制造除草剂、杀虫剂和其他毒性制剂的公司也制造药物来治疗由这些毒性制剂引起的疾病。

我们日益暴露于毒素的同时，认知问题也随之增多，从脑雾到阿尔茨海默病，以及性早熟、子宫内膜异位症、多囊卵巢综合征、不孕症、卵巢早衰、乳腺癌、自身免疫性疾病和糖尿病。这种暴露于毒素的情况实际上是在第二次世界大战之后开始的，那时我们许多人的祖母都怀孕了。这些毒素是怎么影响我们的呢？如果上一代和上上代人暴露于毒素之中，我们这一代人的个人表观遗传会受到影响。举个例子，某个人的祖母可能在小时候像很多人一样追过喷洒消灭蚊子的化学品的卡车，从而接触到了杀虫剂DDT，这就可以在一定程度上解释为什么你虽然在努力保持健康的生活方式，却仍然出现了很多症状。

农业化学品（除草剂、杀虫剂和抗生素）、工业废料、重金属、干扰激素合成的塑料、溶剂和阻燃剂存在于我们的空气、水、食物、土壤、衣服、家具、清洁产品和电子设备中，然后我们吸收了这些物质。它们会与我们的免疫系统、神经系统和内分泌系统中的细胞结合，尤其会与甲状腺等脆弱的组织结合，从而损害其功能。有害的化学品还会提升炎症和氧化应激水平，导致"脑部炎症"，并改变基因的表达。长期低剂量暴露在这些物质中会显著增加代谢综合征、糖尿病前期和认知功能下降（包括记忆力和注意力受损）的发生风险，还可能使阿尔茨海默病的患病风险翻倍。

这些情况听起来很耳熟？ 是的，这些情况会使我们进入SOS状态！

如果你正在努力减肥或改善血糖水平却没有显著的效果，那么毒素可能是罪魁祸首。这些毒素被称为环境致肥物（obesogens）和致糖尿病物质（diabesogens）。它们会引发细胞的变化，增加脂肪和皮质醇，改变胰岛素的产生和分泌，并导致胰岛素抵抗、代谢综合征和糖尿病。

排毒恢复力的丧失会导致慢性炎症，而且这可能是由暴露于环境毒素下引起的。当发生这种情况时，我们会感到状态不佳和疲劳，并且可能出现更加严重的问题——首先就是自身免疫性疾病。如果你经常受到香水和其他强烈的化学气味的干扰，如果你出现了不能及时清除雌激素的相关症状［如慢性或周期性乳房压痛、月经频繁（月经周期短于4周）、月经量过多、子宫肌瘤］，或者如果你患有自身免疫性疾病，一直都感到很疲惫或者有慢性疲劳，你很可能已经处于毒素超负荷状态。当你接触到的毒素不能被自身肝脏和肠道中的天然解毒途径所清除，就会发生这些情况。

以下是一些危害最严重的毒素的概述。

内分泌干扰物

内分泌干扰物（endocrine-disrupting chemicals, EDCs）特别狡猾，因为它们容易被人体吸收并经常伪装成我们自身的激素。但它们不是我们体内的激素，并且其在人体组织中的浓度远高于"内源性"激素（即由你

你所在环境中的内分泌干扰物[*]		
干扰物	它藏在哪里[**]	它的危害
双酚A（BPA）	食品和饮料容器中的塑料、塑料包装、饮料吸管、婴儿水瓶、塑料玩具、牙科密封剂、收据（美国康涅狄格州禁止在收据中使用双酚A，因为育龄女性负责处理大部分杂货和收据，因此她们具有最高的接触量），以及机票	扰乱激素，扰乱免疫系统，刺激自身抗体的产生；导致体重增加、胰岛素抵抗和糖尿病
二噁英类	也被禁止使用，但在环境中持续存在并出现在我们的食物（特别是肉类、乳制品和鱼类）以及母乳中	致癌，扰乱激素
有机磷、有机氯化物	食物中残留有除草剂和杀虫剂，电脑（当我们使用电脑时，这些物质会释放出来），冰箱，阻燃剂，垃圾场	扰乱激素，扰乱免疫系统，扰乱微生物群，刺激自身抗体的产生；导致体重增加、胰岛素抵抗和糖尿病
对羟基苯甲酸酯类	应用在数以千计的食品、化妆品和药品中	扰乱激素
多溴联苯醚（PBDEs）	多溴联苯醚是阻燃剂，存在于许多家居用品，包括大多数家具、床垫、床上用品、窗帘、地毯、计算机和电视中；它们也存在于儿童睡衣、汽车座椅罩和哺乳枕中	扰乱激素，因含有溴而对甲状腺有重大影响，阻断T_4对脑发育和脑功能的作用
多氯联苯（PCBs）	在20世纪70年代被禁止使用，但在水、空气和土壤中持续存在	扰乱激素，破坏免疫系统；导致体重增加、胰岛素抵抗和糖尿病
邻苯二甲酸盐	大多数身体用品（包括洗发液、指甲油、香皂、香料和香水）、食品包装、静脉输液管、PVC管（聚氯乙烯管）、浴帘、乙烯基地板、3号塑料、洗涤剂和家用清洁产品。此处仅举几个例子，它存在于成千上万种用品中	扰乱激素；导致体重增加、胰岛素抵抗和糖尿病
三氯生	抗菌洗手液、洗碗剂、牙膏、消毒剂和除臭剂	扰乱激素

注：[*]请注意，这些类别中的许多化学品具有多种不同的名称，并非所有化学品都必须被列入个人护理产品、食品、家居用品、婴儿产品或家具的成分表中。

　　[**]这些只是有代表性的例子；它们存在于更多的相关来源中，并且还存在于空气、水、土壤，以及我们从外面走回家所带回家中的残留物中。

自己的身体制造的激素）。因此，它们可以在整个内分泌系统中发送混杂的信息来过度刺激、阻止或破坏激素的自然作用。异雌激素（即"外来的"雌激素）会伪装成雌激素，甲状腺干扰物（thyroid-disrupting chemicals，TDCs）则伪装成甲状腺激素。内分泌干扰物会引起炎症、体重增加和胰岛素抵抗，还会使细胞在不应该生长的时候生长，造成女孩性早熟，以及女性子宫内膜异位症和乳腺癌等问题。甲状腺干扰物可以与碘竞争，阻止碘进入甲状腺细胞，而甲状腺激素的合成恰恰需要碘。甲状腺干扰物会改变甲状腺的形态和功能，抑制甲状腺激素的产生，抑制非活性的甲状腺激素（T_4）转化为活性甲状腺激素（T_3），阻止甲状腺激素在体内的运输，并抑制活性甲状腺激素与甲状腺受体结合。所有这些都被证实具有与甲状腺功能减退症相同的、可预测的、有害的下游效应。

氟化物和其他卤族元素

氟、氯、溴、碘都属于卤族元素。卤族元素具有相似的结构，都可以干扰甲状腺功能。饮用水和洗澡水中含有氯和氟，我们会从中摄取和吸收这些化学元素。游泳池水、温泉水、漂白剂和清洁产品中也含有氯。牙膏、一些药品和不粘锅炊具中含有氟。溴存在于用于烘焙食品中，也存在于阻燃剂，以及含有溴化油的含糖饮料的添加剂中。有趣的是，因为研究已经证实氟化物对甲状腺功能有抑制作用，在20世纪50年代，氟化物被用于治疗甲状腺功能亢进症。因此，一些研究发现氟化物可能会降低甲状腺功能也就不足为奇了。

重金属

暴露于重金属环境下的工厂工人易患有不孕症、桥本甲状腺炎和神经系统疾病。由此可以看出，重金属对内分泌系统、免疫力和大脑功能存在有害的影响。重金属元素似乎对女性的生殖功能有特殊的影响。垂体对重金属元素来说也有很强的"吸引力"。垂体是向肾上腺、甲状腺和卵巢发送信息的中继站。当重金属元素沉积在垂体时，它们迫使垂体与这3者的交流中断，继而导致生育问题、其他妇科问题、甲状腺问题和SOS状态，以及所有对胆固醇水平、体重、心脏和大脑的下游效应。

尽管我们经常接触的重金属有很多，但其中研究最多的、能够干扰甲状腺功能的重金属是汞、铅和镉。它们现在都大量存在于水、土壤、食物和空气中，这主要是由于工业环境的污染。所有这些重金属似乎都通过以下几种方式之一影响甲状腺：干扰碘向甲状腺的转运，干扰肝脏和其他组织中的脱碘（T_4转变为T_3，后者是甲状腺激素的活性形式），并阻止甲状腺受体与甲状腺激素相结合。

汞暴露与细胞自身免疫有关。在女性体内，汞可以大量地积聚在甲状腺中，使甲状腺球蛋白抗体显著增加，这是由自身免疫性疾病引起甲状腺损伤的可能迹象。大多数具有这种影响的汞可能来自我们所吃的鱼类。

镉暴露会降低T_4水平；铅似乎会降低FT_3、T_3和T_4的水平；并且这两种元素都会对健康的许多其他方面造成危害，特别是其神经毒性可能会增加患退行性疾病（特别是阿尔茨海默病）的风险，它们在疾病出现之前的低水平影响可能导致许多神经系统症状，包括注意力不集中和记忆力减退。值得注意的是，重金属也具有雌激素活性，因此也会在很大程度上扰乱激素。

根本原因5：隐性感染

当42岁的梅拉妮来找我的时候，她的病情很严重。她的症状在她母亲的葬礼结束几天后开始出现。在那段时间里，她的压力很大。她的脖子变得肿胀，触诊时她感到很痛苦。在急诊室，她被告知存在病毒感染。她服用了布洛芬，没有进行任何医学检测。在接下来的几周里，她变得非常疲惫和焦虑。她的初级保健医生最终对她进行了甲状腺检查，结果显示她患有桥本甲状腺炎。于是，她开始服用左甲状腺素钠，这是市场上最常见的甲状腺治疗药物，但这个药并没有减轻梅拉妮的症状。

霉菌暴露与疾病

达丽娅女士在地下室做了件"好事"：她清理了婆婆发霉的旧书、成堆的衣服和家具。然而1周之后，她的喉咙处却长了一个疙瘩，这让她十分痛苦。又过了几周，她开始感到非常疲惫。最终她被诊断出患有初发型桥本甲状腺炎，并伴有极高水平的抗甲状腺抗体（第227页）。在清理地下室之前，她没有任何甲状腺问题的相关症状。

虽然大多数真菌对免疫力正常的个体没有伤害（它们对免疫力低下的人来说可能是致命的），但许多霉菌，包括室内环境中的霉菌，都可能引起哮喘、慢性过敏性鼻炎等疾病和其他呼吸道症状。然而，真菌暴露在自身免疫性疾病和其他慢性疾病（如慢性疲劳综合征）中的作用尚未得到科学研究证实。达丽娅女士只是我曾诊治过的许多患者之一，这些患者都表现出了自身免疫性疾病或其他慢性疾病，尤其是与霉菌接触相关的慢性疲劳综合征。因此，虽然没有足够的科学证据表明这种联系，但我并不否认它们之间有存在联系的可能性。

我的建议是，如果你正在努力消除某些慢性症状或正在治疗某种慢性疾病，并且已经排除了其他原因，且如果你有呼吸道症状，并且已经知道或怀疑自己在家里或工作场所中接触过霉菌，那么你需要去医院检查过敏原，请风湿病科的医生会诊，并通过适当的检查来正确评估真菌暴露的程度。如果可能的话，根据这些结果，对住所（或办公室）进行评估，看看是否需要改善室内环境。

当我第一次看到梅拉妮时，她的甲状腺检测结果比之前更加糟糕，她的症状也较之前加重了。尽管医生已经连续数周平稳地加大了药物治疗剂量，她仍然感觉很不好。当我看到她严重肿胀的腺体，并了解到她的疲劳和药物疗效不佳的情况时，我怀疑她可能有感染。毫无疑问，检测结果显示EB病毒感染呈阳性，这很可能是由于她20多岁在大学期间患传染性单核细胞增多症时感染的EB病毒重新被激活。在我的指导下，她应用了第6章中所介绍的草药和补充剂。几个月后，她的精力恢复了，焦虑也得到了缓解，她的甲状腺相关检测结果开始恢复正常，而且她停用了甲状腺治疗药物。

慢性感染可以让身体处于慢性低水平的"警报状态"或轻度SOS状态，这让我们觉得感染是"隐形的"——它们正在"雷达"下蠢蠢欲动，而我们却几乎没有发现。长期的压力会降低身体对感染做出有效反应的能力，改变免疫系统控制感染的能力。这就是为什么压力可以导致潜伏感染的重新激活，引发口唇疱疹和皮肤疱疹（两者都是由疱疹病毒引起的，EB病毒也属于疱疹病毒）。

EB病毒和巨细胞病毒（CMV）的隐性感染与多种自身免疫性疾病，包括类风湿关节炎、干燥综合征、多发性硬化和狼疮相关。有足够的证据表明，如果你确实患有桥本甲状腺炎，那么病毒相关的实验室检测结果很重要，特别是如果你还有腺体肿胀、疼痛或已知的暴露风险，或者你已经开始用药但并没有好转。小肠结肠炎耶尔森菌是一种影响肠道的细菌，也已在桥本甲状腺炎的患者体内被发现，但不确定其是否会引起桥本甲状腺炎。但值得我们注意的是，莱姆病（由蜱传播，症状为发热和关节疼痛）的表现与桥本甲状腺炎十分相似，所以如果患者出现疲劳、关节疼痛、腺体肿大等与莱姆病有关的症状，应该首先通过适当的检测来除外莱姆病。

一些理论表明，感染可能导致自身免疫性疾病。分子模拟理论认为，免疫系统会记住病毒上特定的蛋白质，然后寻找类似的蛋白质进行攻击。在桥本甲状腺炎患者体内，甲状腺成为免疫系统错误识别的目标。甚至在身体清除了病毒之后也会发生这种情况。另一种感染导致自身免疫性疾病的可能机制被称为旁观者效应：病毒进入人体细胞后，免疫系统会与病毒一起攻击细胞，或者病毒刺激特定免疫细胞的释放，这些特定的免疫细胞被激活，却附着于人体自身的细胞上。我们已经知道，自身免疫性疾病的发病率在不断升高，这在女性中更是如此，而感染在触发自身免疫方面发挥着一定的作用。

此外，我们在前文中也已了解到，SOS状态会破坏免疫系统，并且由于免疫系统长期不堪重负、精疲力竭，因此身体更加难以控制感染和炎症。直接支持免疫系统并远离SOS状态是我们解决自身所面临的自身免疫性疾病问题的重要策略。

从根源上改善

SOS解决方案可以帮助你找到并清除影响健康的各种根本原因，它是帮助你收获健康、快乐、和谐的社会关系、高质量的睡眠和减少压力的有效方法。同时你还会拥有营养且美味的饮食、良好的消化功能，以及在环境毒素负荷下排毒的能力和强大的免疫力。在下一章中，你将学习如何使用调查问卷来确定5个根本原因中的哪一个对你个人有影响。在你获得了这些评估结果后，我将带你了解SOS解决方案并改善你的健康状况。

第 **3** 章

你是什么类型？
破解自身症状出现的根本原因

是时候去了解自己身体里面到底发生了什么了。本章的目的之一是让你了解自己的症状和SOS状态与5个根本原因有什么联系，这样你就可以更加了解你的各种压力点，并学习如何特别注意维持这些相关系统的强大功能。本章的另一个目的是让你根据自身的特定需求定制自己的SOS解决方案。虽然SOS解决方案是通用的，你不必将治疗方法个性化来使其适用于自身；但是，通过调查问卷，你将会更多地了解和定位你身体内的失衡问题，并帮助定制针对你自身问题的SOS解决方案。发现你自己独特的SOS模式的过程可能会非常有趣。当你发现你的症状对应的是身体某个系统的问题时，你将会有一种恍然大悟的感觉。

本章内容的使用方法很简单。虽然本章有很多调查问卷，但这些调查问卷可以在15分钟内完成。以下是你要做的。

1. **填写调查问卷**。在问卷中符合自身情况的症状旁打钩。即使你认为你在该类别中没有任何问题，也要查看每个症状——你可能会惊

有疑问，就要检查出来

你需要为医疗保健留出一段空闲时间。如果你有新出现的疲劳症状，也就是说在过去的几个月、几周或几天里突然出现了疲劳症状，而且你无法解释其出现的原因，或者如果你感觉特别疲惫，你最近虽然没有节食却明显地消瘦了，或者心理状态或记忆力发生了明显改变，或者排便习惯发生了变化——例如，新出现的便秘，大便直径发生了变化，大便不成形或大便中带血，或者如果你怀疑自己有某种自身免疫性疾病的症状，我建议你联系你的初级保健医生进行一些检测。检测的内容至少需要包括以下几个方面。

- 全血细胞计数，以确保你的红细胞和白细胞计数正常。
- 肝功能、肾功能，以确保你的肝脏和肾脏功能正常。
- 血糖、糖化血红蛋白和胰岛素水平，以确保你不是因为患糖尿病而感到疲劳（糖尿病是引起疲劳的一个常见的原因）。
- 抗核抗体（ANA）和特异性的自身免疫性抗体，以检查是否患有自身免疫性疾病。
- 莱姆病相关的检测（如果你有可能的接触史），以及其他可能的感染的相关检测。

此外，你的医生应该对你进行全面的身体检查。对于年龄大于50岁的女性，应该检查心脏功能是否良好。虽然你可以在检测的同时启动SOS解决方案，但如果你有任何疑问，请进一步检查。

讶地发现那些看似平常的症状实际上很重要，甚至遵循一定的模式。如果你不喜欢在书上写字，可以从avivaromm.com/adrenal-thyroid-revolution下载问卷的电子版。

2．**在每份调查问卷的最后，计算你的得分**。每个对钩都记为1分。

3．阅读每份调查问卷结果部分的评论和建议。

4．调查问卷可以让你轻松地追踪你参与重启计划之前和之后的变化。我的建议是现在就开始进行问卷调查，然后在重启计划进行2周之后，但在开始"修复"部分之前再次填写调查问卷。这是因为SOS解决方案中的重启计划本身可以有效地帮助你缓解许多症状，重复回答问卷中的问题会让你更加清楚地了解在第3周的修复计划中你需要做什么。我会提醒你在重启计划结束时再重新做一下这些问卷。

罗姆博士，我有这么多症状！这正常吗？

你很可能会发现，5个根本原因中的多个甚至全部都在影响着你的健康。这看起来有点可怕。不要害怕！我保证这并不意味着你已经无药可救，也不意味着健康已经距你十万八千里了。其实这与我们所生活的复杂世界有关，我们甚至并不清楚自己暴露于何种不利因素之下。别担心。我所治疗的所有女性一开始都会纠结于一系列根本原因。你所表现出来的症状是你的盟友。这些症状会告诉你身体的"痛点"在哪里。了解身体的失衡状况可以指引你如何恢复健康。

调查问卷

解码自身SOS状态的类型：是超负荷，还是耗竭？

正如在第1章中所述，SOS有2种主要模式：超负荷时的SOS模式和疲惫不堪时的SOS模式。通常情况下，这两种模式也会并存，但其中一种模式的症状更占优势。后文中的3个问卷可以帮助你了解自己进入了哪种模式。

你是处于超负荷的SOS（SOS-O）状态吗？

在与你情况相符的症状旁边打钩。每符合一项记1分。

解码自身SOS状态的类型：是否处于SOS-O状态？		
症状	重启计划前	重启计划后
难以入睡，经常感到疲倦和精疲力竭		
能睡着，但几个小时后就会醒来		
即使睡了一整夜，早上还是觉得累		
时常饿醒		
白天感到很累，下午三四点左右觉得昏昏沉沉的		
需要咖啡来开始新的一天，有时下午还需要再喝一杯咖啡		
总是想吃甜食、咸食或淀粉类食物，或总想喝咖啡，尤其是在下午		
经常感到有压力或不知所措，已经承受了数周（或数月、数年）的压力		
时常感到焦虑、担心，或者经常认为不好的事情即将发生		
一听到噪声就会惊醒		
对食物的意志力薄弱		
压力大时会暴饮暴食		
患有肠易激综合征		
性欲很低（或者没有）		
感到烦躁		
体重超重，腰腹部尤其肥胖		
偏瘦，怎么吃都不胖		
有时感到很抑郁，甚至沮丧		
觉得自己做得不够，经常强迫自己做更多的事情		
看起来比自己的实际年龄大		
记忆力不是很好，注意力不集中		
月经周期不规律		
有流产史，或不易怀孕		
患有多囊卵巢综合征		
胆固醇水平偏高		
患有骨质疏松		
容易生病，经常咳嗽和感染		
患有荨麻疹（或出现了过敏反应，或存在哮喘或季节性过敏性疾病）		
患有自身免疫性疾病		
血糖水平很高，或存在代谢综合征（或胰岛素抵抗，或糖尿病）		
总得分		

如果你的得分在：

0~3分： 好消息！你不处于SOS-O状态，你可能正处于一种大多数人可承受的正常压力之下。保持远离SOS-O的良好工作节奏，并通过整个SOS解决方案来恢复健康。

3分以上： 你处于SOS-O状态。你需要完成整个SOS解决方案，但你可以参照第151页所提到的放松草药和营养补充剂的使用建议、第170页的睡眠小贴士、第217页关于适应剂的建议来个性化定制你的治疗计划。请务必仔细阅读第5章"重塑"，并将放松练习融入你的日常生活中。如果你的得分超过8分，请在你的计划中加入第329页的肾上腺SOS状态的相关检测，并进行甲状腺的相关检测（第226页）。

你是处于疲惫不堪的SOS（SOS-E）状态吗？

在与你情况相符的症状旁边打钩。每符合一项记1分。

解码自身SOS状态的类型：是否处于SOS-E状态？		
症状	重启计划前	重启计划后
经常感到非常疲惫、筋疲力尽		
凌晨3点到4点醒来，有时很难再入睡		
即使睡了一个好觉，但醒来时仍很累		
经常感到焦虑		
这些天对一切都感觉知不所措，很难有动力去做任何事情		
生病的次数比预期的要多		
得了口唇疱疹（或疱疹暴发，或酵母菌感染，或尿路感染）		
渴望吃糖（或淀粉类食物，或咸食）		
对运动没有多大的毅力，很快就感到筋疲力尽		
很沮丧，经常哭，感到疲惫		
动力和干劲都很低		
激素水平不稳定，月经周期非常不规律		
性欲很低（或者没有）		

（待续）

解码自身SOS状态的类型：是否处于SOS-E状态？		
症状	重启计划前	重启计划后
被诊断出患有自身免疫性疾病		
血压很低；有时会头晕，尤其是从躺着的姿势站起来时		
有时心脏跳动得厉害		
记忆会出现错乱		
被诊断出患有慢性疲劳综合征（或纤维肌痛）		
有时感到困惑（或无法做出决定）		
伤口似乎需要很长时间才能愈合		
总得分		

如果你的得分在：

0~3分： 好消息！你还没有跨入SOS-E状态，或者你可能正在经历人生中可承受的、正常水平的疲劳。SOS解决方案将完美满足你的需求。SOS解决方案将让你重回正轨并再次感受到生活的美好。

3分以上： 你已经处于SOS-E状态。你需要完成整个SOS解决方案，但你可以参照第151页所提到的令人放松草药和营养补充剂的使用建议、第170页的睡眠小贴士、第217页关于适应剂的建议来个性化定制你的计划。请务必仔细阅读第5章"重塑"，并将放松练习融入你的日常生活中。如果你的得分超过8分，这表明你的身体已经处于精疲力竭的状态，请在你的计划中加入第329页的肾上腺/SOS状态的相关检测，并进行甲状腺的相关检测（第226页）。

等等，我的状态是SOS-O和SOS-E的组合

因为皮质醇的分泌具有昼夜节律，所以你可能在一天的一部分时间里处于SOS-O状态，而在另一部分时间里则处于SOS-E状态，不过会以其中一种状态为主。SOS解决方案旨在通过重置你的皮质醇分泌节律，使你恢复健康的平衡状态。因此，你不必为了寻求专门针对某种状态的计划而过于纠结自己现在完全处于哪种状态。

你患有甲状腺功能减退症吗？"去检测，不要猜测"

需要考虑一个至关重要的问题：你患有桥本甲状腺炎吗？或者，如果你已经知道自己患有甲状腺功能减退症，那么你的身体是否出现了持续的症状并以此告诉你，你的甲状腺仍在发出呼救，需要你进行一些额外的甲状腺关爱护理，并从根源上治愈它？比如应用更好的药物或尝试改变药物的剂量。

有关甲状腺的调查问卷将为你提供大量信息，但在甲状腺健康方面，我坚持的原则是："去检测，不要猜测。"因此，有关甲状腺的调查问卷有一套特殊的评分和说明。

如果你的得分超过3分或者你有甲状腺疾病史，并且有任何可能的甲状腺功能减退症的症状，那么尽快进行甲状腺的相关检测（第226页）是至关重要的。理想情况下，你可以在执行SOS解决方案的重启计划的最初几周得到检测结果。

通过这种方式，你就可以着手解决你的根源问题，但你也可以找到最适合你的甲状腺治疗计划，来帮助你的甲状腺功能恢复正常，详见第7章。SOS解决方案的其他步骤也是必不可少的。你还可以在计划中添加专门针对甲状腺的推荐方案，包括在必要时以正确剂量使用适当的药物。这些有针对性的方案或许可以改变你的能量、新陈代谢、激素、精神和情绪。

在与你情况相符的症状旁边打钩。每符合一项记1分。

解码自身SOS状态的类型：是否存在甲状腺功能减退症？		
症状	重启计划前	重启计划后
感到乏力，有时甚至四肢也感到很沉重		
经常感到疲惫不堪，有时感到完全没有精力		
在过去的几个月里体重增加了，但不知道为什么会这样		
尽管进行了节食和锻炼，但减肥总是失败		
难以入睡，睡着后很快醒来，或在凌晨三四点醒来		
记忆力和注意力都不如从前了		

（待续）

解码自身SOS状态的类型: 是否存在甲状腺功能减退症?		
症状	重启计划前	重启计划后
在和抑郁做斗争，仿佛失去了快乐		
感到焦虑或担心，害怕会有不好的事情发生		
便秘，不能保证一天至少排便一次		
总是觉得冷；即使没人穿毛衣，我也得穿毛衣		
皮肤很干燥（或发痒、粗糙）		
头发或指甲粗糙、没有光泽		
掉了很多头发，头发在变薄		
胆固醇水平很高		
眼睛周围水肿，面部水肿		
注意到自己眉毛的外1/3很淡（或者几乎消失了）		
渴望吃糖和淀粉类食物		
有生育方面的问题		
有经前期综合征或月经过多		
怀孕困难，有流产史		
患有或曾患有产后抑郁（或无法分泌母乳）		
抵抗力差，经常生病		
体温比较低		
存在关节疼痛和肌肉无力		
患有乳糜泻或其他自身免疫性疾病		
患有腕管综合征、肌腱炎（或足底筋膜炎）		
手或脚感到麻木或刺痛		
总得分		

如果你的得分在：

0~3分：好消息！你可能没有桥本甲状腺炎；或者如果你已经知道你患有桥本甲状腺炎，这个分数说明你已经很好地处理了这些症状。你可以完成其余的调查问卷，并按照SOS解决方案优化你的健康状况并解决其他模式和原因产生的问题。但是，如果在实施重启计划的2周后，你仍然存在一些你在调查问卷中勾选过的症状，即使只有几个，那么你也需要进行甲状腺相关检测。

3分以上： 虽然其他原因也可能会引起类似的症状，但是这个分数说明你的甲状腺功能很可能存在问题。我建议你进行甲状腺的相关检测（第226页），并在等待结果的过程中启动SOS解决方案。如果你的检测结果存在异常，请继续使用SOS解决方案，同时跳转到第7章"再充电"，以获取其他具体的建议。如果你的结果是正常的，那么请继续使用SOS解决方案的其余部分。

根本原因评估

现在，你将要完成一个调查问卷，以帮助你确定5个根本原因中的哪一个导致了你的SOS状态和（或）桥本甲状腺炎。而在开始之前，请花一点时间将评估SOS-O、SOS-E和甲状腺功能减退症的得分，以及任何个性化计划填写在第107页的表格里。

压力会影响你的健康吗？

在与你情况相符的症状旁边打钩。每符合一项记1分。

根本原因评估：是长期的情绪和精神压力导致的吗？		
症状	重启计划前	重启计划后
头痛		
患有肠易激综合征，压力让我不得不跑去洗手间		
常有胃痛		
我很确定我是一个完美主义者		
经常感到背部、颈部、肩部或其他处的肌肉紧张或疼痛		
下颌疼痛，磨牙		
睡不着，经常起夜或醒得太早		
经常紧张、焦虑或担心		
经常哭或经常想哭		
经常感到急躁、处于崩溃的边缘		

（待续）

根本原因评估：是长期的情绪和精神压力导致的吗？		
症状	重启计划前	重启计划后
经常感到无能为力、无助、想要依赖别人、十分脆弱		
每天对自己或自己的身体感到很悲观		
感到十分有压力，感到不知所措和超负荷		
永远无法达到自己的标准或他人的标准		
失去了生活中的快乐，感觉生活很平淡、很无聊		
用食物来缓解压力或改变心情		
用香烟或酒精（或其他物质）来缓解压力		
会无缘无故地感到内疚		
最近一直唠叨不停；对别人十分挑剔，爱争吵；无法承受压力		
用购物来缓解压力		
总得分		

如果你的得分在：

0~3分： 好消息！你能很好地处理生活中的情绪压力。请保持下去，执行好SOS解决方案，以优化你的健康和身体平衡状态，并努力减少你可以控制的压力触发因素。

3分以上： 好吧，现在你可能觉得压力很大。亲爱的，我终于找到你了！你可以通过阅读第5章"重塑"来开始执行SOS解决方案，直接进入破解压力的流程。在开始恢复深度、清爽的睡眠，进行放松练习及其他补充练习之后，你还可以切换回"重启"计划，它可以舒缓你的精神和情绪。这是不是听起来很棒？我强烈建议你使用"Quickie"（快速冥想）的方法（请参阅第178页），这种方法会让你感觉很棒。你可以做完后再返回此页继续阅读。

你有饮食诱因或植物营养素缺口吗？

在与你情况相符的症状旁边打钩。每符合一项记1分。

根本原因评估：是否存在饮食诱因或植物营养素缺口？		
症状	重启计划前	重启计划后
经常感到很累，或者有"喝醉了"的感觉，尤其是在吃过东西之后（FT）		
对有些食物过敏（FT）		
一周有几次因为太忙而没时间吃饭（PG-MAG）		
腿部或脚部（或其他部位）肌肉痉挛（PG-MAG）		
眼皮/眼睛周围抽搐（PG-MAG）		
对高分贝的噪声敏感（PG-MAG）		
磨牙（PG-MAG）		
有不宁腿综合征（PG-MAG, Fe）		
有心律失常或感到心悸（PG-MAG, Fe）		
有偏头痛（PG-MAG, FT）		
有痛经（或有经前期综合征）（PG-MAG）		
大部分时间都待在室内（PG-VIT D）		
我是素食主义者，且未补充维生素D或维生素B_{12}（PG-MAG, Fe, VIT D, B_{12}）		
手或脚感到麻木或刺痛（PG-B_{12}）		
有骨质疏松（PG-MAG, VIT D, Ca）		
有胰岛素抵抗或代谢综合征（或糖尿病）（PG-MAG, VIT D, FT）		
皮肤干燥、发痒（PG-EFA）		
眼睛干涩（PG-EFA）		
渴望吃甜食，但吃完甜食几个小时后就会感到精疲力竭（FT, PG-MAG）		
头发或指甲不健康（PG）		
一个月不止一次喝汽水或果汁（PG）		
生活中主要吃加工或包装食品（PG）		
很容易受伤（PG-VIT C）		
刷牙时牙龈出血（PG-VIT C）		
经常便秘或者吃完东西后腹泻（或者患有IBS）（FT）		
很容易生病（或感冒），而且感染会持续一段时间（PG-Zn）		
有荨麻疹（或湿疹、过敏、哮喘）（FT）		
有时吃了某些食物后心率会加快（FT）		
嘴角干裂（PG-复合B族维生素, FT）		
指甲上有白色斑点（PG-Zn）		
和食物之间的关系紧张（PG）		
总得分		

注：症状后括注的内容旨在说明是否存在饮食诱因或缺乏的营养素的种类。FT—饮食诱因，PG—植物营养素缺口，MAG—镁，VIT D—维生素D，B_{12}—维生素B_{12}，Fe—铁，Ca—钙，EFA—必需脂肪酸，VIT C—维生素C，Zn—锌。

如果你的得分在:

0~3分: 好消息! 你并没有受到与饮食有关的症状的困扰。你的营养状况看起来很好,也许稍加指导就可以缓解一些症状。你需要注意在执行"重启"计划期间你的身体所发生的任何改善,因为你的食物不耐受或敏感可能会表现为本调查问卷中没有提及的症状。

3分以上: 你很有可能存在食物敏感或体内重要营养素(特别是铁、维生素D、镁或维生素B$_{12}$)含量低的状况。重启计划将帮助你确定哪些食物是你的触发因素,而第324~326页的检测项目可以帮助你确定你存在哪种特定的营养缺乏症。如果检测结果呈阳性,请参阅第324~326页,了解哪些食物和补充剂可以使你的身体状态达到最佳水平。每日剂量补充剂(第151页)将指导你开始补充你最有可能缺乏的营养素。请尽可能严格地遵照重启计划的流程,并密切关注你从饮食中剔除某些食物后的感受,以及重新添加某些食物后出现的任何症状。

是血糖水平失衡导致的SOS状态吗?

在与你情况相符的症状旁边打钩。每符合一项记1分。

根本原因评估: 是血糖水平失衡导致的吗?		
症状	重启计划前	重启计划后
经常不吃饭,因为太忙了		
有时会因为好久没吃东西而感到虚弱、头晕或发抖;会突然感到异常饥饿,甚至在之前没有意识到自己饿了;或者有时会因为太饿而需要快速摄入糖或淀粉类食物		
虽然吃了晚饭,但睡觉前又饿了		
想吃甜食或淀粉类食物		
半夜会饿醒		
一周中有1天以上不吃早餐		
吃低热量的饮食,但似乎并不能减肥		
被诊断出存在胰岛素抵抗或患有代谢综合征(或糖尿病)		

(待续)

续表

根本原因评估：是血糖水平失衡导致的吗？		
症状	重启计划前	重启计划后
体重超重，脂肪在腹部堆积		
患有多囊卵巢综合征		
经常发生酵母菌感染		
吃了含糖或淀粉类食物后不久就会感到疲倦		
在感到生气或急躁后，总感到饿		
忘记吃饭后会出现头痛		
每周锻炼不到3次		
有低血糖症		
总得分		

如果你的得分在：

0~3分： 好消息！听起来你在保持血糖稳定和新陈代谢的最佳状态方面做得很好。如果你有任何症状，请特别注意阅读SOS解决方案中的重启计划来学习如何平衡血糖水平。

3分以上： 是时候开始控制血糖了。目前有6300万美国人存在血糖水平失衡，所以你并不孤单。血糖水平失衡和胰岛素抵抗使你患糖尿病和心脏病的风险更高，所以我建议你在进行血糖、胰岛素抵抗和胆固醇水平检测（第324页）的同时开始使用SOS解决方案。如果你的检测结果数值又升高了，请继续执行SOS解决方案，同时添加特定的血糖支持补充剂（第218页）。

你的肠道功能是否紊乱？

在与你情况相符的症状旁边打钩。每符合一项记1分。

根本原因评估：是否存在肠道功能紊乱？		
症状	重启计划前	重启计划后
吃完东西后，立即开始打喷嚏或出现鼻塞（LG）		
烧心（胃食管反流病，酸性消化不良）（GI）		
患有乳糜泻（GI）		
渴望吃面包、糖，或渴望喝酒（M）		
存在小肠细菌过度生长（SIBO/M）		
肛门发痒（M）		
患有慢性阴道酵母菌感染（M）		
在怀孕期间感染了B群链球菌		
吃高脂肪食物时会出现消化不良的症状（M）		
患有肠漏症（肠道通透性增高）（LG/M）		
大便不成形（M）		
在过去的3年里，不止一次服用过抗生素（LG/M）		
小时候（或十几岁、二十几岁或更晚）经常服用抗生素（LG/M）		
SOS状态或桥本甲状腺炎的症状开始出现于一次食物中毒或旅行者腹泻之后（LG/M）		
在过去的5年里，有食物中毒或旅行者腹泻的经历（LG/M）		
定期（每周1次或更频繁）服用布洛芬、泰诺（或其他非甾体抗炎药）（LG/M）		
经常腹泻		
进食后觉得自己仿佛喝醉了、被注射了麻醉药或感到疲倦（M/GI）		
大便中有时有未消化的食物（M/GI）		
吃东西时很快就饱了，一次只能吃很少量的东西（SIBO/M）		
吃完饭感到恶心（SIBO/M）		
经常需要应用抗酸药（SIBO/M）		
对某些食物敏感（LG/M/GI）		
吃麸质或乳制品时会出现一些症状（LG/M/GI）		
患有季节性过敏性疾病（或食物过敏、哮喘或湿疹）（LG/M/GI）		
吃了某些食物后，感到情绪低落、易怒、喜怒无常或流泪（LG/M/GI）		
吃了某些食物后会出现红疹、荨麻疹或湿疹（LG/M/GI）		
患有桥本甲状腺炎（或风湿性关节炎、银屑病或其他自身免疫性疾病）（LG/M/GI）		
便秘，排便频率低于每天1次（M/GI）		
服用治疗反流或酸性消化不良的药物（或必须服用消化酶或其他补充剂来帮助消化）（LG/M/SIBO）		
总得分		

注：GI—谷蛋白/麸质不耐受，LG—肠漏症，M—微生物群被破坏，SIBO—小肠细菌过度生长。

如果你的得分在：

0~3分：好消息！你的消化系统的健康状况似乎不错，或者你的症状非常轻微。执行SOS解决方案，特别是重启和肠道修复计划，可以让你的消化系统恢复平衡而无须服药或治疗。我的建议是在执行该计划2周后，重新填写此调查问卷。

3分以上：你可能需要一些帮助。你可以开始执行SOS解决方案，并确保完成第189页的肠道健康4R计划。如果坚持执行重启和肠道健康4R计划3周后，你仍然有5个以上症状，我建议你去找全科医生进行适当的检测（请参阅第327页的肠道失衡的相关检测建议）并寻求其他支持。

你的排毒系统需要额外的辅助吗？你体内累积的毒素超负荷了吗？

在与你情况相符的症状旁边打钩。每符合一项记1分。

根本原因评估：是否存在毒素超负荷问题？		
症状	重启计划前	重启计划后
经常头痛		
有过敏症，或对某些物质高度敏感		
无理由地感到疲倦		
记忆力和注意力都有问题		
每隔至少1天排便一次		
会被香水味（或浓烈的气味、化学气味）困扰		
对家庭清洁用品很敏感		
皮肤对香水、肥皂和洗涤剂很敏感		
喝咖啡或摄入咖啡因后，心率加快，感到焦虑或兴奋		
体内有2个以上的汞、汞合金填充物		
喝含氟的饮用水，用含氟牙膏		
10岁以前就进入青春期或开始来月经了		
有经前期综合征（或月经量多，或有痛经或月经失调）		

（待续）

根本原因评估：是否存在毒素超负荷问题？		
症状	重启计划前	重启计划后
经常有乳房压痛或乳房肿块		
经常用塑料水瓶喝水（或者用塑料容器加热食物）		
有慢性疲劳综合征（或纤维肌痛）		
不容易出汗		
经常服用非甾体抗炎药（泰诺或类似的药物）		
每天都化妆，且通常不买绿色或有机产品		
使用香水或含有香料的产品（比如洗发水、肥皂和发胶）		
使用传统的家庭清洁产品		
住在一所新建的密封的房子里		
一个月至少吃1次无机肉或乳制品		
大部分时间都吃无机食物（水果和蔬菜）		
经常吃海鲜，且不会只选择汞含量低的食物		
总得分		

如果你的得分在：

0~3分：好消息！你没有明显的毒素超负荷症状，并且你的排毒系统似乎处于良好的功能状态。或者如果你正在面临少量毒素累积的问题，SOS解决方案将帮助你的身体排毒，改善你的生活，自然地支持并促进你身体的排毒功能。

3分以上：你很可能正面临着体内大量毒素累积的问题，排毒系统需要支持。SOS解决方案将帮助你减少毒素的总暴露量，并自然地支持和增强你身体的排毒功能。你将通过SOS解决方案继续避免毒素暴露，并确保加入我在整个计划中（尤其是第6章"修复"中）所推荐的治疗性食物和草药。如果你的得分超过8分，那意味着你的身体正在处理严重超负荷的毒素，或者你的排毒系统缺少完成工作所需要的营养和能量。如果在严格遵循本计划的建议4周后，你在此问卷中仍获得很高的分数，请考虑去找当地的全科医生，让他帮助你检测你身体内的毒素。

你的体内存在隐性感染吗?

在与你情况相符的症状旁边打钩。每符合一项记1分。

根本原因评估: 是否存在隐性感染?		
症状	重启计划前	重启计划后
感染病毒(或其他病原体)后开始出现症状		
疲劳感超乎自己的想象		
一直感到很累		
感到肌肉沉重、乏力		
关节疼痛或肿胀		
过去曾患有传染性单核细胞增多症(由EB病毒感染引起)		
目前患有传染性单核细胞增多症或存在EB病毒感染		
有慢性或暂时性的淋巴结肿大		
患有桥本甲状腺炎		
患有胃食管反流病或接受过抗幽门螺杆菌感染的治疗		
过去感染过巨细胞病毒		
感染过疱疹病毒		
经常(或在压力大时)出现口唇疱疹		
曾被蜱虫咬过,且没有得到适当的治疗(或者患有莱姆病)		
总得分		

如果你的得分在:

0~3分: 好消息! 你不太可能存在隐性感染。继续维持免疫系统的良好工作状态,并遵循SOS解决方案。

3分以上: 隐性感染很可能是导致你的症状的一个因素。请执行SOS解决方案并遵循隐性感染的相关建议至少4周,然后请再次填写此调查问卷。如果你在此问卷中的得分仍然高于3分,建议你接受针对常见隐性感染的相关检测。

准备好开始执行SOS解决方案了吗？

你已经完成了本书的第一部分！我希望到现在你已经松了一口气，知道自己并不孤单，你所有的症状不是你自己想象出来的，有真正的理由可以解释为什么你常常会感觉疲惫不堪、闷闷不乐、健忘、脑雾，或者激素水平如同过山车一般不稳定。你已经准备好摆脱这些症状，并且现在有一位关心你的医生为你提供了你所需要的解决方案。

让我们一起努力，使你摆脱你所经历的那些症状。这是一段非常激动人心的时光，你可以将学到的新知识付诸行动，和曾经困扰你的症状说"再见"，最终你会收获健康的身体状态，获得你想要的结果。

接下来是什么呢？SOS解决方案！

我们到底要怎么做呢？实际上非常简单，我已经在后文一系列的章节中为你列出了计划表，其中包含针对5个根本原因的5种SOS解决方案。

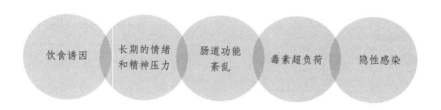

饮食诱因　长期的情绪和精神压力　肠道功能紊乱　毒素超负荷　隐性感染

下一章将向你介绍SOS解决方案的起始步骤，即重启。每个人都可以从这一步开始。在这一阶段（实际上这个阶段会一直持续到第4周的"补充"阶段），你将学会剔除饮食诱因，通过补充剂来填补植物营养素缺口（这些营养素恰恰是女性最需要、却又最常缺乏的），并让你的血糖水平趋向健康、稳定。在第1周，我还将向你介绍如何进行一些自我管理、启发性冥想、反思性实践等活动，这些活动将帮助你更好地安排生活中的事情，挑选出优先完成事项，这样你就不会因为琐事繁多而使身体长期处于超负荷状态。冥想可以帮助我们缓解压力，同时使神经系统恢复平静。

个人模式记录表

现在是时候为你的模式和计划进展情况创建一个图表了。在开始执行计划前，我们要先将每个问卷中的结果填写到每个类别中。在执行重启计划2周后再次填写调查问卷，并在4周的SOS解决方案结束时第3次填写调查问卷，以优化你的计划并缓解任何残余的症状或失衡状态。

个人模式记录表			
模式	今日分数 日期__/__/__	再次评估分数1 日期__/__/__	再次评估分数2 日期__/__/__
SOS–O			
SOS–E			
甲状腺功能减退症			
压力			
饮食诱因			
血糖问题			
肠道问题			
毒素超负荷			
隐性感染			
腰臀比（请参阅第61页）			

个人模式和计划一览		
根据上面的分数，将你的模式按照重要性由高至低依次列出，并整理出接下来你将采取什么步骤，以及推荐进行的检测。		
我的模式	**我定制的下一步计划**	**推荐检测项目**
我的主要SOS模式：		
我是否符合甲状腺功能减退症模式： 是 □　　　否 □		
造成我的症状的根本原因，从得分最高到最低依次是：		
1		
2		
3		
4		
5		
6		
7		

在开始你的重启计划和整个SOS解决方案之前，请阅读以下内容，以了解在开始进行自我管理时需要什么。

补充修复工具包：你需要些什么？

理想情况下，你需要在开始执行重启计划之前准备好以下物品，以便实施日常自我管理（这是整体计划的重要组成部分）。

日记本：任何笔记本都可以；如果你喜欢更特别的东西，可以买一本喜爱的书作为日记本。

浴盐和薰衣草（或其他类型的）放松香薰精油：从附近的药店买两袋浴盐——浴盐价格便宜，可以使全身肌肉放松，而且富含镁，任何人都可以用它泡澡；以及一瓶1 oz（约30 ml）的优质薰衣草精油用来沐浴。

皮肤干刷：干刷可以刺激皮肤（它是体内最大的器官），从而帮助去除其中的毒素。你可以在大多数药店和天然食品店买到天然猪鬃干刷。它们价格不贵，可以使这个方案中的解毒工作事半功倍，而且用起来感觉很棒。相关使用说明请参阅第205页。

草本茶：我最喜欢的类型包括令人放松的草药，如洋甘菊和香蜂叶；或刺激消化的草药，如肉桂、生姜和小豆蔻；或酸味的草药，如玫瑰果和罗布斯茶。

可选：蜡烛，音乐。

准备享受成功的喜悦

我知道，当你正在努力摆脱这么多症状并尽力做好日常事务时，身体似乎成了你的敌人，特别是当你真正想要的只是躲起来睡上一周的时候。你可能会对自己的身体感到愤怒，好像它背叛了你，有时你希望可以找到一个新的身体状态或是回到之前的状态。但我向你保证，我们的身体并不是敌人。信不信由你，超负荷生存综合征是你的身体对外界的理智回应，身体只是在压力下做出了相应的改变。你的症状是信号弹，是SOS信号，说明你需要帮助。SOS解决方案可以给我们一个机会按下暂停键，倾听身体的声音，改变我们的习惯，进而缓解我们的症状。

以下提示可帮助你获得成功。

把自己置于最中心的位置。作为女性，我们经常把自己置于次要地位，认为为自己投资是没有价值的。SOS解决方案将让你意识到把自己置于最中心的位置并为自己投资的重要性：为自己投资是我们需要完成的一个重要且有影响力的关键步骤，开始倾听我们的身体并开始重视如何善待自己，这样我们就会逆转SOS状态。我们应该这样做。

不要拖延。虽然"我明天再开始做"这种想法很少奏效，但我希望你能为成功提前做好计划。所以要务实，对自己耐心些。如果你在2周内有一个必须完成的任务，或者就在寒假之前，你的奶奶会为你做你最喜欢的饼干，或者今天正是你在意大利旅行的第1天（说真的，你难道不想在意大利喝葡萄酒、吃面包吗？），那怎么办呢？你没有必要完美地执行此计划，只需开始去做并尽力而为就可以了。你只需要这样做。这不同于竞赛，我们所做的努力都会有好的回报。

设定明确的目标。如果你有一个伴侣或孩子，或是经常和很多朋友在一起，请让每个人都知道你的饮食可能会与他们有点不同，并且你可能在家庭的日常生活中或朋友聚会上添加一些新的食物。你会在晚餐后去散步，而不是和大家一起看电视。你会在晚上写日记，并要求这样的安静时间得到其他人的尊重。而且你不会在家里存放美食，你也会要求他们尊重这一点（如果你是单身，那么就跟自己重复我刚刚推荐的所有事情以作为提醒）。寻求朋友和家人的帮助。你的伴侣、姐妹或朋友可能很喜欢和你一起完成这个计划，或者愿意为你加油，提醒你你所设定的目标，并让你时刻远离自己想要避免的东西。

庆祝胜利和小小的收获。庆祝胜利是我们经常忘记做的事情。但是你的大脑不仅喜欢庆祝，还喜欢被奖励。这会激励你达到更高的水平，并且肯定了你为实现某些目标所做的辛勤工作。我建议在你每天结束时把这一天视为

SOS处方：如何安全地使用补充剂?

在本书中，你将读到有关草药和营养补充剂的建议。虽然天然补充剂可以提供许多健康方面的益处，但不能仅仅因为某些东西是天然的就认为它们是安全的。此外，尽管天然补充剂引起的不良反应很少见，但它们可能发生在任何人身上——甚至是那些大多数人使用后都不会发生不良反应的补充剂。因此，了解一些安全使用的准则很重要。在你开始按照本书中的补充剂建议进行实践之前，请先阅读以下关键的安全注意事项。

- 如果你在服用处方药，请不要在没有初级保健医生（尤其是为你开具处方的医生）的指导的情况下服用补充剂。并不是所有的草药、营养补充剂和药物都能很好地配合使用。

- 更多并不意味着更好。不要超过建议的剂量，这也意味着不要把本书某一部分提到的补充剂应用于另一部分所提到的情况。除非另有补充说明，否则要严格按照针对某一根本原因或症状的指示服用草药或补充剂。例如，如果你的复合维生素每日剂量建议中包括400 U维生素D₃，但针对你的根本原因而设定的维生素D₃的建议用量为2000 U，那么你可以补充一些以弥补差异。我建议你查看每个部分中适用于你的建议用量，尽可能选用那些不只出现一次的补充剂，以减少你将要服用的不同补充剂的种类，使你的计划更容易进行，也更经济。你可以在avivaromm.com/adrenal-thyroid-revolution上找到本书中按类别划分的所有补充剂的可打印版本。该列表可以帮助你避免服用不必要的补充剂，并且你可以将它打印出来并随身携带到商店，以便更容易地选择补充剂。

- 如果你在开始服用补充剂的几天内出现皮疹、恶心、头痛或其他任何新的症状，并且找不到其他可能导致这些症状的原因，那么请停止服用补充剂。

- 任何补充剂或补充剂组旁边标注的"⊘"符号均表示在妊娠期间使用是不安全的。但是，除非另有说明，否则此符号的缺失并不意味着我同意孕妇在妊娠期间可以随便服用补充剂。除非另有说明，否则本书中的建议通常在母乳喂养期间是安全的；但如果你注意到宝宝的消化功能有任何变化，或宝宝出现皮疹，或者在你开始服用补充剂之后宝宝出现了任何其他症状，请停止服用。
- 尽量选择可靠的产品，请在你的产品上寻找"GMP"（良好生产规范）印章标识。如果可以的话，从主流零售商那里购买产品，这些产品均通过第三方检测，并尽可能不使用含有黏合剂、填料、辅料、人工色素和香料的产品。要想了解更多有关安全补充剂的选择的信息请访问美国联邦政府的膳食补充剂办公室网站（ods.od.nih.gov）。

一次胜利，并在计划中为自己设定一些奖励，因为这些会让你自己保持积极性。奖励可以像"额外的一点属于自己的时间"一样简单，或者更花哨的东西——比如你曾向自己许诺会给自己买的那件衣服。

享受过程。我一直被问到的一个问题是："需要多长时间才能看到改进成果？"这是我们成年人版的"我们到了吗？"你和另一位读这本书的女性一样独特，我们的身体会以自己的节奏做出回应。所以对自己有耐心非常重要。享受这个过程，我们就会变得更健康。

打电话给朋友。有一句非洲谚语："如果你想走得快，那就独自前行；如果你想走得远，那就和他人一起前行。"而如果把执行SOS解决方案比作旅行，那么和其他人一起旅行和共同庆祝可以帮助你走得更快、更远。我强烈建议你与亲朋好友一起进行这个计划。为了帮助你充分利用这个计划，并且终身受益，我创建了许多你可以利用的资源。如果你选择自己执行这个计划，要知道其实你并不孤单，因为这次旅程中也有数百万人和你在一起！你可以加入我的在线课程并把这本书作为指南，你可以加入线上交流群，结识其他想要恢复健康的优秀女性，并获得一些额外的支持和鼓励。你还可以利用其他健康工具及我的个人团队所提供的营养指导，以获得更有针对性的小组支持或个性化的支持。欢迎访问avivaromm.com/adrenal-thyroid-revolution。

勇敢做梦。不要将让自己变得更好仅仅作为一种选择，请将它设定为梦想。也不要把自我保健仅仅作为一种选择，要让其成为你都在做并且持续终生的事情。成为自己想成为的人，这是我们的目标。而此刻，你就要开始相信大脑可以听到自己的梦想是什么——这是摆脱SOS状态的重要一步。

你会对收获的成果感到惊讶，但这些结果并非奇迹，而是你通过努力获得的，可以让你变得更好并保持这样的状态，并且在整个过程中，改变你对自己的看法。你可以感觉自己慢慢地摆脱了一个接一个的问题，懂得了如何爱自己，并意识到自己的身体本身有多大的自愈能力。最终你会发现，你自己才是你身体最好的治疗师，是游戏规则的改变者，你甚至还可以调节你生活中的其他方面！

好吧，姐妹们，让我们开始重启计划吧！

第 2 部分

SOS 解决方案

第 **4** 章

重启

去除饮食诱因，恢复自我修复能力

重启：去除
饮食诱因

重塑：长期的
情绪和精神
压力

修复：病因
和损伤

再充电：肾上
腺和甲状腺

补充：再也不
空转

虽然我们的健康不仅仅是由饮食决定的，但是饮食可以帮助我们成为更
好的自己。

——阿德尔·戴维斯

我们都知道当电脑上打开了太多的程序时，就会出现不停转圈的蓝色小
圆圈。如果电脑信息超载了，你所能做的就是关机并重启。当你处在SOS状
态时，你就像那台超载的电脑——你要处理那么多的工作和来自各个方面的

大量信息，身体进入超载状态的同时，也在试图处理这些内容。此刻的你也需要重启。

重启是SOS解决方案的第一个21天。这会让你有机会从超负荷状态中重新开始，从让身体摆脱任何获得混淆信息的不健康的食物或触发SOS状态的食物开始，与此同时，补充那些激活你体内内在自我修复能力的营养素。你自己可能都没有意识到你的身体需要这些物质。

我们大多数人认为食物的作用充其量只是提供能量和营养素，而事实上不健康的食物还会给我们带来糟糕的反应或情绪。那些能量和营养素真正的作用是为细胞提供一些信息，进而影响情绪、大脑功能、激素平衡和能量。吃到身体中的食物实际上构成了我们生活的基石，影响着我们的思维、情感、信心、社会关系、事业和幸福感。不健康的食物会让身体处理的信息量超载。

重启从本质上可以改善我们身体的排毒功能。你将尽量避免接触食物中和环境中的毒素，同时添加你身体所需的植物营养素，以增强身体的自然排毒功能。

在重启阶段，我会要求你远离糖、咖啡因和其他成瘾食物，同时为你提供一些日常所需食物的建议。许多女性发现重启计划在缓解症状和改善精力、睡眠质量及情绪方面非常有效，这也是重启计划在整体计划中排在第一位的原因。

重启计划是基于我在本书开头分享的两个原则：

1. **消除健康障碍**：这里所说的"健康障碍"包括饮食诱因（如麸质和其他引起不耐受的食物）、食品和食品包装中隐藏的毒素、会使血糖水平波动的食物（高升糖指数和加工过的碳水化合物类食物）。

2. **补充身体需要的营养素**：包括身体保持最佳状态和激活自我修复能力所需的一些食物和营养素（比如富含植物营养素和植物化学物质的蔬菜、水果）、能够保持血糖稳定和促进新陈代谢的营养素（比如优质蛋白质和脂肪），以及让皮质醇分泌节律恢复正常的食物（比如适当的碳水化合物）。

新鲜的食物会激活自我修复能力

我们的身体具有惊人的自我修复能力，这意味着你可以看起来更年轻，也可以感觉更有活力。你可以学习如何吃得正确，从而让自己的细胞和灵魂都感觉非常棒。而且更重要的是，这不需要花费你太多精力。当你对吃什么和不吃什么做出重大改变时，你将开始出现以下变化。

- 通过增添富含营养和抗氧化剂的食物来修复SOS状态对肠道、免疫力和排毒系统的伤害，从而缓解炎症相关症状。
- 激素水平自然地恢复平衡。
- 感到思维更清晰，睡得更好。
- 肾上腺得到调养，并使甲状腺激素恢复正常。
- 身体达到最佳状态。
- 再次感觉自己的皮肤更白、更光亮、更放松。

最终结果如何？你的皮质醇节律可以自发复位，新陈代谢水平会提高，炎症会消失，一些干扰你达到生活最佳状态的症状也会消失不见。此外，你将学习到一种全新的饮食方式，自此你会永久告别节食，并恢复到年轻时的基础代谢水平。此外，如果你将此计划作为日常生活方式，你会惊讶地发现自己可以减少或摆脱许多疾病的困扰，以及与此相关的那些你不希望接受的药物治疗。

在21天重启计划结束后，你将完全过渡到补充营养的生活方式。这时请坚持你在重启期间的核心饮食原则，同时尝试添加一些你曾剔除的食物，以了解你能接受哪些食物。这些步骤将使你轻松地创建最适合自己的个性化健康饮食。

不仅仅是一个排毒计划

我们相信，衡量幸福感的绝对不是那些碳水化合物的能量数值。
——丹妮尔·杜波依斯和惠特尼·廷格尔（Sakara Life的创始人）

你的身体是推动你走向健康之路的天才，你只需要帮助你的身体清理那些在走向健康的过程中遇到的阻碍。每时每刻，身体都会通过各种途径自然地清除体内那些来自食物和外界环境的毒素，以及自身产生或从外界摄取的激素（如口服避孕药）。重启计划秉承的理念是为身体排毒系统提供所需的食物和营养素，同时帮助你远离食物、烹饪原料甚至食品包装中的毒素。

大多数排毒过程是要限制能量摄入的。一开始，在很短的一段时间内，你可能会因为能量摄入的减少而出现体重减轻，自身感觉也会好一些；但仅仅几天之后，大脑就开始发出饥饿信号并开始让你进入SOS状态。体内的饥饿激素就会增加，然后决定是时候增重了并一直持续下去。作为新陈代谢的"恒温器"，甲状腺会在这个过程中将新陈代谢减慢，以确保身体没有消耗太多的能量。这就是为什么虽然你维持着低热量饮食而体重却不减轻，或者虽然你制订了限制性的饮食计划，但结果却适得其反。

作为女性，我们花费了大量的时间与食物做斗争，时刻担心如果我们吃错了食物，体重会不会增加，甚至在公共场合进食时会被很多人指指点点（如果不是按照最新的饮食习惯进食的话）。食物失去了令人愉悦的功能。我们吃东西的时候会感到内疚和羞愧，同时也会对我们真正应该吃什么感到困惑。我希望SOS解决方案能够改变你对饮食的认知，让你再次享受真正的食物，让身体恢复自然的平衡状态和健康的形态——当然这对每个年龄段的女性来说都是不同的。这是真正的爱自己，从这个角度出发做出自己想要的改变，吃新鲜、高质量、真正的食物。

食物应该满足我们的身体，愉悦我们的感官，取悦我们的味蕾，并成为我们想要与他人分享的东西，因为食物就是生活——它关乎着社交与快乐，而所有这些都关乎我们的健康。也就是说，如果一个人习惯了标准的美式饮食，那么他的味蕾已经习惯了加工食品的味道，习惯了高钠、高糖的感官超负荷，他的味蕾可能需要一周才能忘掉旧的习惯并熟悉新的美味。同时，SOS状态还会增加我们从高糖、高钠饮食中获得的味觉上的快感。所以当我们开始改变饮食习惯直到摆脱SOS状态时，那些简单的、天然的食物将成为你新的最爱。你将会好奇曾经的自己是如何吃下那些人工食品的。

获得健康实际上并不需要16美元一杯的果汁、每月数千美元的补品、高深莫测的食品配料或精美的厨房用具。如果你能负担得起这些，那是你的选择；但如果你不能，那也没关系。当你只吃这个计划中包含的美味、新鲜的食物时，该方案就可以起到作用——这完全在你的掌握之中。SOS解决方案适用于所有真正热爱生活的女性——就像你和我一样。话虽如此，但我们仍需要拿出一些精力来照顾自己的感受，这样才能保证计划顺利进行。现如今生病的代价很高。从长远来看，你可以在医疗保健上省下很多钱，更不用说会从拿铁咖啡和饮食上省下的钱了——如果你算一下的话，每年可能会省下数千美元。在我的网站上，你可以找到额外的资源，告诉你如何在预算范围内吃得更好。请访问avivaromm.com。

世界上最健康的饮食

本书中的饮食计划是基于祖先的（或称传统的）地中海膳食，这是唯一经过科学证实具有以下作用的饮食方式。

- 预防和逆转代谢综合征和糖尿病。
- 预防和逆转高血压和高胆固醇血症。
- 减少毒素暴露。
- 重置皮质醇的分泌，减少炎症反应。

- 提高生育能力。
- 预防认知能力的下降和阿尔茨海默病导致的痴呆。

这是因为这种饮食中含有大量具有抗炎作用且营养丰富的食物，这些食物中富含使身体实现最佳的排毒功能、新陈代谢状态和健康长寿的植物化学物质。有研究表明，那些遵循传统地中海膳食方式的人患心脏病、糖尿病和痴呆的可能性至少降低了30％；在一项针对1万多名女性的研究中，地中海膳食使她们活到60~70岁的可能性提高了40％~50％，而且她们没有任何慢性疾病、记忆问题或心理健康问题，也没有任何重大的身体疾病。

每天总共吃8份新鲜的蔬菜和水果与更高水平的心理健康有关。富含植物营养素的饮食可以抑制脑部的炎症，改善对情绪有益的肠道微生物群的状态，并支持可能影响你调控心理和情绪的激素。即使你已经50多岁或60多岁了，预防甚至逆转许多慢性疾病也为时不晚。

这也是唯一包含了健康专家认为可以促进健康的所有成分的饮食方式，无论他们站在哪个饮食理论的阵营。这些可以促进健康的成分是完全新鲜的食物、大量蔬菜、优质蛋白质、优质油、适量的坚果和低升糖指数碳水化合物。无论你是纯素食主义者、素食主义者，还是坚持采用原始饮食、无麸质饮食或无乳制品饮食或者有其他个人偏好或健康需求的人，地中海膳食都是唯一可以轻松适应你的需求的饮食方式。你在开始的时候只需要知道两件事：如何遵循地中海膳食方式，以及在此基础上如何根据自己的喜好制订健康的个性化饮食计划。这正是你将在本章中学到的内容。

素食主义者、肉食主义者、杂食主义者：平衡自己的能量摄入与消耗

我处在一个进退两难的困境中。一方面，作为素食主义者，我已经生活了将近20年（其中包括3年半的妊娠期和9年的哺乳期），其中绝大部分时间

中我是纯素食主义者。我理解素食主义者做出坚持食用素食决定时的哲学、精神、环境和健康原因。但作为一名主要面向女性群体的医生，我既看到了许多充满活力的健康素食主义者，但同时我也看到很多人都很难保持血糖水平的稳定，时常感到饥饿、晕晕乎乎的，这使她们吃更多的碳水化合物类食物、水果和能量棒。

　　另一方面，食用过量的肉类，特别是红肉，会带来许多健康问题。大量研究表明，素食主义者患糖尿病、胆固醇水平异常甚至癌症的风险较低，这主要是因为素食主义者有着更健康的消化功能且其体内雌激素的总体水平偏低。

　　常吃红肉而很少吃鱼和蔬菜的女性患子宫内膜异位症、乳腺癌和结肠癌的风险较高。植物性饮食含有抗性淀粉，其有助于我们保持血糖水平的稳定，并提高肠道菌群的质量。正如我们现在所知道的，这意味着我们会拥有更好的身体状态和精神状态。摄入较多的肉类也意味着摄入了较少的纤维素，这会提高体内有害雌激素的水平，导致肠道菌群失调。

　　高蛋白食物可以让你精力充沛、血糖平稳，还可以提供身体代谢激素所需的氨基酸，并在体内产生重要的解毒剂——谷胱甘肽。分享一下我对饮食

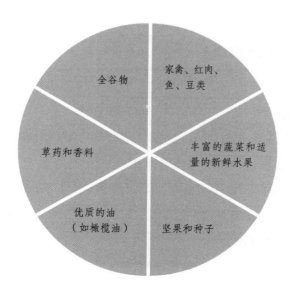

模式的看法：试着抛开来自四面八方的教条，倾听自己的身体到底需要什么。如果你每天都感觉疲惫，减肥总是没有效果，血糖控制得不理想，情绪易波动，对某种食物存在特别的渴望，激素分泌过多，或有其他任何无法缓解的症状，同时如果你是一个虔诚的素食主义者，那么请考虑在接下来的3周内添加适量的动物蛋白，看看会发生什么。身体可能缺失某种无法从素食饮食模式中摄取到的营养素。相反，如果你坚持使用原始饮食法，并且正遭受炎症问题、激素水平失衡问题，或感到精力不足、对某种食物有强烈的渴望或存在睡眠质量差等问题，你可能需要在食谱中添加一些谷物和豆类，并确保自己摄入了足够的蔬菜。我不想干涉你的个人信仰——我在这里的角色只是想指出什么可能会对你的健康有帮助——我已经观察到饮食的变化会改变体内的能量状态，进而使一些症状消失，就像按下电灯开关一样。因此，请你认真考虑一下我的建议，哪怕你只是在接下来的21天里尝试一下。灵活性和多样性是健康饮食和保持能量平衡的两个最重要的"成分"。

如果你现在正在遵循纯素食或素食主义者的生活方式，并且希望继续避免吃肉或动物产品，那么你也可以继续执行重启计划。按照计划，你可以在重启阶段的食谱中找到素食菜谱来代替肉食菜谱。

我们从这里开始重启

准备。选择开始重启阶段的日期。如果你已经准备好马上改掉一些饮食习惯的话，那现在就可以开始了。或者等到你完成后文讲到的厨房改造（这可能需要1~3天）后再开始，具体时间取决于你的厨房有多少存货。

剔除隐藏的饮食诱因。在第1周和整个21天的重启过程中，根据第124页开始的"应该剔除什么食物：SOS状态的饮食诱因"，将其中提到的所有食物从你的饮食中剔除。

以膳食补充计划作为指南，从第1天开始添加需要补充的食物，并在整个21天的重启计划中坚持这一做法。

添加每日剂量补充剂。

尽可能多地注意并记录用餐后的感受。我们的目标是了解哪种食物会使你感觉更好，以便于你选择并长期坚持适合自己的、个性化的饮食和生活方式。有哪些食物让你感到精力充沛，或感觉更轻松，或使你的专注力有所提高？这些对你来说都是"YES食物"。而有些食物则会使你感到疲倦、呆滞、臃肿或疼痛，那些便是"NO食物"。

重启后，每周都有新变化

下面这个表格显示你将随着食物的变化而发生逐周的变化。你将每天都有日常计划和食谱来指导你。

SOS解决方案中饮食和补充剂的选择原则			
	尽量不吃什么	补充什么	补充剂
第1周：重启	所有重启阶段的"NO食物" 谷物和豆类 茄科蔬菜 坚果 你个人无法耐受的食物 水果（如果你吃完会出现胀气或腹胀）	除外你要剔除的食物，所有重启阶段的"YES食物" 如果你是素食主义者，请在这一周内食用能量蔬菜和野生红米或黑米来代替谷物，并且在这段时间内也不要吃豆类（包括鹰嘴豆和小扁豆），虽然它们可能不会引起反应	每日剂量补充剂
第2周：修复	所有重启阶段的"NO食物" 谷物和豆类 茄科蔬菜 坚果 水果（如果你吃完会出现胀气或腹胀）	除外你要剔除的食物，所有重启阶段的"YES食物" 每日晚餐补充半杯谷物（如果耐受的话） 每日1~2份小扁豆 每日1 oz（约28 g）杏仁或核桃仁	每日剂量补充剂 +修复阶段新加的补充剂
第3周：再充电	所有重启阶段的"NO食物" 茄科蔬菜 水果（如果你吃完会出现胀气或腹胀）	同上	每日剂量补充剂 +修复阶段和再充电阶段新加的补充剂

在计划开始前1~3天进行厨房改造

厨房改造是一项非常有利于健康的投入。在家烹饪有助于减轻体重和改善健康状况，还可以节省钱和时间。改造厨房并不需要花费很多钱，我们只需要一些健康的基础烹饪用具（如锅、砧板、蔬菜刀、量杯和勺子），尤其是不锈钢钢锅和玻璃容器。请访问我的网站 avivaromm.com/adrenal-thyroid-revolution，以获取基础烹饪用具清单以及关于在哪里可以购买它们的建议。

现在是时候清除甜食、薯条、各种零食和那些"NO食物"了。你必须扔掉它们，从而让自己尽量避免吃到它们。

另外，你有必要替换掉以下这些可能将毒素浸入食物的厨房用品：

- 塑料的食品储存容器
- 塑料水瓶和其他塑料的饮料容器
- 铁氟龙（或其他不粘锅材质的）炊具
- 防粘锅喷雾
- 抗菌厨房肥皂

应该剔除什么食物：SOS状态的饮食诱因

在接下来的3周内，一些食物将从你的食谱中消失不见。根据我的经验，最好的办法就是立即戒掉、"速战速决"——立即消除所有引发炎症的饮食诱因。如果大脑拒绝放弃最喜欢的食物（喜欢喝咖啡的人请阅读后文），我保证，在接下来的21天里，你会吃到很多美味的、增加能量的食物。当你开始感受到多年未有的活力时，你一定想要继续执行该计划。

我们需要严格遵守到什么程度呢？

如果你是一位正在做实验的科学家，那么确保结果可信的唯一方法就是你参与实验的全过程。在这里也一样——重启计划是你对自己进行实验的机会，借此你可以了解什么东西最适合自己的身体。你想要付出百分之百的努力去完成，但生活中总有意外状况发生。比如，你出乎意料地需要陷入工作中，不得不有什么东西就吃什么；今天是你孩子的生日，你妥协了，吃了一块蛋糕；等等。如果你无法按计划进行，请不要认输；继续前进，如果可以的话，再在计划安排中增加几天，并在日记中记录发生的事情和原因。请注意你身体和内心的感受，以及什么事情使你暂时退出了计划。然后你需要弄清楚下一步该如何避免该障碍的发生。常见的隐藏障碍包括以下几种。

- 潜在的诱因饮食，它们潜藏在番茄酱、蛋黄酱、酸奶、泡菜、沙拉酱、调味料、熟食肉类、罐头食品、汤和牛奶替代品等食物中。外出就餐时，这是一个特别大的问题，所以要注意。
- 随手可得的零食（提示：在手边准备一些应急的零食，请参阅第146页）。
- 派对：如果你不得不外出就餐或参加派对，请提前吃一些东西，然后点一份素的开胃菜。如果你参加的是每人带一个菜的家庭聚会，请带上适合你的菜并只吃这一道菜。
- 社交饮酒：如果每个人都要喝一杯，可以点上一杯加了蔓越莓汁的气泡水。没有人会发现你的"小动作"的。

还有，如果你真的去参加了推脱不开的应酬，并且喝了点酒，还吃了一些饼干或者其他什么，不用担心，你只需从重启计划中中断的部分接着进行就好了。这是一个没有失败的计划，尽管继续向前，请尽力爱自己。

重启计划中的"NO食物"

彻底拒绝所有人工成分和劣质油脂

人工色素和调味料	假的乳制品替代品（"奶精"）
脂肪替代品（人造黄油、蔗糖聚酯等）	食品添加剂
食用色素和染料	食品防腐剂
植物油、玉米油	油炸食品
加工肉类	反式脂肪

彻底拒绝糖和精制淀粉类食物

人造甜味剂和糖代用品（怡口糖、阿斯巴甜等）	果汁和苏打水
高果糖玉米糖浆	糖（包括蜂蜜、枫糖等天然糖）

避免食用麸质和引起交叉反应的谷物

大麦	燕麦
玉米	黑麦
小米	小麦

避免食用乳制品

　　你可以用杏仁奶和椰奶（不加糖的）来代替牛奶制作菜品，也可以把它们加入茶中。在执行重启计划的过程中，椰子酸奶是一个很好的酸奶替代品。如果你实在忍不住想吃冰激凌，你可以食用口感绵密的自制冷冻甜点，以及奇亚籽布丁。

奶酪	冰激凌
干酪	开菲尔
奶油奶酪	牛奶（乳制品）
半脂奶油	酸奶（乳制品）

对于某种常见的饮食诱因，如果你已知对其敏感或不确定，请不要吃

以下这4类食物对每个人来说都不是问题，但如果你有关节疼痛和肿胀或风湿性关节炎，或患有其他自身免疫性疾病，请在重启的过程中把它们从食谱中删去。

茄科蔬菜（番茄、茄子、辣椒和土豆）

坚果，尤其是花生

大豆（如果你选择在食谱中保留大豆，那就只选择有机的、非转基因的）

酵母产品（葡萄酒、啤酒和其他酒精饮料；醋，以及含有醋的产品，如芥末酱；酵母面包）。（苹果醋在无酵母饮食中通常很好地被耐受，因此，如果你在个性化计划中避免食用酵母，那么你可以在任何用到其他醋的地方用它来替代。）

戒掉酒和咖啡因

酒精（所有的葡萄酒、啤酒、混合饮料、烈性酒）

咖啡因（咖啡、红茶、巧克力、绿茶和马黛茶）

避免个人饮食诱因

自己渴望的食物和属于个人的"舒适食物"（更狡猾的罪魁祸首和引起"渴望"的原因）

已知会引发症状的食物

几乎每天都在吃的食物（如果你患有肠漏症，你的身体可能会对它们产生暂时的反应）

让烹饪变得简单的6个秘诀

提前计划。有多少次，你站在敞开的冰箱或食品柜前，想着晚饭吃什么？再加上饥饿和疲劳，你很可能会给最近的比萨店或中餐馆打电话叫外卖。我会在周日提前计划好下一周的三餐，然后拿着购物清单去超市购物。我这么做已经很多年了，一旦你也养成这个习惯，事情就会变得很简单。如果你有孩子，这个做法会改变你的生活。这样做会为你省钱，使你少吃外卖。

设定合理的期望，不必让每一餐都十分精致。真正的食物是简单的、令人满意且美味的，而且通常可以很快做好，不需要精致、复杂、花哨的烹饪过程。我们要享受这种简单。

罐装（或瓶装）豆子很棒。只购买标明不含双酚A的罐头，或者购买玻璃瓶装的预煮豆子（虽然价格更贵）。

冷冻食品也是很好的选择。理想情况下，水果和蔬菜应该是新鲜的，不过只要没有添加其他成分（糖、盐、防腐剂），那么将其冷冻起来也是一个很好的选择。当我们需要快速准备的时候，这种冷冻食品就会变得很方便、省时。

提前准备，或者用预先切好"作弊"。每周末或每周某一天的晚上抽出一些时间来计划一下食谱，然后去采购和提前准备食物。这可能听起来很费时，但我保证，这实际上会为生活节省出一些时间。我建议你在打开包装时就开始准备，例如在将蔬菜放入冰箱之前清洗并切好，然后将它们存放在玻璃容器中以便随时使用。

批量烹饪，调整食材用途，提前做出来。计划好饮食，以便于你重新调整本周的食谱。提前准备好接下来几天的全谷物也可以节省时间，也可以提前制作大份的沙拉（但不要提前拌好）。

糖、盐、脂肪：我该如何处理对食物的渴望？

在刺激和反应之间有一个空间。在这个空间里，我们有能力选择我们的
反应。而我们的反应体现着我们的成长和自由。

——维克托·E. 弗兰克尔

每天我们都有成百上千种想吃的食物，当我们选择去吃的时候，比如当我们伸手拿出一盒本杰瑞冰激凌，或者吃下一袋饼干或薯片的时候，这些决定便影响了我们的健康。以下是我对控制食欲的一些建议。

满足身体的需求。 如果你渴望摄入脂肪、糖或盐，那是因为你处于SOS状态，并且你的身体渴望获得额外的支持和能量，或者你正为另一个根本原因（如营养不良或植物营养素缺口）而苦苦挣扎。当然，狼吞虎咽地吃士力架不是一个可持续的解决方案。当你渴望吃东西的时候，请确保你身边有令人满意的替代品，举例如下。

- 当你想要吃咸的东西时，可以食用加入喜马拉雅盐或海盐的干烤坚果。
- 把炸薯片替换成自制的红薯条。
- 如果你真的特别想吃甜食，可以吃一些冷冻浆果、"软雪糕"（第321页）或一小块72%的黑巧克力。

避免"触景生情"。 避免那些会引发食欲的场景——例如，拿着一大袋薯片坐在电视机前，饿着肚子去逛街，或饿着肚子去参加各种诱人的节日聚餐。

改变大脑中的饮食习惯。 我发现改变大脑饮食习惯的最好方法是养成新的习惯，其中的一个技巧就是让自己暂停10秒钟。具体方法：当你想吃东西或即将开始暴饮暴食时，给自己10秒钟的黄金时间，把你的思想和情绪转移出来。询问自己吃那些东西是否会让自己达到想要的状态。在打开冰箱或橱柜之前，先深呼吸一下，感觉一下是什么在驱动你将手伸向零食。问一下自己：

- 我真的饿了吗？
- 我现在真的想要吃这个吗？
- 如果我吃了会怎么样？
- 我的身体现在需要什么？
- 我有其他的选择吗？（参阅第146页"关于应急储备和补充零食的建议"，最终你会禁住诱惑！你有其他健康的替代选项，你可以给朋友打电话、去散步或跳舞。）
- 我真正渴望的是什么？（做一些有趣的事情，例如谈恋爱、与别人互动或寻求精神鼓励。）

偶尔放纵一下

我打赌你没想到我会说放纵是有益健康的！但我保证这个重启计划不是为了让你少吃食物。我们必须和自己在食物方面进行一次开诚布公的交流，并在达到你想要的状态和营养健康的饮食方式方面找到平衡点。

我们的大脑会反抗过度的限制，这是事实。过度节食会提高皮质醇水平，使你更容易（而不是减少）暴饮暴食。当你吃"计划外的东西"时，你会感到自责不已。这些都会使你的计划走向失败。因此，如果有帮助的话，那么请偶尔放纵一下。只不过，请不要尝试那些会使你感到不适的食物（比如，你的个人饮食诱因）。享受美食可以帮助你成功地完成这项计划。食物可以成为生活中快乐的一部分，使你感觉很棒，并对自己感到很满意。如果你吃的是你喜欢吃的食物，而又不是你不耐受的食物，那么我的建议是：吃吧，品尝一下，享受每一口，沉浸在欲望得到满足的幸福感中吧。

深入骨髓的渴望

我不相信有附带罪恶感的快乐，因为我不相信罪恶感的存在。

——凯瑟琳·布迪格

有时，渴望来自未被满足的需求或欲望，这种需求或欲望更容易通过吃某些食物而不是面对问题或做一些真实的事情来得到满足。我们用食物来填补爱、满足和内心平静的空缺，我们用食物来暂时缓解我们的焦虑、恐惧和沮丧。伟大的作家马娅·安杰卢曾说过："没有什么比内心承载着一个不为人知的故事更痛苦的了。"正是这种痛苦会让我们产生渴望，因为我们试图使这个故事销声匿迹。这是一种因没有被满足而产生的痛苦。如果当你静下心来，非常诚实地面对自己时，你会产生这样的共鸣，那么请你抽出5分钟，问自己一个问题："我真正渴望的是什么？"无论你的回答是什么，都要认真倾听。了解自己的内心可以使你摆脱对食物的渴望，并将注意力转移到使自己真正获得深层次满足感的事情上。

"罗姆博士，我尝试过无麸质饮食，但是没什么用"

有时候，有人会对无麸质饮食的建议感到有些沮丧——"罗姆医生，我尝试过无麸质饮食，但是没什么用。"如果你也是这种情况，可能是因为以下几种原因。

- 没有长时间坚持无麸质饮食：可能需要长达3个月才能看到显著的效果。
- 饮食中没有完全去除麸质：无意中吃到了麸质。
- 进食了同麸质存在交叉反应的食物，需要将这些食物也从饮食中去除。
- 含麸质的食物和你的症状并不相关，需要寻找其他根本原因。

吃得健康：选择"YES食物"

你可能会想："好吧，罗姆博士现在把我平时爱吃的食物都列在黑名单里了，那我该吃什么呢？"别担心，你还有很多其他选择！我想你会惊喜地发现重启计划和补充计划为你提供了更多、更好的食物。这些都是高膳食纤维、能量丰富、营养丰富的食物，它们可以帮助你摆脱SOS状态，并让你重新找回自我。

在后文中，我给出了3周的用餐计划，这样你就不必站在冰箱前面思考吃什么，你可以选择任何你喜欢的选项。你可以在午餐或晚餐时享用吃的煎蛋卷或在早餐时吃卷饼，而不必拘泥于传统的食谱。如果你没有时间准备早餐，可以喝一杯思慕雪。如果思慕雪使你感到腹胀，你可能需要在早餐时进食热的食物，以使你的消化系统开始工作。造成腹胀的原因也可能是你对果糖不耐受。如果是这样的话，你可以选择其他任何种类的热的食物，并在21天重启计划期间避免食用水果。

肉类、家禽和鱼类

蛋白质为体内的所有能量活动提供了基础。它是食物能量的主要来源，可以保持血糖稳定。每份蛋白质可为身体持续供能约2小时，并提供排毒所需的氨基酸和富含硫的化合物。肉类含有丰富的维生素B_6、维生素B_{12}、锌、硒和促进代谢的营养素——辅酶Q_{10}。非转基因植物蛋白以及野生的或有机养殖的鱼类是我们首选的食物蛋白质来源。在执行重启计划期间，我建议从第2周开始，每周食用1次红肉。本章后面再具体讨论食用的量。动物蛋白包括：

- 牛肉
- 鸡蛋
- 羊肉
- 鸡肉（去皮）
- 鱼（低汞含量，见后文）
- 火鸡

请让身体里的汞含量低一点

为了避免摄入过量的汞（其中大部分来自食用鱼类），可以服用 ω−3 必需脂肪补充剂来替代鱼肉。

豆类

豆类是植物蛋白的主要来源，也可提供具有强大保护作用的植物雌激素，能阻断或减少有害的环境内分泌干扰物的影响，并帮助身体消除有毒的雌激素分解产物。它们富含锌、叶酸和氨基酸，可以辅助解毒，尤其是 DNA 保护性的甲基化过程。在第1周，你应该避免食用所有豆类食物，但鹰嘴豆和扁豆除外（这两种豆类食物的致炎作用轻微）。

在第1周之后，你也可以适量添加其他豆类；如果你是素食主义者，则可以选择：

- 红豆
- 黑豆
- 芸豆
- 利马豆
- 海军豆
- 斑豆
- 豌豆
- 豆腐（只能选择有机的，每周不超过1次）
- 白豆类

谷物

如今，谷物是一种备受争议的食物。如果你处在SOS状态或患有桥本甲状腺炎，谷物可能对你来说非常重要。对一些女性来说，低碳水化合物饮食会触发SOS状态，并可能使T_3的合成量降低，因为身体会认为现在处于"节能模式"。

　　低升糖指数碳水化合物与低碳水化合物饮食就是最佳选择。豆类、全谷物和熟土豆都含有大量抗性淀粉和膳食纤维，可以增加健康的肠道菌群并减少不健康的肠道菌群，改善血糖平衡和胰岛素敏感性。冬南瓜和红薯是含淀粉的优质"能量蔬菜"（第134页）。

　　睡前大概4小时从谷物或能量蔬菜中摄取的低升糖指数碳水化合物会增加褪黑素的自然产生量，增加深度睡眠的时间，从而改善皮质醇曲线、保持激素平衡，还可以帮助燃烧脂肪。只要你不是整天都在吃碳水化合物，在晚餐时吃些谷物或能量蔬菜就不会使体重增加。

　　在第1周，你将开始停止食用谷物并且只能食用少量豆类，这样的饮食结构有助于使肠道微生物群恢复到一个更有利于健康的状态。如果吃谷物会让你感到疲倦，那是因为你的肠道不能很好地消化它们。对于这种情况，你可以在肠道健康4R计划（第6章）开始前将谷物从食谱中去除，用能量蔬菜代替谷物。你可以在第2周后重新加入谷物，这时你已经参加了1周的肠道健康计划。

　　我建议早餐不要以谷物或豆类食物为主，它们会使你在上午感到疲惫和饥饿。你不妨考虑一下蛋白质类食物，如果有条件，最好以动物蛋白（如蛋类）为基础，这样会使你的血糖更稳定，在整个上午感到精力充沛、拥有平和的情绪且注意力集中。

　　虽然在第1周你要尽量避免食用谷物，但以下这些除外：藜麦、荞麦、野生稻，以及红米、粉米和黑米，你可以在第1周吃它们。

　　全谷物举例：

- 糙米，糙米面
- 小米
- 藜麦
- 荞麦
- 燕麦
- 野生稻，黑米、红米、粉米

坚果和种子

坚果和种子，特别是杏仁和核桃仁，可能是体现地中海膳食对健康有益的最重要的组成部分之一。即使只是每天吃一小把（约28 g），与健康饮食配合时也可以预防心脏病。因为它们含有丰富的脂肪和蛋白质，所以它们是完美的能量来源，是绝佳的加餐和零食。

种子还含有健康的油脂和丰富的蛋白质。它们富含维生素E（一种重要的抗氧化剂）。超市里有多种"形态"的种子供你选择：生的、干烤的（不是油烤的），以及坚果仁和坚果黄油。一些品牌的坚果黄油中含有棕榈油和糖，所以请仔细阅读食品标签。虽然这其中的大多数都是不错的选择，但最健康的是杏仁、核桃仁和各种种子。在第1周，我们的食谱里并没有坚果，因为它们对某些人来说会触发炎症。

健康的坚果和种子包括：

- 杏仁
- 腰果
- 亚麻籽
- 松仁
- 芝麻
- 核桃仁
- 巴西坚果
- 椰子
- 山核桃仁
- 南瓜子仁
- 葵花子仁

能量蔬菜

能量蔬菜可为你提供能量；如果你对谷物不耐受，它们还可以替代谷物，从而让你避免食用谷物。能量蔬菜还含有维生素A，而维生素A对免疫系统和消化道内膜有益。淀粉是肠道内有益菌群的最佳"粮食"，这意味着能量蔬菜有助于保持肠道的健康和规律的运动。因为能量蔬菜的糖含量相对较高，所以建议每天只吃1~2份。

淀粉类蔬菜包括：

- 甜菜
- 红薯
- 冬南瓜
- 紫薯
- 白色、黄色和紫色土豆（请注意这些均是茄科蔬菜）

绿叶蔬菜

绿叶蔬菜在重启和补充计划中尤为重要。绿叶蔬菜富含具有强大解毒和抗氧化功能的营养素，对于肝脏解毒、甲基化的能力至关重要。它们还能提供一些膳食纤维，可以促进废物的排泄。我建议每天在饮食中加入约4杯绿叶蔬菜，午餐2杯，晚餐2杯。

绿叶蔬菜举例：

- 芝麻菜
- 白菜
- 西蓝花和豆瓣菜
- 抱子甘蓝
- 卷心菜（红叶、绿叶）
- 芥菜

- 羽衣甘蓝
- 蒲公英叶
- 莴苣和沙拉蔬菜（卷心莴苣除外）
- 花椰菜
- 唐莴苣/瑞士甜菜
- 菠菜

绿叶蔬菜和甲状腺

如果你是桥本甲状腺炎患者，你可能听说过自己不能吃十字花科的蔬菜，比如西蓝花、卷心菜、羽衣甘蓝、抱子甘蓝、花椰菜等。这些蔬菜含有可抑制甲状腺功能的化合物，小米、大豆和木薯也是如此。然而，这些十字花科的蔬菜的相关风险似乎与大量生吃有关；如果你患有桥本甲状腺炎，则这种风险可能与你体内碘缺乏有关。每日适量摄入这些煮熟的蔬菜根本不构成问题，并且对健康的大多数方面具有保护作用。如果你的甲状腺功能较差，请避免大量食用十字花科蔬菜。发酵这些蔬菜（例如，吃酸菜而不是生吃白菜）也可能降低它们对甲状腺功能的抑制作用。

有机是否重要?

有机的确很重要。食物中的毒素(除草剂、杀虫剂、激素、抗生素)会积聚在体内,导致肥胖、激素紊乱和细胞损伤,并改变免疫应答。食用有机食物可以在几天内清除体内的这些毒素。有机肉类、鸡蛋和乳制品是优先考虑的,你现在所支付的高昂的费用将在以后让你避免遭受一些健康问题和痛苦。对于农产品,我建议遵循美国环境工作组提出的"干净15、脏12"准则。"干净15"是指15种你可以食用而无须担心含有毒素的常规农场食品,"脏12"是指杀虫剂和除草剂残留量最高的12种食物。对于这12种食物,你最好只吃有机的或避免食用。详细信息请参阅ewg.org。

"彩虹蔬菜"

彩虹色的蔬菜是营养素的"仓库",里面装满了植物化学物质,可以帮助排毒、抑制炎症,有益于代谢和免疫反应。这些蔬菜可以大量食用,但如果你患有自身免疫性疾病,请在重启计划的3周内避免食用茄科蔬菜。

"彩虹蔬菜"的例子:

- ◆ 芦笋
- ◆ 胡萝卜
- ◆ 芹菜
- ◆ 洋葱(黄色,紫色)
- ◆ 黄色西葫芦
- ◆ 绿色西葫芦
- ◆ 红色卷心菜(也包括绿色卷心菜)
- ◆ 红椒、黄椒、青椒,番茄,茄子
  (注意这些是茄科蔬菜)
- ◆ 四季豆,豌豆
- ◆ 紫色花椰菜

油和脂肪

油（室温下为液体）和脂肪（室温下为固体）是能量密度最高的营养素。与人们30年来对低脂饮食的看法相反，现在我们知道，脂肪的燃烧需要健康脂肪的参与，且健康的脂肪还可以保护我们免受疾病的侵害。优质脂肪也是维持血糖稳定和神经系统健康的支柱。每餐应保证摄入一份健康的脂肪。我们完全不会因为食用了适量的健康脂肪而发胖，所以无须担心。所有的油都应该是冷压的、有机的、非转基因的，最好是装在深色瓶子或不透明的包装中出售，以免它们因光照而氧化。

我最喜欢的健康脂肪来源是：

- ◆ 鳄梨
- ◆ 特级初榨橄榄油
- ◆ 橄榄（黑橄榄或绿橄榄）
- ◆ 葵花子油

- ◆ 椰子油和不加糖的椰奶
- ◆ 酥油（澄清黄油）
- ◆ 芝麻油
- ◆ 核桃油

水果

水果是维生素和植物化学物质的重要来源，对预防炎症和氧化应激非常重要。当然，水果的含糖量也很高，所以在实施重启计划的过程中，我推荐食用含糖量最低的水果。如果你存在慢性真菌感染、腹胀或代谢综合征，请减少每天食用水果的量。所有浆果都应该是有机的、新鲜的。

重启计划期间可以食用的水果包括：

- ◆ 苹果
- ◆ 蓝莓
- ◆ 猕猴桃
- ◆ 草莓

- ◆ 黑莓
- ◆ 樱桃
- ◆ 树莓

你的思慕雪中可能会加入半根熟的香蕉，或者你可以将少量柑橘汁添加到沙拉和调味料中。柠檬汁和酸橙汁可放入水中或用于制作沙拉酱。

发酵食物

天然发酵的蔬菜是重建健康肠道菌群的重要组成部分，也是世界上大多数传统饮食的组成部分。由于你在重启过程中将不食用乳制品和大豆，我建议你每天至少在一餐内加入少量未经高温消毒（从包装瓶上看）的发酵蔬菜，例如：

- 椰子酸奶或开菲尔（不加糖）
- 韩国泡菜
- 德国酸菜

如果你不喜欢发酵食物，请按照下一章的说明每天服用1次益生菌。这将帮助你保持肠道有益菌群的健康。

健康的调味料

烹饪香料是大自然的美味草药。研究表明，即使只是在沙拉中加入少量新鲜或干燥的香草，如迷迭香、百里香或牛至，也能增加减肥效果、减轻炎症、促进排毒。以下是我最喜欢的一些调味料，你可以在第274页的购物清单中找到更多。

- 罗勒
- 豆蔻
- 辣椒
- 香菜（新鲜的）
- 肉桂
- 孜然
- 咖喱
- 莳萝

- 大蒜
- 生姜
- 薄荷叶
- 牛至
- 欧芹
- 迷迭香
- 姜黄

补充优质的食物

营养丰富的食物是身体进行排毒和对抗炎症的主要动力。当你阅读那些本质上可以作为治疗药物的食物的清单时，你会感到十分惊喜。丰富多彩的食物可以帮助大脑进行学习和记忆，促进排毒，减轻炎症，调节血压和胆固醇到正常水平，重要的是可以改善心情。

十字花科的绿叶蔬菜（西蓝花、甘蓝、羽衣甘蓝、抱子甘蓝、卷心菜和白菜）含有大量天然存在的、被称为硫代葡萄糖苷的化学物质，它可以分解成某些化学物质来增加肝脏排毒量，同时给肠道菌群提供最好的营养（是的，肠道菌群也需要良好的营养才能蓬勃生长！）。十字花科的绿叶蔬菜还含有丰富的膳食纤维，可以促进每日排便——这不仅会使你感到精力充沛，有助于减轻体重，还可以清除体内的环境毒素，防止体内雌激素过多。

浆果是绝妙的养生食材和生活中的美味！所有的浆果对你来说都是很棒的食物。蓝莓、树莓、草莓（请选择有机的）和黑莓是我的最佳选择。它们含有原花青素、鞣花酸和多酚！

石榴的抗氧化作用是绿茶和红酒的3倍。石榴能改善肝脏的排毒功能，有助于维持胆固醇和血糖的平衡。在8 oz（约240 ml）的蒸馏水或气泡水中加入2 oz（约60 ml）不含糖的石榴浓缩汁，制成天然的"汽水"，每天都可以饮用，即使是糖尿病患者也可以饮用，因为石榴可以减轻胰岛素抵抗！

橄榄油和椰子油。每天2~4汤匙橄榄油不仅可以帮助我们减轻体重，改善胆固醇水平，还可以减少身体产生的异前列腺素（这是身体制造的令人讨厌的小分子炎性化学物质）。橄榄油富含天然、健康的酚类物质，能促进身体产生具有排毒功能的化学物质，如谷胱甘肽。橄榄油和这里列出的其他食物及草药（关于此处所指的草药，请参阅第138

页）都可以帮助减轻DNA的损害，因为它们可以产生清除自由基的化学物质。那些小分子的、具有致炎作用的有害的氧自由基会在我们体内蔓延，导致毒素产生和排毒问题。

亚麻籽可以产生饱腹感，有助于减肥、改善肠道的健康和规律性，因为它们可以滋养肠道菌群，充当温和的泻药，并有助于平衡激素水平。亚麻籽还可以帮助消除体内产生的或从环境中摄取的有害雌激素，这不仅可以使激素水平恢复正常，还能预防乳腺癌。亚麻籽还可以改善血糖、减轻炎症、降低胆固醇水平。建议每天将1~2汤匙新鲜磨碎的亚麻籽加入至思慕雪或奶昔中，或将其拌入沙拉中或撒在谷物上（不要加热亚麻籽）。

草药和香料。迷迭香是一种强大的抗炎剂和抗氧化剂，能够帮助肝脏排毒，可能是排毒调味界的"女王"。你也可以服用其胶囊和提取物。我在第138页中提到的任何草药和香料都可以促进我们的健康。请参阅我的橄榄油柠檬酱（第291页）和柠檬迷迭香烤鸡（第311页），了解将新鲜或干燥的迷迭香加入日常饮食的两种方法。

黑巧克力。如果我不推荐黑巧克力，那我就不算是女性自然医学博士。但我不是为了让你喜欢我才把黑巧克力加入优质食物的清单里的。黑巧克力真的对你有好处。它富含镁元素，为大脑的正常功能提供支持，可以降低血压，还是一种天然的情绪助推器。黑巧克力可以控制胆固醇水平，是一种强大的抗氧化剂。如果你正在努力解决暴饮暴食或血糖问题，那么你可以在21天的重启计划结束后再享用黑巧克力，或者在奶昔中加入不含糖的可可豆粒或可可粉；如果不是这样，那么你可以每天吃几盎司（2~4个方格）的黑巧克力，但必须是72％及以上的黑巧克力，并且不含大豆卵磷脂、食物黏合剂或乳化剂。

与浓茶或咖啡分手

如果你的大脑已经离不开咖啡，我能够理解你，因为这是通常会发生的情况。你已经感觉疲惫不堪，而咖啡就是你度过每一天的动力。咖啡很美味，并且已经成为你生活中的一部分。

一些重要的科学研究表明，咖啡可以让我们在老年时依旧保持敏锐的思维，还可以降低患痴呆、帕金森病、糖尿病和脑卒中的风险。但请注意：你是因为处于SOS状态而阅读这本书的。此外，如果你对咖啡因敏感，那么你喝了咖啡之后可能会在白天心神不定、烦躁易怒，且整夜无法入睡。许多女性发现，咖啡会导致血糖水平骤降、经前期综合征和经前期乳房疼痛，这是因为咖啡会导致应激激素的释放。

我的建议是在实施重启计划的3周内不要喝咖啡。我保证你能做到，而且并没有你想象的那么痛苦；如果出现戒断症状，它们通常只会持续3天。我会帮助你放松。如果你在周五开始实施重启计划，那么到下周三，你就可以感到摆脱咖啡了。如果你心里在想，"我无法做到这一点，因为我早晨必须喝咖啡"，或者"我没有对咖啡上瘾，但我喜欢喝咖啡，我不想放弃"，那么这都表示你对咖啡上瘾了，你绝对应该与你的咖啡分手1周，以调整对咖啡成瘾的大脑，并重新调整应激激素。这样做还将使你有机会看到你自己的疲劳程度。

疲劳和头痛是最常见的咖啡戒断症状。如果你平时早晨依靠咖啡来促进肠蠕动，那么戒断咖啡可能会使你的肠蠕动变得慢些（在睡前服用300~800 mg柠檬酸镁或少许番泻叶和薄荷茶可以解决这个问题）。戒断症状通常在2~3天内消失。喝大量的水，并通过均衡的血糖和高蛋白饮食来保持精力充沛，这些方法将帮助你度过这几天。

咖啡的替代品有柠檬水（热水或凉白开）、草本茶（不含咖啡因）、早餐奶昔、不含咖啡因的印度奶茶或不含红茶的印度姜黄奶茶（见后文）。

如果你的身体无法适应无咖啡因的突然转变，你可以喝绿茶。与咖啡相比，绿茶中含有较少的咖啡因，并富含抗氧化剂。

下面是一道美味的茶的配方。你今天就可以尝试一下，并把它作为咖啡的替代品，或只是单纯地把它作为一杯美味的茶。

印度姜黄奶茶

- 1汤匙新鲜磨碎的姜黄根或1尖茶匙姜黄粉
- 1茶匙新鲜磨碎的姜
- 1个绿茶包或2茶匙绿茶叶

- 1支肉桂
- 椰奶（或杏仁奶）

准备：把1杯水烧开，关火。加入调味料，先不放入绿茶，浸泡10分钟。将绿茶包或绿茶叶放入水中，浸泡5分钟。过滤一下。如果你喜欢喝热的，把水倒回锅里并烧开。将水倒入杯中，按照你的个人喜好加入适量的椰奶或杏仁奶。或者，你也可以用椰奶或杏仁奶代替水，加入调味料，小火煮10分钟，然后关火，加入绿茶，再浸泡5分钟，过滤掉所有的调味料后即可享用。每天可把它作为饮料喝1~2杯。在妊娠期和哺乳期，偶尔喝1杯也是安全的。如果你喜欢更简单的做法，请使用任何一袋质量好的印度茶，将它与1茶匙Gaia Herb牌黄金奶粉混合，并按照包装上的说明来制作。

草药101

- 你将在本书中经常看到姜黄的名字，它具有极强的抗炎作用，有助于重置皮质醇，尤其是当长期的压力导致皮质醇水平升高时。
- 生姜也有抗炎作用，生姜和姜黄都能促进肠道愈合，缓解胀气和腹胀症状，且有助于镇痛。
- 肉桂不仅味道好、有助于消化，还有助于降低过高的血糖水平并减轻胰岛素抵抗。
- 绿茶具有强大的抗炎作用，含有能促进自然排毒和支持健康的新陈代谢的化合物。

饮料

最健康的饮料是过滤水。你可以考虑使用木炭滤水器（如碧然德滤水壶）、安装在水槽下方的反渗透滤水器（你或水管工就可以安装；随着时间的推移，这比直接购买过滤水的成本低），或者购买一个容量为5加仑（约19 L）的玻璃容器（塑料容器可能含双酚A或双酚S）。外出时，你可以购买玻璃瓶装的蒸馏水或苏打水来饮用，也可以自己随身携带玻璃水瓶或不锈钢水瓶。我喜欢Life Factory公司的瓶子，它们非常耐用，并且可以用洗碗机清洗。以下是执行重启计划时最健康的饮料。

- ◆ 水
- ◆ 柠檬水
- ◆ 草本茶
- ◆ 气泡水
- ◆ 绿茶

不用纠结于能量数值，吃健康的分量就好

食物的质量和对健康的影响不仅仅取决于能量数值，痴迷于计算能量数值会使人得食物神经官能症——我希望你能完全摆脱它。只吃能够支持最佳的代谢和治疗SOS状态的健康食物自然会瘦下来。

我们已经知道应该吃什么了，那么我们要吃多少呢？大分量的食物在美国很常见，这与我们的肥胖问题密切相关；而且我们大多数人都习惯于往碗里夹很多食物。如果你处于SOS或超重状态，这就会使情况变得特别复杂，因为大脑原本在你感到饥饿和饱腹的时候向你发出的信号可能会变得有点奇怪，直到你摆脱了这种状态的数周后。但是，由于你尚未摆脱SOS或超重状态，因此，下文向你展示了实施重启计划过程中每餐要包括的食物种类及其健康的分量。

每份食物的分量大致如下。

- 肉类：4 oz（手掌或一副扑克牌大小，约110 g）的红肉，4~6 oz（手掌或支票簿大小，110~170 g）的家禽和鱼。

- 谷物、豆类：半杯（或装满纸杯蛋糕模具或半个网球大小）且煮熟的。
- 蔬菜：1~2杯（1杯相当于拳头大小）生的或熟的绿叶蔬菜和半杯生的或熟的彩虹蔬菜。
- 能量蔬菜：半个至1个红薯，半杯至1杯冬南瓜。
- 坚果和种子：1把。
- 坚果黄油：1汤匙（和你的拇指指尖大小差不多）。
- 油脂：1~2汤匙橄榄油，1汤匙固体脂肪（如椰子油），以及半个鳄梨；2汤匙沙拉酱（1个乒乓球大小）。
- 水果：半杯浆果，1份水果（如1个苹果、1个橘子或1个猕猴桃）。
- 发酵蔬菜：2汤匙。

以下几种方法也可以帮助我们掌握"正确"的食物量。
- 预留和储存：在吃饭前将多余的食物储存起来。这一步简单的操作可以减少14％的食物摄入量。
- 用小号的餐具吃饭：这会减少进食量。
- 慢点吃：大脑的化学反应大约需要20分钟才能跟上胃里的变化；如果你吃得太快，大脑来不及反馈"吃饱了"的信号，这样你就会吃得过多。

"八分饱"饮食和专心吃饭

你是否吃了一顿饭却不记得刚刚吃了什么，或者突然意识到自己吃得太快而根本没有细细品尝？这种情况通常是由于我们吃饭时还在一心多用。一边吃饭一边看电视、打电话、在电脑前工作等都会增加暴饮暴食的可能性。边看电视边吃饭会使我们的食物摄入量至少增加50％。我们都需要专心吃饭。

"八分饱"是日本的一种传统，是指吃到80％饱的程度，而不是吃得饱饱的。这是另一种不用吃得太多就能满足身体需求的饮食模式。以下是一些让你专心吃饭的方法。

- 把厨房定时器设置为25分钟，在这段时间里慢慢品尝食物。研究表明，更放松的饮食环境有助于消化。
- 在每顿饭开始前，都给自己1分钟的时间来感恩生活。
- 慢下来，用非惯用手吃饭，或尝试用筷子吃饭（研究表明，这个技巧有助于减肥）。
- 小口吃，细嚼慢咽。

腾出时间休息和修复

在世界各地的传统文化中，每年都有一段固定的时间需要禁食——规定在1天或1周内不能吃某些食物（如肉类和乳制品），甚至要1个月过午不食。这些习俗可能是为了适应自然的食物短缺时期，但是现在已经演变成宗教习俗。

研究表明，短时间禁食可以提高能量水平，减少炎症，促进新陈代谢，预防氧化应激。然而，对处于SOS状态的女性来说，有规律的饮食和维持血糖水平的稳定至关重要，所以通常我不建议禁食。尽管如此，但是有一种方法可以在不影响血糖的情况下调整你的皮质醇分泌节律并让你获得禁食带来的好处。这个方法就是每天晚上7：30之后不再吃东西，而且晚餐后至少10小时内不要再吃东西。这个简单的"10小时法则"可以给你带来重大改变，让身体得到充分恢复，同时也可以帮助我们的身体进行正常的修复和排毒。因为传统观点认为，身体的修复和排毒过程发生在夜间，此时我们的身体与大自然的昼夜节律保持一致。

确保每天都排便通畅

"消除"不仅仅是指从你的厨房或食谱中去除某些食物，消化系统的"消除"工作也同样重要。每天通畅地排便可以让你的身体在重启阶段及时排出毒素。重启阶段的效果之一就是你开始更规律地排便。但是如果你平时深受便秘的困扰，或者在实施重启计划的过程中因为饮食结构的变化而出现便秘的烦恼，你可以采取以下办法。

- 增加膳食纤维的摄入量。理想情况下，膳食纤维的摄入量应该是每天30~35 g。膳食纤维可以帮助我们减肥，降低不健康的胆固醇的水平，促进消化系统中的激素降解。优质的蔬菜纤维和抗性淀粉也可滋养健康的肠道菌群。为了在日常饮食中获得如此多的膳食纤维，你可

关于应急储备和补充零食的建议

如果你容易发生低血糖，随身携带应急零食很重要。以下是我的建议。

- 随身携带一小罐杏仁或核桃仁，或一包独立包装的坚果。
- 如果你是肉食主义者，可以随身携带一些有机牛肉干或火鸡肉干。
- 把1~2个煮熟的鸡蛋装在纸袋、塑料袋或容器中，随身携带。
- 随身携带以坚果为主的嬉皮士混搭（第315页），它们可使你保持能量稳定。
- 将一些小包装的鹰嘴豆、即食蔬菜或无麸质饼干放在小冰箱中，或将它们放在家里或公司的冰箱中。
- 速食鸡肉卷（自制）或其他类型的卷饼（请参阅第292~293页）。
- 一小杯不加糖的椰子酸奶，并在其中加入一把嬉皮士混搭（第315页）或新鲜浆果。

如果我们做好零食储备工作的话，就不会让自己在机场或者在健身后开车回家的路上，或者站在同事的M&M巧克力豆面前忍受饥饿。我不是在轻率地使用"饥饿"一词，因为从原始的角度来看，那就是你的大脑认为你所处的状态。

以把每天的蔬菜摄入量增加到大约500 g，还可以在食物和思慕雪中
添加诸如亚麻籽和车前草之类的补充剂，这些都可以在附近的药店或
健康食品店买到。

- 如果你无法保证每天至少排便1次，那么请在睡觉前服用400~
  800 mg柠檬酸镁。
- 每天早上服用含有乳酸杆菌和双歧杆菌的益生菌（服用量可参考说
  明书）。
- 如果你仍然排便不畅，或者当你吃脂肪类食物后容易出现消化不良，
  你可以尝试如下的苦味草药混合物，或购买类似的草药，以帮助缓解
  便秘。在1/4杯白水（或半杯至1杯气泡水）中加入以下各种草药酊
  剂（提取物），每种草药各加入1/4茶匙，在每餐之前或之后服用。
  — 朝鲜蓟　　— 蒲公英根
  — 牛蒡根　　— 姜根

血糖波动幅度太大怎么办？

如果你的血糖水平一直都不太稳定，这可能是因为你经常处于低能量状
态，你平时没有摄入足够的能源物质或摄入了一些不合适的能源物质（速
燃糖、精加工食品、仅含碳水化合物的食物），或者你没有按时吃东西。血
糖平衡是远离SOS状态的关键，平稳的血糖能逆转炎症、激素和排毒系统紊
乱、思维和情绪一成不变的问题。意志力敌不过生物化学反应，你可以通过
保持血糖平衡来恢复精气神。

这里有一些简单的必须遵守的规则来帮助你保持血糖稳定。

每天都要吃早餐。 你应该在醒来的1小时内吃早餐，以使自己一上午都
保持能量稳定、注意力集中和思维清晰，并避免因血糖水平骤降而大量补充
糖分。早餐应包括大量蛋白质类食物和含有健康脂肪的食物。我建议你不要
食用谷物，不过可以偶尔烤一片面包来搭配鸡蛋或其他蛋白质类食物（在重

启阶段不要食用含麸质的谷物）。早餐时不要食用甜食（橙汁也不行），仅可以在早餐时饮用的思慕雪里包含一些水果。如果你拒绝戒断喝咖啡的习惯，请确保在早餐时饮用，而不是在早餐之前或将它代替早餐。

只吃高营养的食物。每份高营养的食物中都含有大量营养素。相比之下，加工食品的热量很高，但没有营养。不要费事、费时去吃那些没什么营养的食物。它们浪费你的时间，有损你的健康。

不要挨饿。一点点的饥饿感其实无妨，但千万不要让自己过度饥饿甚至出现低血糖的症状（第61页）。如果你像我一样是一位精力旺盛的女性，就得大约每3小时向"油箱"里补充些最好的"燃料"。蛋白质和脂肪是维持血糖稳定最好的助手：蛋白质帮助你获得饱腹感，并可持续供能2小时，脂肪则可持续供能长达4小时。蛋白质和脂肪能维持血糖稳定，减少胰岛素抵抗和瘦素抵抗，还会降低减肥后体重反弹的概率。有些女性可能谈"脂"色变，但燃烧脂肪需要脂肪的参与，所以不吃脂肪可能会阻止能量的消耗。低脂饮食可能会导致你摄入过量较为不健康、速燃的食物，例如含糖和淀粉类的食物。

休息和消化。规律的进食时间和消化时间对你的身体来说是很重要的。每餐之间要间隔3小时以上，也不要整天不吃东西。另外，请尽量不要在睡前3小时内吃东西，以保持晚上健康的皮质醇节律。不过，等到你下班回家，忙完给孩子喂食、哄孩子上床睡觉等事情后，可能已经很晚了。如果你还没有吃饭，最好吃一些健康的食物而不是什么都不吃，因为你不想饿醒后大吃一顿，从而破坏你的计划或使皮质醇水平骤升。此外，妊娠期和哺乳期是例外的情况，你可以根据身体状况进食，但要保证食用的食物100%是营养丰富和天然的。

如果你是糖尿病前期患者、胰岛素抵抗患者或2型糖尿病患者，那么即使你正在服用降血糖药物，保持饮食健康对你来说也是至关重要的。即使你患有2型糖尿病，高血糖状态也可以被逆转，并且这种情况通常是遵循此重启计划的结果。如果你在实施重启计划的过程中发现自己的血糖水平较低，或者你查了血糖并且发现血糖水平正在降低，请咨询你的医生。如果你解决了血糖的问题，就可以减少药物治疗剂量，甚至完全摆脱药物治疗。在重启计划的短短几周内就可能发生这种情况，因此你要密切关注。此外，如果你正在努力降低血糖水平，那么你可以服用一些补充剂，如维生素D和镁，它们已被证实可以使体内的细胞对胰岛素更敏感。这些补充剂已被列入你的每日剂量补充剂列表中了。请参阅第151页的"SOS处方：每日剂量补充剂"。

弥补植物营养素缺口

食物是你最重要的营养来源，而膳食补充剂只是天然食物的补充。但现实是，我们大多数人并没有从食物中摄取到我们维持最佳健康状态所需的营养素——这其中包括我们为了面对更大的压力，以及对我们所接触的环境毒素进行排毒所需的其他营养素。

以下是美国农业部2009年的统计数据，反映的只是大多数美国女性普遍缺乏的营养素中的一小部分[①]。

- ◆ 维生素E：86%
- ◆ 锌：42%
- ◆ 叶酸：75%
- ◆ 维生素B_6：35%
- ◆ 钙：73%
- ◆ 铁：34%
- ◆ 镁：68%
- ◆ 维生素B_{12}：30%

我们体内的必需脂肪酸也经常且长期严重缺乏。它们对细胞（包括神经细胞）的健康至关重要，对预防炎症是必不可少的。而维生素D，更准确地说，它是一种激素而不是维生素，它参与了数百个甚至更多与健康相关的关键功能，包括免疫、血糖代谢、骨骼健康和情绪调节。美国精神病学协会

[①]　冒号后的百分比为美国女性中缺乏该营养素的比例。——译者注

（American Psychiatric Association，该组织并不是营养或补充剂方面最著名的前瞻性研究小组）于2016年开展的一项研究发现，上述许多营养素，以及膳食纤维、维生素B_1、维生素B_9对大脑健康和健康的情绪（包括抑郁症的预防和逆转）也至关重要。

除了遵循重启计划中饮食方面的计划，确保定期补充高质量的食物之外，我建议每个参与SOS解决方案的人都服用每日剂量补充剂。只要你尽快获取这些补充剂并开始服用，长此以往你将在健康方面受益终身。

储备食材

现在是时候在食品储藏室和冰箱里储存一些你真正需要的食物和配料了，这样在重启计划阶段你可以随手找到需要的食物。从每日食谱示例（第155页）中选择你本周要遵循的食谱，并参照第270~274页的购物清单去采购。你可以在avivaromm.com/adrenal–thyroid–revolution上找到更多的食谱。

让我们开始重启计划吧

现在你已经做好了准备，知道了哪些食物不应该吃、哪些食物应该吃、哪些补充剂应该按剂量补充，以及如何保持血糖稳定，那么让我们一起开始吧！如果你想知道如何将所有这些串在一起，你可以参考后文中的"使我们精神焕发的每日计划"。"使我们精神焕发的每日计划"是一种理想情况，所以不要让计划压倒一切，只把它作为一个指南来挑选我们要做的。你可以从我的网站avivaromm.com/adrenal–thyroid–revolution上免费获取生活方式记录簿，用它记录你的感受，并激励你进行日常锻炼，从而支持你完成计划。

同时，尽管跟踪与食物有关的症状很重要，但不要强迫自己写下每次吃的所有东西。但要注意，当你感到特别兴奋或疲倦时，这就是身体留给我们的线索，记录下这些会对你了解自己有所帮助，为识别饮食诱因提供线索。

SOS处方：每日剂量补充剂		
草药/补充剂	作用和注意事项	剂量
EPA/DHA（鱼油、鱼肝油或藻类衍生产品）	保护细胞免受氧化应激，减少炎症，保护神经系统，改善思维和情绪（请参阅相关资料，以了解已知的不受环境毒素影响的安全产品的品牌）	850 mg EPA或200 mg DHA，每日1~2次
镁（甘氨酸镁是首选的形式）	镁被称为"镇静矿物"，也是一种我们大多数人都缺乏的常量元素。镁在我们的身体里参与数百种重要反应，包括血糖和胰岛素调节（似乎可以改善机体对胰岛素敏感性和支持胰腺功能，帮助对抗高血糖症）、骨骼健康的维持、情绪反应、肝脏解毒、肌肉放松（包括使心肌保持规律的舒缩节律）和血压的调节，等等	每日300~1200 mg（如果需要服用甘氨酸镁来治疗便秘，可以每天服用多种不同形式的镁以达到每日的最大剂量）
复合维生素	它为弥补植物营养素缺口提供了一个总体基准。寻找一种不含糖、人工染料或添加剂的复合维生素，并与甲基叶酸、甲基维生素B_{12}、锌、硒和碘配合使用。复合B族维生素与甲基化B族维生素为健康的神经系统和肝脏解毒提供支持；锌可增强免疫系统；硒可以通过增加谷胱甘肽（谷胱甘肽是人体最重要的解毒化合物之一）来增强肝脏的解毒功能，减少焦虑和抑郁，为健康的甲状腺功能提供支持，并可能降低抗甲状腺抗体水平。许多女性体内碘含量低，而碘恰恰是正常甲状腺激素合成所需的	遵照医嘱，通常每日1次
维生素D_3	增强免疫力，振奋精神，舒缓情绪，尤其对缓解抑郁有益；当血糖水平升高时，可以优化血糖；对免疫系统、甲状腺的正常功能和肠道内壁的健康是必需的；为其他数百种对健康至关重要的功能提供支持。它通过保护胰腺和改善胰岛素抵抗来提高胰岛素水平	每日2000 U；如果你的检测结果表明你的血液中维生素D_3水平低或你有高血糖或胰岛素抵抗，则每日最多补充4000 U，坚持补充3个月

使我们精神焕发的每日计划

上午

- 理想情况下，你在出门上班前1小时醒来，安排好爱人和孩子的事情或直接开始自己的一天，这样你就会有喘息的空间。

- 在起床之前，给自己2~5分钟的时间去做快速冥想（请参阅第178页）或深呼吸练习，或者进行其他形式的冥想练习。
- 起床后，喝一杯添加了一点新鲜柠檬汁的温水。
- 如果时间允许，哪怕你只有5分钟，做些运动（瑜伽或拉伸；如果你有更多的时间，可以去散步）。或者你也可以借助"Seven Minute Workout"（一个手机软件）进行锻炼。
- 在醒来后的1小时内吃早餐。不要不吃早餐。早餐时服用补充剂。
- 在你忙得不可开交之前，抽出时间去洗手间。
- 上午晚些时候：你需要吃一些健康的零食，并且一定要补充水分。如果你还没去过洗手间，那现在就去。

中午到下午

- 请至少午休30分钟。如果可以，请休息1小时，并离开电脑。尽量在早餐后3小时内吃午餐，尽量补充一些水分。
- 花 5~15 分钟做伸展运动、散步、去洗手间。
- 下午晚些时候：吃些健康的零食，花2~10分钟做一个简短的冥想或呼吸练习。记得补充水分。

晚上

- 在工作结束后花15分钟减压（请参阅第180~181页），以使自己的夜间皮质醇节律正常。
- 计划晚餐并准备好明天的午餐。如果可以的话，尽量在晚上7：30之前吃完晚餐。
- 完成晚上的事情后，留出一些属于自己的时间，哪怕只有10分钟，进行自我补充保健。
- 在你睡觉前大约1小时关灯并关闭所有电子产品，尝试在晚上11：00

之前上床睡觉，或者保证至少7小时的睡眠时间。如果需要的话，在睡觉之前服用改善睡眠的补充剂（请参阅第182~184页）。

- 想要获得更多灵感，可以访问网站avivaromm.com/adrenal-thyroid-revolution。

如何排除重启计划中的障碍

回归厨房

你可能会惊讶地发现只要是在家里吃饭，即使是吃健康的有机食物，也比外出就餐要便宜许多。准备和食用美味的饭菜也会令人十分满足。如果你提前做好计划，那么食材就会有富余，可以用这些食材来准备第2天的午餐，既方便又健康。

在家做饭时，你可以控制食物中的成分，避免加入过量的糖、盐和其他会使你的体重增加以及可能是你的饮食诱因的成分。例如，我的许多患者都反馈说在餐馆吃了所谓的"无麸质"食物后出现了症状加重（详见avivaromm.com中的"不含麸质？如果你吃到了含麸质食物怎么办？"）。在家吃饭也是减肥的可靠方法。每周外出吃一顿饭，每年可增加2 lb（约0.9 kg）体重。而美国人平均每周外出就餐5次。餐馆知道我们喜欢花同样的钱买到大的东西，而且增大食物的分量并不会明显增加餐馆的成本，因此它们会提供超大分量的食物。对自己身材要求严格的女孩在吃完这些大分量的食物后会感到很自责。我们的腰围和健康为此付出了代价。

在我的网站（avivaromm.com/adrenal-thyroid-revolution）上，你可以找到有关如何在不可避免地外出就餐时吃得更健康的小贴士。

提防周末和意志力薄弱的时候

通常，美国人在周末往往会大吃一顿。从周五到周日，我们会摄入更多的能量、垃圾食品，喝更多的酒，并且摄入过多的不健康的脂肪。为什么会这样呢？这是因为我们需要在工作日遵守各种规定，而到了周末，我们的意志力已经消耗殆尽。因此，我们要摆脱那种工作时的劳累状态，并寻求快速修复（即放松），即使我们知道到下周一时我们会感到糟糕和后悔。这些情况也会发生在我们感到过度劳累、饥饿时，或者生日聚会或假期活动中。一个更健康的策略是，将自我补充保健作为生活的一部分，并为整个周末（或聚会、假期）制订一个计划，以此来尝试避免将一整周的压力储存、堆积在一起。这样你就可以尽情地享受周末，而不必让自己感到很糟糕。以下是一些帮助你度过周末和意志力薄弱时刻的小贴士。

- 一般来说，尽量避免在周末进入SOS状态；按时吃饭和锻炼，这样就不会想着吃零食。

- 出门前吃一些健康的小零食，并随身携带应急零食，这样你就不会因为过度饥饿而吃比萨、汉堡或喝下含有600 kcal（1 kcal≈4.184 kJ）的菠萝朗姆酒。

- 在喝酒之前或者至少在喝酒时吃一些东西，空腹喝酒会加速酒精的吸收，很容易喝醉。

- 慢慢地喝，聪明地喝：点些不含麸质的、用蒸馏水或气泡水调制的简单饮料，并要求不加糖。例如，清凉葡萄酒、柠檬伏特加气泡水或金汤力（杜松子酒加奎宁水）。或者坚持只喝红酒，不超过2杯，慢慢啜饮。

- 在参加周末派对和社交活动时尽可能坚持平日的饮食习惯。如果你通常在上午7点、中午12点和下午6点吃饭，在周末也要这样做。

第1周：日复一日

第1周每日膳食计划示例

早餐示例
8~12 oz思慕雪（或奶昔）或早餐蛋白质 +优质脂肪 （+可选素食）

午餐示例
蛋白质类食物为主 +绿色蔬菜 +彩虹蔬菜 +能量蔬菜 +优质脂肪

晚餐示例
蛋白质类食物为主 +绿色蔬菜 +彩虹蔬菜 +能量蔬菜 +优质脂肪 +少量的发酵蔬菜（如果可以耐受的话）

第1周每日食谱和生活方式示例							
	第1天	第2天	第3天	第4天	第5天	第6天	第7天
晨练	快速冥想（第178页）	干刷和淋浴（第205页）	5分钟的深呼吸（171页）和伸展运动	快速冥想	干刷和淋浴	5分钟的深呼吸和伸展运动	尽可能远离社交媒体和电子产品
全新的开始	喝一杯加了几滴柠檬汁的凉白开或温水						
早餐 +每日剂量补充剂	思慕雪	菜肉馅煎蛋饼 +青菜配橄榄油柠檬酱	思慕雪	早餐炒菜或煎蛋卷 +可选混合蔬菜配橄榄油柠檬酱	思慕雪	早餐炒菜或煎蛋卷 +可选混合蔬菜配橄榄油柠檬酱	能量芭菲（可搭配橄榄油版格兰诺麦片）
上午加餐	素食排毒营养汤	素食排毒营养汤	素食排毒营养汤	椰子酸奶配生可可粒、浆果或橄榄油版格兰诺麦片	喜马拉雅海盐调味的熟鸡蛋	补充零食里选择一项（第146页）	补充零食里选择一项

（待续）

续表

第1周每日食谱和生活方式示例							
	第1天	第2天	第3天	第4天	第5天	第6天	第7天
午餐 +SOS解决方案补充剂（如果你已经制订了个性化的计划）	地中海膳食	沙拉或卷饼 +汤	剩下的菜肉馅煎蛋饼和墨西哥黑豆沙拉	中东膳食（用昨日晚餐的剩菜制作）	昨晚剩的寿司饭	剩的生柑橘沙拉	中东膳食
下午加餐	素食排毒营养汤	素食排毒营养汤	素食排毒营养汤	补充零食里选择一项	素食排毒营养汤	能量芭菲（可搭配橄榄油版格兰诺麦片）	喜马拉雅海盐调味的熟鸡蛋
皮质醇重置	按照补充修复工具包（第108页）中的任意方法，花15分钟重置夜间的皮质醇节律						
晚餐 +SOS解决方案补充剂（如果你已经制订了个性化的计划）	红薯甘蓝沙拉 +柠檬迷迭香烤鸡和（或）墨西哥黑豆（作为素食者的选择）	青葱芝麻酱三文鱼（或素食） +烤根茎类蔬菜	烤鹰嘴豆丸子或饼 +素食藜麦塔布利沙拉 +烤花椰菜配辣椒粉 +剩的柠檬迷迭香烤鸡	用藜麦或非谷物米制作的麻辣寿司饭	生柑橘沙拉	嘉年华鱼沙拉卷 +墨西哥黑豆 +姜末橙汁拌甘蓝 +半杯熟的谷物或烤根茎类蔬菜	黑豆红薯饭
补充自我保健	沐浴	写感恩日记	读书并远离电子产品	写感恩日记	读书并远离电子产品	沐浴	写感恩日记

第 **5** 章

重塑

找到内心的平和

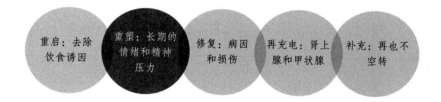

我们改变任何事物的关键在于我们重塑它的能力。

——玛丽安娜·威廉森

欢迎来到第1周的第2部分：重塑。

空乘人员都知道，如果想去救飞机上的其他人，自己必须先戴上氧气面罩。同样地，如果你在"修复模式"中没有注意到自己对时间的需求，那么你接下来很难重新找回能量并走出SOS状态。这是为什么呢？精疲力竭不仅仅意味着感觉无力和疲倦，它还意味着能量被消耗——就像出现炎症一样。当你备受煎熬时，你会不可避免地找寻一些不健康的方法（比如吃冰激凌、大量饮酒或超出预算地疯狂购物）来安慰自己。如果你发现自己在想暂停键在哪里，或者希望自己有能让世界停顿1分钟的超能力，这样就可以完成待办事项或只是喘口气，或者你在有关压力诱因的问卷中得分很高，那么这一章你一定要认真看。

本章将为你提供暂停权限。这是一次自我保健的机会。

首先要重塑我们的认知。你需要明白，没有时间好好照顾自己或不值得好好照顾自己的观点是错误的。

大多数女性认为我们必须不断地努力，不断地给予，直到我们一无所有。不堪重负和劳累过度是如此普遍，以至于大多数在职父母永远觉得他们做得不够，只有不到20％的人觉得自己很称职。重塑阶段第一个也是最重要的改变是我们有权利也应该照顾好自己。这不是为了让自己成为一个更好的妈妈或者在其他方面做得更好，只是因为你值得被照顾。你可以而且必须学会以一种精力充沛的状态（而不是一种精疲力竭、总是在努力挣扎的状态）去生活和奉献。我将与大家分享一些工具，你可以用它们来摆脱持续存在的疲惫、不堪重负和空虚的状态，从而让你在生活中掌握主动权。

你也会恢复与睡眠的友好关系，因为没有良好的睡眠，其他的一切都会受到影响。

感觉如何？我们的身体不会说谎

你的身体就是你的晴雨表、个人压力表，会告诉你何时压力过高。你出现的症状可能是身体上的（如头痛、睡眠中断、消化系统症状、疼痛、越来越严重的潮热），也可能是情绪上的（如焦虑、抑郁、易怒、沮丧、崩溃）。对我来说，如果这些症状与灾难性思维同时出现，它们会把我压垮。我担心

倾听身体的声音

- 将计时器设置为3分钟。
- 上身挺直坐在椅子上，或躺在一个舒适的平面上。
- 闭上眼睛，一开始正常呼吸，然后慢慢地深呼吸8次。
- 现在加深你的呼吸。让你的气息停留在你的身体里并游荡到任何感觉紧绷、阻塞或"卡住"的地方。想象用你的呼吸按摩紧绷处或疏通阻塞处。你的生活中有什么与你身体中的紧绷感有关的事情吗？让答案浮出水面，仔细聆听。
- 倾听答案，如果你受到启发，记下它，将其作为"自我笔记"以便将来查阅。

如果"停下来"，一切都会分崩离析，所以我往往会通过做更多的工作来安慰自己。请记住，应激反应是保护身体免受伤害的一种方式，所以当你出现这些症状时，请认真倾听身体想告诉你什么。这就是你的"身体语言"。

然而，太多的人忽视了我们的身体。我们实际上忘记了自己的感受。

我们小时候就经常忽略自己想去小便的感受，因为我们不想在课堂上举手要求去洗手间。如果我们总是忽略这些小的信息，我们将会为之付出代价，因为这些信息最终可能会变得尖锐、响亮，最终会导致我们出现症状。

身体不会说谎。你可能在过去就已经注意到了这一点，例如，当你生活中正在发生的事情很难正面处理，或者当你选择与直觉不一致的道路时，你会出现身体或情绪上的症状。以我的一位患者为例，在她30岁出头时，她开始怀疑丈夫有外遇，而与此同时她戴结婚戒指的手指得了严重的湿疹，后来的事实表明她的丈夫真的有外遇。这是一个非常戏剧化、但很有说服力的例子。当你没有说实话时，当你心里想说"不"而口中说"是"的时候，你喉咙里的紧绷感。身体和大脑是一体的。有价值的信息可能以思想或身体感受的形式出现在你面前，这些思想和身体感受可能来自器官或神经系统。这是一种被称为"内感受"的现象。

让我们一起慢下来

尤其是女性……要提高自己在"待办事项"列表上的优先级。

——米歇尔·奥巴马

最近，我的一个好朋友虽然事业蒸蒸日上，但生活中却事事不如意。她脾气暴躁，没有按下暂停键，最终反而变得压力重重，还经常和丈夫吵架。感到很痛苦，而且最终什么都没完成。这听起来是不是很熟悉？有一天，她很晚才给我发短信，说她终于"不得不屈服了"，所以她创造了一个"洞穴"。她爬到床上，把被子盖在头上，放下压力，不想任何事情，放松了一小时，之后她感觉自己像被清空了一样，焕然一新。

我回复说："太棒了。我要把它写出来。这是一个完美的例子。"

我们怎么知道自己多久需要"清空"一次？我们有时感到崩溃或负能量爆棚，但我们依然会奋力前行。然而，只要暂停一会儿，给自己一点时间，我们就能缓解糟糕的心情，防止崩溃。允许暂停是我人生和医疗实践中重要的哲学。它还具有良好的生理意义。例如，我们不仅受昼夜节律的影响，也受到短周期的短昼夜节律（节律周期为90~120分钟）的影响。如果我们在一天结束的时候停下来，哪怕只有15分钟的时间来自我保健、深呼吸、散步，或者做任何能让我们重新适应下一个短昼夜节律的事情，我们自然会更加专注、更有效率。

但是，变得更加专注和更有效率并不是我们唯一的追求。

善于让自己在更快速的生活节奏下停下来是克服压力的秘诀。因为这样你的"油箱"总是满的，而不是一直空着或油量过低。高水平的运动员、顶尖的音乐家和成功的企业家都知道这个秘密：花时间来修复、充电和恢复活力是成功完成任何事情，包括收获健康的关键。

那么，为什么我们大多数人都很难为自己腾出时间呢？为什么在暂停和为自己补给时，我们会感到内疚和焦虑呢？的确是这样：这是因为对外部生活的需求——也就是我们大多数人谋生和承担责任所需要的——会让我们感到自己没有感情，并给我们带来很大的压力。从某种程度上说，我们认为爱自己是自我放纵的一种表现。我们的一些"人设"，比如完美主义、错失恐惧症（"社交控"）、好女孩综合征等，让我们觉得我们总是要做得更多、付出更多、更努力。这会给我们带来巨大的身体和情绪压力。在我们深入探讨如何放空自己之前，让我们来看看哪些常见的"人设"给我们的生活增加了不必要的压力。

我们一直相信完美主义

走出阻碍你前进的历史。进入你愿意创造的新的故事。

——奥普拉·温弗瑞

我们承受压力的方式不止一种，每个人对压力的反应都不一样。对我来说，完美主义的设定让我承担了太多的压力；而为了把事情做得尽善尽美，我又付出了过多的努力——同时还担心自己做得不够好，或者不如别人做得好。然而，令人惊奇的是，一旦我了解我的SOS状态和压力是如何在我的生活中出现的，我就可以轻而易举地找到压力源并驯服它们。

如果你发现自己有太多的事情要做、长期压力过大、没有时间去好好照顾自己，那么有必要去探究一下原因。是否有一些所谓的"人设"，以及你所期望和塑造的个人形象使你出现这样的情况？直到遇到玛尼女士，我才完全意识到自己的完美主义"人设"。她的故事改变了我的一生。

58岁的玛尼女士是一位女强人。她事业有成，婚姻幸福，而且5个孩子都是高收入者——她拥有一切，但除了精力。她每天都感觉"身体被掏空"，但依然坚持每天锻炼2小时，时刻跟进自己研究领域的最新进展，还要出差去参加学术会议并看望孩子们。她来找我的时候，她的体重偏轻，患有桥本甲状腺炎，睡眠质量也不好。我们一起来听听她的故事。她是移民的孩子。当初在异国他乡，她的父母要节衣缩食来养活全家，对基本的生存感到非常焦虑。所以玛尼在很小的时候就开始工作，帮助父母养家糊口，那时她就下决心要摆脱贫困。她努力使自己在每一件事情上都做到最好。事实也的确如此。但是，曾经让她摆脱了艰难生活的"适应生存"模式，让她在40出头的时候感到不适应了。她的身体开始超负荷运转。虽然她已经获得了经济上的保障，但她的大脑从来没有意识到她现在其实可以放慢脚步。我看着她：她穿着讲究，妆容完美，身材像麦当娜。然后我告诉她："玛尼，你还在喂养'饿鬼'，但实际上它们不再追逐你了。你可以允许自己暂停一下。"几年后，她告诉我，和我的这次谈话是她终于能够放松下来和享受生活的转折点。

与此同时，我也意识到，我也曾用出色的成就来掩盖童年贫困生活的记忆。但作为一个成年人，我仿佛仍然生活在贫困的境地。即使我的直觉说"算了吧"，我也依旧会对每一个机会说"是"。我担心如果不一直工作，就不会有足够的钱。总结来说就是：我是一个高成就者，如果我感到放松或者有些事情太容易完成了，就会觉得自己哪里做错了或者没做，心里不踏实。我们需要知道曾经的经历是如何决定我们的想法和行动力，并让我们做出让自己保持忙碌感的选择的。我们必须形成一种观念：成功不需要压力。不久，那些陈旧的思维模式会开始退居次要地位，我们终会过上更健康、更有活力的生活。直到我跟玛尼提到"饿鬼"这个词时我才意识到，"饿鬼"是一个佛教用语，表示使人永远感觉被驱使的（这与当代大多数成功女性的情况惊人地相似）、未被满足的内心需求。

过度工作成瘾就是在说我自己。在我的童年时代，取得好成绩和表现出色不仅从妈妈那里"买来"了爱，也得到了老师的认可。我学会了用自己的智慧进行自我保护，并在15岁的时候获得了奖学金并进入了大学。我知道也许很多人会羡慕我。但问题是，即使步入了幸福、安全的成年生活，但我仍然觉得我必须努力工作，并用所有的时间来"生存"。如果我没有感到很大的压力和持续不断地工作，我真的觉得有些不对劲。SOS状态曾经驱使我摆脱生存恐惧。因为我在职业和社交方面的行为而不断获得奖励，所以我开始对这种"过度劳累—奖励"的恶性循环成瘾并不断自我驱动。玛尼的故事对我来说是一个警醒，让我摆脱倦怠，就像她现在一样。我不断地学习享受自己掌控生活的乐趣，而不再受SOS状态的驱动。

当我开始和女性（以及男性）谈论完美主义、压力成瘾和错失恐惧症（"社交控"）是如何成为"饿鬼"时，大家的反应是一致的——"我也有这方面的问题"。疲劳、压力、焦虑、抑郁，以及我们所经历的许多身体症状都超出了身体的承受能力。当我们的大脑意识到我们并不是处于一种放松的安全状态时，SOS状态就会出现。如果我们认为有"饿鬼"在追逐我们，我们就不会感到安全。这是药物无法解决的问题。但你可以从这一章中学到一些理念，并将其应用于为期4周的SOS解决方案中，从而解决这个问题。让我们一起与自己和解，和自己不适应的压力说再见吧。

对行为成瘾和对其他成瘾一样，都会在大脑中产生让人感觉良好的化学反应。与毒品或赌博成瘾不同，过度成就、过度工作和完美主义让人在社会和职业上都得到了回报，暂时满足了人类最初的生存需求，即归属感、被认可、经济上的安全感。这就是为什么当我们感觉自己不属于这个摩登时代时，我们会感到非常害怕、孤独和脆弱。这也是我们如此努力拼搏的原因。

这些行为本身并不是有害的——取得很高的成就、努力工作、专注、赚钱都是正能量的。然而，如果这些都是被恐惧（SOS状态）所驱使，而不是被热情、爱和享受所激励，久而久之我们就会失去健康、幸福、暂停时间、恋爱时间和个人理智。

这里我要引入"神经可塑性"一词。时至今日，我们成年人的大脑模式仍被认为是固定的，但这远非事实。神经科学领域正在飞速发展。研究表明，成年人可以通过创造新的思维和行为模式，改变大脑中由生活环境塑造的路径，并决定我们目前的思维和行为模式。我们一旦知道我们不再需要某种特定的思维和行为模式，便可以重新训练大脑去有意识地生活和思考，而不是被动地思考。你可以尝试与自己对话，询问自己现在的生活方式是否给了你幸福感。如果答案是否定的，请纠正它。虽然我仍然需要努力去改变，但现在的生活比之前感觉轻松多了，因为我自己的大脑已经接收到这样的信息：我不必一直努力为完美生活而奋斗。玛尼，以及我的许多女性患者也都有同样的经历。这需要练习，但这完全是我们可以做到的。

准备好看看几个最常困扰女性的"人设"了吗？我相信你至少能认领一个。

完美主义

在我任教的一个高端瑜伽会所，我对里面100多名健康的"瑜伽修行者"进行了一次调查。如果在过去6周内她们观察过镜子里的自己并批评过自己的身体，那么请她们举手。随即，房间里的每位女性都举起了手。每当我向一群女性做这样的调查时，都会发生同样的事情。91%的女性对自己的身材不满意，97%的女性每天会至少产生一次"我的身材不好"的想法。醒着的时间里，我们越发感觉自己不够瘦、不够完美、不是足够好的母亲。如果说我们女性有什么共同点的话，那就是觉得自己永远都不够好。完美主义是大多数女性都难以摆脱的生存模式，其中有些人比其他女性更甚，尤其是在我们的孩童时期，也就是我们将爱和成就紧密联系在一起的时候。

运动过度？那就歇一歇

我曾为许多女性看过病，这些女性的SOS状态是在运动训练数月或成为运动员数年后开始出现的，或者其完美主义表现为过度锻炼以拥有"完美的身材"（不要自欺欺人地认为这与我们普通人无关，这也可以表现为想要拥有"完美的瑜伽身材"！）。

适度跑步或任何适量的有氧运动对健康都有积极的影响。但是，过度训练给身体带来的压力可能会导致过度训练综合征，即肾上腺耗竭，其症状包括慢性疲劳和倦怠。尤其是如果过度训练伴随着触发性压力事件且没有足够的恢复时间，这些因素带给你的压力会超出你的应对水平，使你进入SOS状态。相反，低强度运动可降低皮质醇水平，并且更符合脱离SOS状态的计划。如果你处于SOS状态或在进行大量运动后发现自己精疲力竭，那么对你而言可能是时候降低训练强度了，请暂时恢复一下体力，让自己得以补给。

尽管完美主义的某些方面可能给你带来了巨大的好处，但你可能会一直处于精疲力竭的阴影中：无情的压力让你疲于奔命，而不是良性地努力成长；"冒名顶替综合征"使你担心被人发现自己在某些方面并不如人们认为的那样出色；因为总是必须做更多的事情而无法休息和放松。这些不仅使你感到恐惧，还使你陷入SOS状态。你的皮质醇水平升高，就像任何慢性应激时一样。你所感到的疲惫或出现的症状很快就使你获得的好评和成功黯然失色，你只想爬进被窝睡6个月的觉。

完美主义的表现如下。

- 总是感觉有更多事情要做或现在就应该完成。
- 虽然在考试、演讲或提交论文前已经做了充分的准备，但你仍然感到自己准备得不足。

- 经常把自己和别人进行比较。

- 总是感觉自己可以做得更好。

- 对人生唯一的评价标准：成功或失败。

这就引出了下一个"人设"，它几乎总是伴随着完美主义出现。

压力成瘾

我们中的许多人都在压力很大的环境中长大，成年后依旧不自觉地寻找压力，因为虽然压力过大的感觉让人很不舒服，但它是一种熟悉的情感缺陷。我们可以通过多种方式在我们的生活中创造压力，以使熟悉的痛苦永久化。在这里，我将重点关注一种经常出现的形式——对压力、过度劳累和不堪重负成瘾。

以下为压力和过度劳累成瘾的症状。

- 长期压力过大或不堪重负。

- 长期超负荷运转。

- 虽然自知时间不够，但还是愿意接受"难以完成"的任务。

- 应对完一个压力，再去应对另一个压力。

长期不堪重负和计划过多本身就是焦虑的来源。所以为了改变我们的内在体验，我们必须改变模式。这就导致我们进入下一个与完美主义和压力成瘾密切相关的模式——对陌生人认可的渴望。这通常会驱使我们进入前两种模式。

好女孩综合征（取悦他人成瘾）

"做一个好女孩"是我们最早被教授的规则之一，它使许多女性不敢直言，不敢冒险和迈出脚步。我们从小就被教育要讲礼貌、待人友善、不打断别人说话；即使我们不喜欢某个礼物，我们也要说"谢谢"并假装很喜欢；还要保持微笑，不要引起轰动，要让别人看见而不是被听到，不要质疑权威，不要捍卫我们的权利，不要专横……关于我们如何被教导成为好女孩的方法不胜枚举。好女孩综合征通常也来自家庭生活，因为在家里，你是和平的缔造者（尽管你有时也处于不稳定状态），或者你需要"在雷达下飞行"以避免被注意到或陷入麻烦，或者你在家庭中的安全感（被爱、被照顾、被注意）取决于你的"良好行为"。

但是，成为一个好女孩可能会阻碍你实现梦想。即使你想拒绝某些事情，它也可以迫使你说"是"。但是当好女孩转变为好患者时，这种状况不一定对你的健康有益。好患者不会质疑权威。她们不会主动提出对检测、诊断或治疗的需求。就像父母和老师一样，医生和护士也喜欢"好女孩"患者，他们害怕那些在普通医学术语中被称为"困难患者"的患者。"依从"一词是指患者按照医生告诉他们的行为去做。但是许多好女孩不知道自己可以坚持要求做进一步的检查或寻求其他意见，或者要求获得另一种可能揭示或缓解甲状腺问题的药物，她们因此遭受了数月甚至数年的抑郁、体重增加、脱发、皮肤干燥、便秘、产后问题或其他症状的困扰。学会坚持争取自己认为需要的东西（如正确的甲状腺检查）对每个人来说都不容易，尤其是对女性而言，但你的生活质量确实就取决于此。如果你想了解更多信息，请访问avivaromm.com，查看"成为一个好女孩会对你的健康造成怎样的危害（*How Being a Good Girl Can Be Hazardous to Your Health*）"这篇文章。

好女孩综合征可能有以下表现。

- 试图委屈自己以取悦他人。
- 维持和平（冲突可能会使你焦虑）。
- 不愿讲出实情，因为这可能伤害别人的感情。
- 永远是"心地善良的人"或志愿者；即使你没有时间去做某件事，为了不让任何人失望，你也会答应去做。

- 担心如果你对某人要你做的事情说"不"，你将不会被喜欢或被爱。

这种状态将引导我们进入下一个"人设"。

错失恐惧症（"社交控"）

"社交控"和"稀缺性思维"（害怕没有足够的钱、时间或爱）的根源在于"如果……该怎么办"的思维方式。这种思维方式通常是经历了失去、创伤或资源匮乏后形成的一种神经通路，它使我们的大脑在日常环境中时刻预测危险并警惕着灾难的到来。问题是，如果你总是这样想的话，那么无论多少外部安全保障措施通常都不会减少你内心的恐惧。所以你总是会努力追求更多的安全保障，却永远不会觉得自己拥有足够的安全感。

"社交控"和稀缺性思维的症状如下。

- 害怕没有足够的时间、金钱、爱。
- "灾难"般地生活：经常为一些小事担忧。
- 拼命工作，以确保有足够的工作量。
- 在收到一个活动或一个团体的邀请时，虽然你真的想说"不"，但你还是没有拒绝。

现在让我们来看看我最喜欢的一些策略，它们能让你有意识地摆脱这些（和其他）"人设"，再次感到生活的美妙。它们还能让你摆脱那些你不再需要的、会触发SOS状态的诱因。

怎样按下暂停键?

在任何时刻，无论我们感觉多么失落……我们只需要暂停，呼吸，并开放地体验我们内心的活力。在这种清醒的开放中，我们回到了我们自然意识的和平与自由之家。

——塔拉·布拉克

暂停是一种精神实践。它为你服务，为所有人服务。暂停会产生连锁反应，会不断给予你益处。在精疲力竭的状态下努力对你和其他人都没有好处，还会让你的工作效率降低、人际关系不那么友善、幸福感降低，会让我们大多数人感到矛盾、痛苦、心生怨恨、愤怒、疲惫和易怒。有证据表明，如果你更快乐、更放松，这对每个人、对自己所做的每件事都更有益处。除此之外，你应该好好照顾自己。你应该定期暂停一下。

当我们想要按下暂停键时，我们所渴望的与我们在SOS状态中的感受恰恰相反。当我们在海滩上放松、泡热水澡、做深度按摩、冥想或在瑜伽课的最后部分做仰尸式时，我们渴望得到内心的平静和安宁。这种感觉叫作放松反应。生理上，它是应激反应的镜像，是SOS状态的关闭按钮。这是副交感神经系统（而非交感神经系统）兴奋的结果。副交感神经系统的兴奋有助于休息、消化和组织愈合。它还常常伴有放松状态的心率和呼吸频率、正常的血压及冷静的头脑。每周有30分钟处于这种状态对健康大有益处。在数百项关于冥想、瑜伽和其他放松练习的医学研究中都有关于此方面的详细记载。

好好睡觉

睡眠是一天结束时进行自我放松所必需的。如果没有高质量的、充足的睡眠，你几乎不可能远离SOS状态，更不用说抑制渴望、减少对咖啡因的依赖和减轻脑雾了。"7"是个神奇的数字：你每天晚上至少需要7小时的良好睡眠才能重置生物钟和皮质醇节律，清除积累在大脑和身体中的化学毒素，大脑也需要在此期间将当天接受的新信息整理和归档。

好睡眠最重要的7个小贴士

以下是我给大家列出的有关睡眠的7个建议。所有这些都会给你带来最佳效果。请注意，许多催眠药可能会适得其反，破坏你的睡眠。下面是我最喜欢的自然睡眠疗法。这些疗法通常可以在你服用催眠药之前应用，所以如果你需要的话，你仍然可以服用适量的催眠药。如果这些疗法有效果的话，它们可以代替催眠药。如果你正在服用苯二氮䓬类药物，你必须和你的医生讨论并选择一种安全的药物，不要自己尝试。

1．为良好的睡眠做好准备。

- 下午2点以后拒绝摄入咖啡因，如果你对咖啡因敏感的话，最好也别吃巧克力。
- 不在白天小睡。
- 每天至少锻炼20分钟，但不要在睡前3小时内锻炼（恢复性瑜伽除外）。
- 睡前3小时内避免饮酒（即使是红酒也能让很多女性保持清醒）。
- 睡前3小时内避免进食。如果胃灼热使你无法入睡，不要吃加重反流的食物（如柑橘、番茄、咖啡、辛辣的食物、巧克力等）。
- 如果你经常因为想去洗手间醒来，那么在睡前2小时内不要喝水。

2．让卧室成为睡眠圣地。 失眠会让你感觉卧室很恐怖，请把卧室变成睡眠圣地。

- 床只用来睡觉、做爱和阅读。
- 设定适宜的房间温度，大多数人在20 ℃的环境中会睡得更好。
- 减少环境噪声和光线，使用眼罩或面罩和耳塞。
- 使用舒适的床上用品。
- 如果你难以入睡，不要一直躺在床上，读一些放松心情的书，直到你准备好再次入睡。

3. **睡觉前1小时关掉所有电子产品并关掉卧室的电子设备。**读一本关于鼓舞人心或放松的书；练习深呼吸或瑜伽；或者听一些放松的或有引导性的视觉日记或纪录（不要使用电子产品）。

4. **如果睡觉前感到焦虑，那就写一篇焦虑日记。**在上床睡觉前45分钟，在卧室外的其他房间把烦恼都写在日记本上。然后，在日记的后面，对你第二天要做的事情进行头脑风暴。这有助于帮助你想清楚要做的事情，避免突然慌忙地记下待办事项。这样你在入睡前就会不再焦虑，头脑也更清晰。我的患者都喜欢这个方法。

5. **睡前洗个热水澡，放松身心，从而把一天的烦恼都"洗掉"。**最好是在写完焦虑日记后泡澡。如果你在浴缸里感到不舒服，可以简单地泡泡脚或者用一块暖和的毛巾热敷眼睛。

6. **深呼吸。**凝视天花板并不能帮助入睡，但深呼吸可以。仰卧或侧卧在床上，闭上眼睛，一只手放在腹部，每次深呼吸都能感觉到腹部的起伏。把注意力放在呼吸上，你很快就会进入宁静的睡眠。

7. **通过每天在同一时间起床，最好不晚于早上7点起床，来调整昼夜节律。**每天晚上同一时间睡觉，最好是晚上11点之前。如果你有严重的失眠，尽量多晒太阳（比如吃早餐时坐在窗户下，即使阴天也这样），或者每天早晨开30分钟灯箱来帮助重建皮质醇唤醒机制。

你如何知道自己什么时候需要放松？如果你发现自己易怒、脾气暴躁、没精打采、不知所措、不耐烦、对自己过于苛刻、无法放松、无法入睡、难以集中注意力——几乎出现了SOS状态的所有情绪和精神症状，这就表明你需要放松了。事实上，在你到达那个状态之前，就要注意你自身的感觉，并在不堪重负之前尝试重新调整。我们大多数人每天都需要练习几次放松。可以把精力和情绪水平看作你的"油箱"标尺，并问自己："满了吗？到四分之三满了吗？"如果你觉得"油箱"快空了，或者更糟，需要靠"储油罐"过活，那么是时候去"加油"了。你可以在几分钟内进入放松反应，就像

如果你必须熬夜工作

这是一个棘手的情况，因为熬夜工作对你的应激反应系统来说是一件更困难的事情，并且往往会引发问题。但是你可以采取一些措施来保护自己。

在熬夜工作之前获得额外的睡眠。我知道这听起来很不靠谱，但是有一种被称为"睡眠银行"的现象——提前睡足以储备精力——在科学上被证实有助于防止睡眠不足导致的疲劳和生理后果。

在工作中吃好。夜晚出去吃东西特别有诱惑力，特别是吃那些垃圾食品和不健康的高热量饮料（苏打水、可可摩卡和其他高热量的咖啡饮料、果汁），但在熬夜工作时只吃营养密度高的食物可以保持皮质醇水平稳定并减少不健康的热量摄入。

补充适应剂（第217~219页）。这一点特别适用于消除夜间工作对身体和大脑的压力。

回家后解压。无论做任何工作都应如此，在你无工作任务期间好好休息，就像电脑休眠一样。

在我最喜欢的活动之一——快速冥想（第178页）中那样。你练习的次数越多，它就会变得越容易。我的患者告诉我，这些做法不仅能让她们更快乐，还能让她们发掘自己作为母亲、妻子、伴侣和专业人士的真正潜力。

不过，你必须足够重视自己，坚信自己的感受。这意味着你要清楚自己生活的轻重缓急和界限，不要让内心的内疚感阻止你把时间花在自己身上，要定期检查自己是否把自我照顾放在首位。花"我的时间"并不自私，它是自爱和健康的表现。作为一名非常忙碌的女性，如果你不善于为自己创造休息时间，觉得自己做不到或者根本没有时间，我可以根据我本人的亲身经历告诉你：你在找借口，你必须克服这些。花费时间更频繁地进入这个放松的空间会让你觉得生活中有更多的时间和空间。这多棒啊！

但是，如果你仍然认为自己没有时间放松，那么请回答以下问题。

- 在接下来的2周里，我怎么能适应"自我滋养期"？
- 在这期间我打算做什么？
- 我目前的障碍是什么？我将如何克服它们？
- 如果我花了一些时间在自己身上，那么会发生的最好的事情是什么？
- 如果我花了一些时间在自己身上，那么会发生的最坏的事情是什么？
- 具体来说，我该怎么挤出这段时间？什么时候开始？持续多长时间？

现在就安排时间！

重塑大脑路径

请记住，进入圣殿的大门就在你心里。

——鲁米

我们不是生来就对自己和生活抱有消极的想法。当我们在生活中遇到那些给我们灌输消极、怀疑、负面信息和信念的人和事时，这些消极的想法就产生了。这些想法，以及它们引导我们的模式，可能是我们每天吞下的最致命的毒素之一。我们的每一个想法都参与创造我们的生活。改变思维模式和行为以及你原本的人生路线需要一些行动，尤其是当这些思维模式和行为已经存在很长时间的时候。想象一下你正走在一条被无数人走出的步道上。这条路是为你开辟的——你不需要努力工作就能到达你要去的地方。如果你在同一条思维步道上走了很长一段时间，你的大脑自然会倾向于选择它，因为你的大脑已存在这样一个神经回路，所以它对你而言很容易。

现在若想在丛林中重新开辟一条步道确实很困难，你必须在面前挥舞一把弯刀才能清除前方的灌木丛。但是，一旦你一遍又一遍地走，这条路也会变得越来越好走，直到这条新的道路和旧的道路一样容易走。这就是形成新的思维和新的神经通路的过程。一旦形成了新的路径，你就更容易以平和、自信和乐观的状态生活，这是摆脱生活在焦虑、压力、自我怀疑和恐惧中的完美解药。布勒内·布朗说过："改变自己的人生路线可能很困难，但并不像度过不如意的生活那么困难。"

以下是我创造思维新路径的7个策略。

1. **活在当下**。活在当下是克服恐惧、担忧和"害怕错过"心态的最快方法之一。如果你活在当下，你就不会后悔过去，也不会担心未来。这里有一些简单的方法可以帮助你更关注当下的生活。

- 静静地坐1分钟，注意你周围所有的声音。
- 当你洗碗时，只关注水和盘子的声音和感觉。在做其他家务时也可以这样练习。
- 在吃饭的时候只关心食物的香味和味道。

  如果你的注意力不集中，集中精神。就这么简单。活在当下。

2. **摆脱消极思想**。想象一下，你走到你最好的女性朋友面前说："亲爱的，你出了什么问题，为什么你的屁股变得如此之大？"或者"什么，你和你男朋友分手了？这肯定是因为你不够好。"或者"是的，你永远不会得到那份工作，你太失败了。"我们没有人会按照我们对待自己的方式与我们最好的朋友交谈。但以上那些就是我们每天与自己交谈的方式！这些被称为自动消极思想（automatic negative thoughts，ANTs）。这些思想可以侵入你的生活。以下是一些常见的潜在信念或ANTs。女性有这样一个特点：我们总会对朋友和陌生人说出鼓励的话，而对自己说一些消极的话。一起来看看下面这些对话对你而言是不是有些熟悉。

- 我不值得把时间（或金钱）投入到我自己身上。

- 我没有足够的时间来做这件事。
- 我永远都得不到我想要的东西。
- 事实上，我真的又胖又懒。
- 我尝试的一切都失败了。
- 我做任何事都坚持不下来，这次也不会例外吧。
- 我妈妈和外婆都患上了这种病，所以我将来也会这样。
- 这真的有用吗，还是我在欺骗自己，让自己抱有错误的希望？
- 我已经欺骗了自己，那么继续下去还有什么意义呢？

请开始专注于自己。下面是如何摆脱那些讨厌的自动消极思想的方法。

做自己最好的朋友。做自己最好的朋友是重新训练思维模式的一个非常有效的方法。把自己当作自己真正爱的人那样与自己对话。这样可以让你的肾上腺免于过度工作，并帮助缓解肾上腺疲劳相关的症状。这里有一个我使用的小技巧：把自己想象成你最好的朋友，"她"会对那些批判性的想法说些什么呢？我猜"她"会说"那些都是错误的"，并对你说一些鼓励的话。试试吧，你有权粉碎内心的批评家。

云淡风轻。ANTs是习惯性的想法，还可以让你采取行动，例如去吃一大盒冰激凌。但它们不是对的，也不必控制你。我最喜欢的技巧和我用来处理情感冲动（包括对食物的渴望，请见第128页）的方法是一样的，那就是当我有一个想法或冲动的时候，去感受它产生的感觉，然后让它像微风习习的春日中的一朵云彩一样飘过。请注意，不要做出反应。感受一下，然后这种感觉就会消失。

回首往事。如果你有一个特别持久的自我批判的思维模式，你也可以用一个与之相矛盾的思维模式来挑战和反驳它。例如，如果你认为你永远不会成功，那么回想一下你在某件事上成功的时刻。当我有一些没用的旧想法时，我感谢它从我的过去过来帮助我，然后我会告诉它："我已经到这里了，亲爱的。谢谢你，不过你可以走了，你不必再回来了。"这需要练习，但它一旦发挥起作用来就会特别有效。

重塑积极思维。这里有一些对ANTs进行积极重塑的例子，你可以用它们来代替ANTs。随着时间的推移，这些会成为你的第二天性，或者至少当你注意到ANTs突然出现的时候，这些有意识的想法会替代ANTs。

- 我可以放松。整个宇宙都支持我。我已经得到了我需要的一切。
- 我知道我想要的感觉，那就按照步骤去做吧。
- 我要完全按照自己的方式去爱和赞美自己。
- 我的身体是美丽的、健康的。
- 如果衣服或碗没有洗完也没关系。现在更重要的是让自己充实起来。

3. **不要把责任推到自己身上。**"应该"这个词仿佛是一个严厉的上司，它用特别凶狠的声音告诉你你还不够好、你做得远远不够。比如一些经典句式："我应该比现在更成功""我应该比现在更瘦""我现在应该结婚了""我应该比现在更努力工作""我应该说'是'（或'不是'）"。你可以记录一下每天对自己说了多少次"应该"，结果可能会令你目瞪口呆。你可能学到很多推动你进步的知识。在你注意到"应该"这个词几天后，在生活中刻意不去说这两个字，看看会发生什么。这会给你的生活带来巨大的改变。

4. **不要和别人比较。**作为一个康复中的完美主义者，我发现总有一个小妖精在不断提醒我：其他人都比我更成功、更听话、更聪明。这是"应该"一词继续在你身上作祟。拥有让你崇拜和学习的榜样能带给你强大的力量，它可以激励你努力；但比较是有害的，你永远也成为不了别人，所以和别人比较是一场注定会失败的战斗，它肯定会让你筋疲力尽，因为你一直在努力跟上或变得更好，同时还要与不足的感觉做斗争。那么解决这种状况的关键是什么？是爱你自己，因为你就是你，不是别人。还可以试试这个小技巧：下次当你发现自己在和别人比较时，在心里给你正在比较的人发一封小小的爱心短信，祝愿他们取得成功，或者去他们的"脸书"页面，给他们点赞，或者给他们发一封邮件来表达感谢。与此同时，提醒自己这个世界需要我们所有人。专注于把你的天赋带给这个世界，学会欣赏他人的成功。这是一种自我治愈，也是一种慷慨。

5. **保持乐观的心态。**每天吃晚餐前或睡觉前记录下当天做过的一件暖心的小事——无论是在杂货店为老人开门，对别人说鼓励的话，还是在你的待办事项清单上打钩。这些小事都值得自我表扬。谁能比你最好的朋友——你自己更好呢？另外，保持乐观、积极的心态会促使身体释放一些激素，这些激素恰好可以对抗应激反应，重塑大脑路径，这样你就不会陷入SOS状态。神奇的是，有科学证据表明，乐观可以帮助你在生活中吸引更多的财富和成功。

6. **与朋友交流。**很多人在面临巨大的压力时都会本能地向他人寻求支持，但当我们太忙时，我们很容易忽略这一基本需求：闺密时间。有时我们不愿去寻求帮助，是因为骄傲的心理不允许我们承认自己需要帮助。但相互交流其实会大大降低进入SOS状态的可能性。美国斯坦福大学的研究人员谢利·泰勒认为这是一种"照料与结盟"反应，是女性自然地恢复活力、消除应激反应的一种独特方式。之所以它会起作用，是因为相互交流可导致抗应激激素——催产素的释放。催产素被称为"爱的荷尔蒙"，因为当母亲与刚出生的婴儿做肌肤的亲密接触时，当我们达到性高潮时，当我们和亲密的朋友联系时，催产素就会释放来对抗应激反应，减少恐惧、焦虑和压力，同时增加信心、信任、勇气、慷慨和同理心——不仅对我们来说是这样，对我们接触的人也是如此。所以请参加一些社交活动——任何能让你与他人建立联系的活动。下次当你感到压力大、焦虑或抑郁，想要一剂"爱的荷尔蒙"时，给朋友打个电话吧。这对你们都有好处。

7. **重塑压力——兴奋和快乐反应。**当你感到有压力时，你完全不必屈服于压力。你可以尝试另一种方法："兴奋和快乐反应"。当你感到"哎，我有任务要做"的压力时，把头脑中的想法重新设定为"我要去做"并充满好奇心。这会将压力的负面影响转化为正面影响。积极心理学研究员卡罗尔·德韦克将这种转变称为"成长心态"。这与"固定的心态"相反。"固定的心态"使我们把所处的压力很大的情况视为"困难的"或"坏"情况，而不是一种对自己的挑战。固定的心态是"战斗或逃跑"反应的默认状态，持有这样的心态时，相关激素会限制我们对时局环境的看法。如果你采取一种"成长心态"，一个具有挑战性的局面也可以成为一个学习或体验新事物的机会。好奇心可以扩展解决问题的方法，并且通常可以帮助你更快、更轻松地解决问题。

补充修复工具包

关于放松、冥想和正念的文章有很多。为了避免进入SOS状态，把某种形式的放松方法带到你的日常生活中是绝对必要的。你也将在每日计划示例中找到一些建议。

创造属于自己的"树洞"空间

这是你应该享有的，你不必为了得到你需要的休息而让一切都分崩离析。当你精疲力竭的时候，停止一切。远离你的手机，远离互联网，关上闹钟和提醒，花点时间"做一个人"——而不是"做人类的行为"。要想从SOS状态中走出来，使工作效率提升，使思路变得清晰，使情绪平静下来，这些都需要一段时间。那么需要多长时间呢？这取决于你精疲力竭的程度。可能是一分钟、一小时，或者一个假期！但当你需要时，请为自己挖一个"树洞"。

快速冥想

冥想，一种使你进入放松状态的运动，也能逆转SOS状态。它甚至能改变大脑皮质的厚度，改善记忆力和情绪的调节，并提高意志力。冥想也可以防止端粒缩短（端粒是DNA序列上的保护性端帽，其长度与寿命有关）。如果你从来没有尝试过冥想，你可以从简单的形式开始。快速冥想是我学到的最好的冥想方法。它可以随时随地进行，并且可以立即改变你的思维方式，缓解压力。它只需2分钟，但你可以重复多次。

- 舒服地坐着或站着，注意双脚踩在地板上的感觉，闭上双眼（如果可以的话）。
- 用鼻子吸气，嘴巴慢慢吐气，正常呼吸。
- 用鼻子深吸气4秒钟，对自己说："我可以。"
- 现在用嘴巴吐气6秒钟，对自己说："平静一下。"
- 重复4~8次，然后睁开眼睛。
- 花几秒钟的时间去注意自己的感受。

如果你喜欢本书中介绍的这种快速冥想方式，并想了解更多，你可以访问我的网站avivaromm.com，阅读"思维和心情（Mind and Mood）"这部分。正如你在这里了解到的，冥想并不意味着坐在垫子上闭着眼睛叹一小时的气，尽管这样也是可以的、有效的。但它也可以是一种快速的技巧，让你快速恢复内心的平静，并重置应激反应。正确的冥想方式可以帮助你找回健康。

练习瑜伽——或者找到最适合你的运动

任何一种有规律的身体运动，只要适度（请参阅第165页），都能改善你的健康状况，放松精神，对皮质醇节律也很有好处。瑜伽尤其能释放深层的紧张感，并启动组织的修复过程，同时使大脑平静下来。所有这些都可强烈地激发放松反应，从而为身心带来益处。恢复性瑜伽特别有效，能让你快速进入深度放松状态，而不会给肌肉带来压力或造成拉伤。即使你是瑜伽新手也完全没有问题。如果你在情绪–精神压力问卷中得分很高，我强烈推荐你去练习瑜伽。大多数瑜伽工作室都提供恢复性瑜伽课程，或者你可以在线观看视频来获得指导。

泡澡

我将其称为"补充浴",因为这就是你在泡完澡之后的感觉——仿佛得到了补给,十分满足。在上床睡觉前,或者任何你觉得需要放松的时候,在浴缸中放好热水,加一杯泻盐和7滴薰衣草精油(或其他放松精油)。如果你有蜡烛,点上蜡烛,然后把烦恼都"洗掉",并在浴缸里做几分钟的深呼吸。

让生活有仪式感

生活的仪式感可以简单到手捧一杯茶或咖啡静静地啜饮15分钟,独自或和朋友定期散步30分钟,冥想5分钟,或洗个热水澡(见上文)。所有这些都可以重置HPA轴。选择一种属于自己的仪式。每天的事务太多,所以没有时间?你可以每周选择一个晚上或一个周末的早晨进行自我保健,在日历上标出这一天并虔诚地进行。你必须付诸实践。

写日记

写日记不需要高超的写作技巧,只要拿起一支笔和一个笔记本就可以写出你的想法。这里有2种写日记的方法。

写焦虑日记: 睡前30分钟,写下你的恐惧、忧虑和烦恼的经历。这种做法已经被证实可以减少体内的皮质醇,缓解焦虑,并有助于克服创伤后应激障碍(PTSD)。它还可以减少就诊的频率,减少慢性疾病和炎症。每天15分钟,连续记录4天,就能由此受益8个月。

写感恩日记: 每周写几次,每次写下3件值得你感激的事情。实践证明,感恩还具有许多健康益处,并可以改善生活质量。

工作结束后减压

那些在充满压力的工作日之后花时间放松身体和舒缓情绪的女性,比那些不懂得给自己时间修复的女性会收获更健康的皮质醇水平和更高质量的睡眠。养成每天下班后减压15分钟的习惯——当你回到家时，用本书中的任何放松练习减压15分钟，以免皮质醇水平在晚上异常升高。我最喜欢的晚间练习是独舞。我会播放响亮的音乐，然后跳舞，即使有人看我，我也当作没人在看一样。我不在乎。我也会大声歌唱。另外，每周给自己一个晚上，让自己完全摆脱工作和家务。这个简单的做法可以创造奇迹，让你感觉自己是一个人，而不仅仅是一个"人类的行为"。

排出"数字毒素"

信息过载是一种新型毒素，干扰着我们大脑的正常思维，让我们觉得我们永远都做得不够好或者永远都不够快乐（尤其是如果你相信"脸书"上其他人发的那些"完美的"幸福生活的照片的话）。此外，使用电脑和其他电子产品的时间离睡觉时间太近不仅会让我们思考别人的事情和许多社会问题，而且这些设备发出的蓝光本身也会使皮质醇水平升高，抑制褪黑素的合成，继而干扰睡眠。每天晚上9点前关掉电子产品，每周选一天不上网、不看手机、不看电子邮件、不看"脸书"、不用电脑。我保证这会给你带来突破性的改变。

呼吸新鲜空气

古人总是知道现在科学所证实的那些——大自然会治愈你的大脑，减少皮质醇，减少炎症，并使你收获平静、快乐的心态。需要注意的是，你需要切断电源才能享受到这种益处。但你没有必要特意在乡下买个农场或度假屋；每天在公园里散步30分钟，你就会收获不一样的生活。或者试试站在阳光下，光着脚站在地上，有意识地呼吸，将呼吸引向你身体上任何感到不适或紧张的部位，哪怕只有3分钟，也可以暂时放空一下大脑。

玩耍

玩耍和运动一样，都是收获健康和快乐所必需的，而笑声则会让你直接进入放松状态。花点时间和朋友、孩子或邻居的孩子（如果你没有孩子的话）一起玩，或者重拾一个你多年没有享受过的爱好。在这个过程中不要有压力，不做自我评价——只为了纯粹的快乐。有趣的就是好的。你想做什么呢？滑旱冰？骑自行车？做陶艺？玩呼啦圈？（我有一个！）想做什么就去做。

享受性爱

对一些读者来说，在一本关于女性和压力的书中，一整章关于性的内容可能都不算多。紧张的关系会压抑我们的情绪，削弱我们的动机和食欲。研究表明，当我们睡在一个给我们带来压力的伴侣旁边时，我们的睡眠会被打断（然而，就像许多其他有关压力的统计数据所显示的那样，男性的睡眠不会受到如此大的影响）。另一方面，睡在你爱的人旁边、与他做爱是SOS状态的一个解药，可以改善睡眠质量，降低皮质醇水平，改善情绪。良好的亲密关系可以抵消日常压力，提高免疫力，延长寿命。哪怕是自慰带来的性高潮对你也是有好处的。它也是一种压力克星和催产素释放剂。所以你不需要等待别人来做你的护身符。提示：如果你对自己的性欲并不满意，那么第276页的"辣妈思慕雪"会给你带来意想不到的惊喜。

用自然疗法改善睡眠、思维和情绪

除了你的每日剂量补充剂之外，以下草药和营养素也可以滋养你的神经系统，使你的自主神经系统恢复平衡，支持神经递质的产生，并为你提供额外的帮助，以缓解焦虑和抑郁，改善情绪。它们是安全的、非成瘾的，且无镇静作用。这些温和的补充剂可以帮助你在不服用催眠药的情况下安然入睡。你可以安全地把这些补充剂搭配在一起或尝试单独使用其中的某一种，并看看效果如何。你可以在开始服用这些补充剂后的5天内看到效果。

为了改善睡眠，在睡觉前30分钟内将草药提取物加入2 oz（约60 ml）

SOS处方：针对睡眠、思维和情绪的自然疗法		
（另请参见第217页的适应剂）		
名称	**作用和注意事项**	**剂量**
L-茶氨酸◎	一种具有镇静作用的氨基酸，几乎只存在于绿茶中。其作用与冥想类似，可使人放松；还可以通过增加α脑电波来增强注意力和警觉性。在服用1剂后的1小时内，即使在压力下，它也能有效地预防焦虑，其作用可与抗焦虑药相当。它还可以促进神经递质（包括5-羟色胺、多巴胺和γ-氨基丁酸）的产生，从而提升幸福感。它也可能有助于降低血压	每天100~200 mg
薰衣草◎	加深睡眠，减少焦虑。科学研究结果支持使用薰衣草来缓解紧张感，无论是通过喝薰衣草茶还是使用其草本提取物，甚至吸入其精油（芳香疗法）均可。我最倾向于让患者口服薰衣草油来减少焦虑和解决夜间频繁醒来导致的睡眠中断的问题。我的一些患者在开始每天服用60 mg薰衣草油胶囊后，其长期服用的抗焦虑药的用量逐渐减少，以至于最终他们完全不再需要服用抗焦虑药。它显示出与抗焦虑类催眠药（如苯二氮䓬类药物）作用相当的有效性，没有任何风险。它对表现焦虑（如对考试的焦虑）特别有帮助。虽然在这个剂量下，我不担心薰衣草油的轻微、潜在的雌激素作用；但如果你个人患有雌激素受体阳性的癌症，或者由于直系亲属的家族史（比如你的母亲或姐妹患有雌激素受体阳性的癌症）而处于高风险，请不要使用。在妊娠期间可使用芳香疗法	睡前服用1粒薰衣草油胶囊（每粒60 mg）
镁	促进放松，缓解焦虑和抑郁。可以在睡前服用，以促进精神和肌肉的放松。如果不宁腿综合征或肌肉痉挛让你睡不着，镁也会对你有所帮助	每天400~800 mg
褪黑素◎	有助于睡眠，也可能改善更年期的盗汗现象。大量研究支持其有效性和安全性	睡前1小时服用0.5~3 mg
西番莲	促进睡眠，改善睡眠质量；会让你在醒来后感到休息得更充分；也有助于缓解焦虑	40~60滴酊剂（或1粒剂量为320 mg的胶囊）
益生菌	应含有乳酸杆菌和双歧杆菌，可减少对HPA轴的刺激。令人兴奋的肠道–大脑联系研究已经催生出一个全新的研究领域：精神益生菌学，其研究使用益生菌来改善情绪和认知功能。其研究结果没有令人失望。我们现在知道，增加有益肠道菌群可减轻焦虑、抑郁，减少炎性细胞因子，并减少对HPA轴的过度刺激。研究发现，婴儿双歧杆菌和长双歧杆菌是特别有益的益生菌，可以减轻抑郁、烦躁和焦虑，并提高压力应对能力	每天1~2粒胶囊，最少量为每天100亿CFU（菌落形成单位）

（待续）

续表

名称	作用和注意事项	剂量
SOS处方：针对睡眠、思维和情绪的自然疗法 （另请参见第217页的适应剂）		
Relora◎	厚朴和黄柏提取物的组合；可减轻SOS和焦虑，改善睡眠，提升精力，减少皮质醇，并可能有助于安全地提高脱氢表雄酮（DHEA）水平	睡前500 mg
SAMe（S-腺苷基甲硫氨酸）◎	这种对甲基化很重要的氨基酸似乎与某些抗抑郁药一样有效；也有助于治疗骨关节炎所致的焦虑、疼痛和炎症，以及纤维肌痛相关的肌肉酸痛	每天400~1600 mg；可能需要服用1~2个月才有效果，因为它必须在身体系统中达到一定的浓度水平
圣约翰草	在超过18项、合计近6000名受试者的研究中，圣约翰草被证实与抗抑郁药一样有效或更有效，且没有任何副作用	每天300~600 mg标准化为0.3%金丝桃素和（或）3%~5%贯叶连翘素的产品
姜黄	由于姜黄具有抗炎作用，如果你正在努力解决脑雾、焦虑或抑郁问题，姜黄及其主要活性成分之一——姜黄素是重要的草药补充剂	每天1~3 mg粉状姜黄或1200~2400 mg姜黄素
维生素B$_6$	通过减少夜间皮质醇的分泌高峰来减少夜醒的次数	50~100 μg
维生素B$_{12}$（甲钴胺）	可能是由于它对褪黑素合成的影响，它在帮助重置昼夜节律方面起着特别重要的作用；还可改善睡眠质量，令你在醒来时感觉神清气爽	1000 μg，舌下含服

注：◎—妊娠时使用不安全。

的水中以稀释，然后服用。如果你的睡眠问题很严重，你可以在睡前1小时服用一剂，然后在睡前再服用一剂。除非另有说明，否则不建议你在妊娠期内服用，但可以在哺乳期内服用。

在第7章中，你还将了解到"适应剂"这一概念，这些被称为"适应剂"的草药可以缓解SOS状态，并对提高免疫力、精力和精神清晰度有显著效果。

大胆做梦，生活要有目标

终有一天你会发现，花蕾保持紧绷会比开花更痛苦。

——阿内丝·尼恩

回头看看"YOU曲线"（第30页）。曲线的最后部分很糟糕，在那状态下你发现自己缺乏满足感和渴望，导致表现欠佳。你也可表现出易怒、抑郁、焦虑、愤怒、失望、怨恨和所有其他不良情绪，同时出现身体上的症状。这是因为满足感、愿望得以实现、有能力施展自己的才能都是人类健康、快乐的要素，而你却缺失这其中的一些要素。

如果你无法过一种和谐的生活，无法从根本上感到快乐并享受你的每一天，那么你发生SOS的风险就会上升。很多女性给我写信，向我表达她们在实现希望和梦想时所感受到的挑战。我知道，离开一份没有成就感的工作、结束一段不愉快的关系或者转行都需要付出巨大的努力，有时也很可怕。我并不是要你仓促做这些决定，而且如果你做不到，那就完全不必去做。但我可以告诉你，你的健康确实取决于生活满意度和安全感。无论是治愈你的身心、改变你的职业还是尝试新事物，你都不应该觉得自己"做不到"。你是一位成熟、坚强、聪明的女性，对于他人从你身上看到的那些并不能完全真实地反映你自身情况的故事和他们对你抱有的旧看法，你完全可以抛开它们，并为自己写一个新的剧本。你可以成为你生活的作者。同时，你要做你的自动消极思想的见证人——了解它们从何而来，感谢它们，然后送它们离开。让这种方法成为一种日常练习，以新的、积极的思想取代自动产生的消极思想，这取决于你的生活规划能力。考虑这样一种可能性：你可以开始有意识地怀疑你的恐惧，相信你的梦想。做出改变的能力建立在我们能够重塑自我的信念之上。我们常常陷入这样的信念：我们无法改变自己的生活。而事实上，你的健康可能就取决于做出改变。众所周知，对健康危害最大的因素之一是缺乏对自己的时间、工作和生活的掌控感。

很多时候，我们都习惯了一些根本不舒服的习惯、生活方式和症状。我们将熟悉和安全感混为一谈。冒着风险去实现你的梦想，是对SOS状态的自我拯救。诗人玛丽·奥利弗在《夏日》（*The Summer Day*）中问道："告诉我，你打算怎样度过这狂野而又珍贵的一生？"

我相信每位女性都应该问自己这个问题。我希望你也会。

远眺者有梦，近观者自省。

——卡尔·荣格

第 **6** 章

修复

治愈肠胃，增强免疫力，帮助排毒，平衡激素

重启：去除
饮食诱因

重塑：长期的
情绪和精神
压力

修复：病因
和损伤

再充电：肾上
腺和甲状腺

补充：再也不
空转

一旦我们体内有什么东西破裂、撕裂或出了故障，细胞就会发出各种指令并开始监督维修。

——凯特·惠灵，《耶鲁医学》（2014年秋季刊）

欢迎来到SOS解决方案的第2周。祝贺你！你已经做出了饮食上的改变，并加入了减轻生活压力的练习，正朝着充满活力的健康状态迈进。

本周，你将继续使用21天重启计划中的清单和食谱，你将探索那些可

以启动你的内在修复机制的营养素、草药和解决方案。它们的工作是逆转导致SOS状态的根本原因——肠道失衡、毒素超负荷、免疫紊乱和隐性感染，同时增强免疫力，减少全身炎症。身体是一个错综复杂的网络，如果你治愈了一个方面，这会对全身都有益处。

如何做好修复工作?

- 如果你在针对肠道健康的调查问卷中的得分为3分或为3分以上，那就从针对肠道健康的部分开始，添加针对症状的补充剂和方法。
- 如果你在针对肠道健康的调查问卷中得分不超过3分，那就从你在有关根本原因的调查问卷中得分最高的方面开始，重点关注相应章节中的建议。然后，在3天后，针对得分排在第2的方面添加相应的建议。以此类推。
- 如果你在几个类别的调查问卷中得分都很高，请从本章开始，按部就班地完成这一章的建议。在你加入下一部分的补充剂之前，先暂缓几天。
- 在执行SOS解决方案的4周内，当你添加下一部分的内容时，继续坚持执行之前每一部分的计划，或者按照指示进行。

　　记住，这是一种生活方式，而不是一个"快速修复计划"。感觉有压力和匆忙是处于SOS状态时才会有的想法。尽你最大的努力摆脱匆忙，享受这个过程。你已经在学习一种新的生活方式，采用新的工具和一种新的饮食方式，这些将改变你一生的健康。

　　还想提醒一下，你在各个章节中看到的补充剂有重复。草药和营养素通过激活各种自愈机制并解决炎症和其他潜在失衡（它们可能是SOS状态的原因或结果）的根本原因而起作用。如果某些补充剂出现多次，请不要重复添加；一次服用的剂量对于调整其他方面也有效。

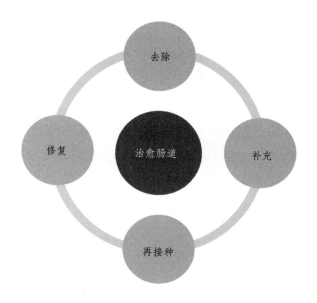

肠道健康4R计划

治愈你的肠道并不难，除了你正在做的饮食改变以外，这是治疗大多数慢性疾病最重要的一步。肠道健康对营养素的吸收、免疫系统的调节和排毒至关重要。正如你所了解到的，肠道炎症也是全身炎症、体重增加、胰岛素抵抗、脑雾、激素失衡、抑郁和焦虑的主要根源。肠道菌群失调、乳糜泻和麸质不耐受还与更严重的桥本甲状腺炎和其他自身免疫性疾病有关，并决定了应激激素的反应性。桥本甲状腺炎反过来也会导致肠蠕动减少，引起便秘，而便秘导致的胀气、腹胀和细菌过度生长则可能导致腹泻。

肠道健康4R计划是一个非常有效的四步程序，用来扭转肠漏症，消除导致小肠细菌过度生长、酵母菌过度生长、体重增加甚至焦虑的"坏细菌"，并用健康的菌群替换它们，治愈肠道内壁的炎症；如果消化酶和胃酸含量较低，则补充这些酶和胃酸。这个计划可能需要4~6周，有时甚至需要长达6个月的时间来完全治愈，具体时间取决于症状的严重性。以下是可以依次采取的步骤，如果你愿意的话，也可以同时进行。你可以根据第102页有关肠道功能紊乱的调查问卷结果，从4R计划中选择最相关的部分来做。

四步骤程序如下。

（1）去除。去除肠道内壁的炎症和破坏性的触发因素，这些因素会破坏你的微生物群，导致细菌或酵母菌过度生长。

（2）补充。补充消化酶，调节胃酸水平，以促进消化。

（3）再接种。借助健康的细菌和优质的纤维来接种微生物群。

（4）修复。应用适当的草药和补充剂来修复肠道内壁。

令人兴奋的消息是你已经准备好了。第一步是去除所有饮食诱因，而你已经这样做了一周了，所以我们将继续采用重启计划的食谱，并进一步采取措施来促进肠道愈合。

去除

既然你已经去除了饮食诱因，我们将致力于减少肠道中无益甚至有害的细菌和酵母菌的过度生长，并尽一切可能清除可能对内脏有害的药物。

去除诱因，阻止细菌过度生长

去除四大类扰乱肠道的药物：抗生素、非甾体抗炎药、泰诺[①]和质子泵抑制剂

大多数药物都会产生与用药目的无关的副作用。其中，抗生素、质子泵抑制剂、非甾体抗炎药和泰诺会对肠道生态系统和正常结构造成损害。为了保护我们的健康和我们的地球，我们必须减少药品的使用量。当然，最好的方法就是保持健康和减少用药需求。我们还需要开始考虑药物治疗以外的其他方法，把关注点放回到更自然的治疗方法上。好消息是，SOS解决方案的目的是明显提高免疫力。每天执行SOS解决方案可以改善你的整体健康状况，消除关键的压力源，并使身体主要依靠自然愈合能力来修复。你会惊奇

———————————

① 一般而言，泰诺属于非甾体抗炎药，这里应该是三大类药物。——译者注

地发现你生病的频率要比过去低得多，而且你会更快地恢复。但是请注意，在你停止使用医生开的处方药之前，请与你的医生联系。这可能非常重要，关乎你的健康和安全。

抗生素：抗生素是肠道的头号敌人。在美国，超过70%的处方在医学上是不必要的。但是当一个美国人到了30岁的时候，他（她）一般都接受过至少30个疗程的抗生素治疗。最可怕的是，在美国生产的抗生素中有50%以上是用来喂牛的，目的是让牛长得更胖、更快。这意味着每当你在吃牛排（非有机）时，你都在额外服用抗生素。虽然肠道微生物群具有惊人的复原力，但它能承受的抗生素的剂量是很有限的。即使只是一轮抗生素也能彻底且永久消灭整个肠道菌群。洗手液也是一个相关的问题。抗菌产品不仅含有三氯生和其他内分泌干扰物，而且它们能增强细菌对抗生素的耐药性。许多家庭清洁用品（包括洗碗剂和沐浴露），也含有这些物质。请你一定要减少使用这些产品。在厨房里，请使用"Seventh Generation"和"Ecover"等品牌的产品，用普通肥皂和自来水洗手。要了解如何避免不必要的抗生素接触，保护你的健康和安全，请参阅第192页。

非甾体抗炎药（NSAIDs）：这类药物包括布洛芬、萘普生、美林等，许多有痛经、头痛、偏头痛和慢性疼痛的女性对它们都很熟悉。它们无处不在，这使它们看起来作用很温和，但事实并非如此。即使只连续使用5天，它们也可能导致胃肠道出血；许多长期使用还会导致慢性炎症，而这是导致他们出现肠漏症的主要原因之一，并有可能导致自身免疫性疾病。

质子泵抑制剂（PPIs）：这类药物包括奥美拉唑、兰索拉唑和埃索美拉唑等，用于治疗胃食管反流病（通常表现为胃灼热）。质子泵抑制剂不仅会干扰维生素B_{12}的吸收，由此增加抑郁、解毒问题（这是由于甲基化过程被干扰）、神经系统问题的发生风险，还可以促进小肠细菌的生长，导致小肠细菌过度生长（SIBO），而后者可能导致食物不耐受，从而引发慢性炎症。

泰诺：泰诺的主要成分为对乙酰氨基酚，后者会破坏脆弱的胃黏膜，并

常见镇痛药的天然替代品

下面是我的"绿色药箱",里面有一些最好的草药,可以单独使用或混合使用,以帮助我们避免不必要或过度使用非甾体抗炎药来治疗疼痛和炎症,从而保护肠道和解毒系统。为了避免不必要的抗生素使用,建议你每天吃8~10份彩虹蔬菜和浆果,服用每日剂量补充剂,利用第151页中的草药和补充剂来帮助保持免疫系统的最佳状态。

常见镇痛药的天然替代品		
草药/补充剂	作用	剂量
乳香◎	减轻骨关节炎相关的炎症和疼痛,也可作为针对炎性肠病的补充剂	每次350 mg,每日3次
菠萝蛋白酶◎	一种来自菠萝的酶;可以每日服用,以减轻慢性炎症,也有助于缓解消化系统症状	每次200~320 mg,每日2次
辣椒素	从辣椒中提取而成,局部应用时能有效缓解慢性神经痛	每日3次,敷贴于患处。用后洗手,不要接触眼睛
姜黄素◎	消炎、镇痛	每日1200~2400 mg
魔鬼爪(南非钩麻)◎	研究证实,其对腰痛的治疗效果优于传统药物	每日50~100 mg的虎皮苷(其中的活性化学物质)
生姜	在缓解痛经、头痛及关节炎相关的疼痛和炎症方面与非甾体抗炎药的效果相当	每次500~1000 mg,每日1~2次
薰衣草或薄荷精油	局部应用时可减轻头痛	1~2滴涂于太阳穴,或在热水浴中滴7~10滴
SAMe(S-腺苷基甲硫氨酸)◎	有助于缓解骨关节炎所致的膝关节疼痛	每次200~400 mg,每日3次

注:◎—妊娠时使用不安全。

会导致消化道出血和肠道健康所需养分的吸收障碍。泰诺也是美国每年导致肝损伤的主要原因之一。它还可以使我们体内最重要的解毒物质——谷胱甘肽被耗竭。

摆脱"坏细菌"

如果你在针对肠道功能紊乱的调查问卷上勾选了胀气、腹胀、大便不成形、菌群失调或小肠细菌过度生长的相关症状，那么你是时候摆脱"坏细菌"了。草药疗法能非常有效地抑制不太友好的肠道细菌的过度生长，包括治疗小肠细菌过度生长。其中最有效的草药包括金印草（或其他含有小檗碱的草药）、大蒜，以及牛至、百里香和鼠尾草（妊娠时使用鼠尾草不安全）的精油。所有这些都可以在主要的草药补充剂公司生产的产品中找到。按照你选择的产品说明来使用，至少服用4周，最多服用8周。这些产品不适合在妊娠期间使用；如果你处于哺乳期，使用前需要咨询你的助产士或医生。

有时，当人们开始消灭有害细菌，特别是念珠菌（一种酵母菌）时，他们会感觉更糟。这是因为随着这些微生物的死亡，它们释放出的化学物质会进入肠道和血液中，导致不适症状。最常见的不适症状如下。

- 疼痛
- 脑雾
- 便秘
- 腹泻
- 疲劳
- 腹胀
- 头痛

如果症状不严重，你在过渡期间只要额外多喝水即可。这些症状通常最多持续几天。如果症状严重，每天请至少喝8杯水，并服用N-乙酰半胱氨酸（见后文），每日3次，每次300 mg，用于解毒。如果这些症状中有任何一种持续3天以上，或者伴有其他相关症状或上文未提及的症状，那么你的这种症状不太可能是微生物死亡的反应，而更可能是某种疾病（如流感或其他感染）的表现；你要根据需要进行适当的医疗评估。

补充

在这一步中，我们将添加补充剂，以支持身体做每餐该做、但有时很难充分做到的事情：产生、分泌消化酶和胃酸。

补充消化酶，增加胃酸

如果你有餐后腹胀、胀气的症状，或大便中有未消化的食物，那么消化酶会对你有所帮助的。这些都是在每餐开始时服用的，此时身体也开始同步分泌这些酶。

可用下列任何一种方法来促进胃酸的分泌。

- 在用餐开始时喝苦味的草药汁是我的惯常做法之一，或将1~2汤匙苹果醋兑入水中饮用，每天1~2次。
- 盐酸甜菜碱，从1粒药（通常含有650 mg）开始，可逐渐增加1粒，如果需要的话，最多服用3粒（如果你有溃疡，正在服用抗酸药或者未和你的医生沟通过的话，不要服用）。如果你有任何胃灼热感，剂量应该减少1粒。当你的身体开始产生更多胃酸，你就可以减少剂量了。这需要1~2个月。

如果你患有胃食管反流病，请考虑服用DGL甘草，在两餐之间服用1~3粒咀嚼片或胶囊；如果需要的话，也可以在睡前服用。你也可服用肌肽锌，每日30 mg，它能帮助治疗胃炎。

再接种

仅仅消除"坏细菌"是不够的，我们必须添加健康的细菌。你可以摄入发酵乳类食品、益生菌和健康的膳食纤维。

重建肠道菌群

请喂饱你体内的好菌群

- 吃深绿色叶菜（第135页），在每天的两餐中至少各吃2杯；每天吃

草药/补充剂	作用和注意事项	剂量
苹果醋	促进胃酸分泌	1~2汤匙，在用餐开始时兑入水中饮用，每日1~2次
盐酸甜菜碱	促进胃酸分泌	起始剂量为1粒，如果需要的话最多可服用3粒
甘草◎	缓解胃食管反流	每餐之间1~3粒咀嚼片或胶囊
消化酶	对餐后胀气或腹胀及大便中出现未消化的食物等症状有效	每餐开始时1~2片
纤维素	减少不健康的胆固醇，提升消化系统对激素的排毒能力，滋养健康的肠道菌群	最好是每日30~35 g
亚麻籽	增加膳食纤维	每日2汤匙现磨碎的亚麻籽
苦味的草药汁◎	把其中的任何2种或3种组合在一起：蒲公英根、牛蒡根、洋蓟	在每餐之前或之后将每种草药酊剂（提取物）各1/4茶匙，放入1/4杯水或1/2~1杯苏打水中，然后再加入1/4茶匙生姜末用于调味及促进肠道愈合
L-谷氨酰胺◎	滋养和修复肠道内壁	5~10 g粉末，每日2次，至少服用1个月
柠檬酸镁	改善便秘	睡前400~800 mg
蜀葵根	促进肠道内壁愈合	每日2~6粒胶囊；或将2汤匙蜀葵根放入2杯开水中浸泡30分钟，每日饮用1~2杯
益生菌	应含有乳酸杆菌和双歧杆菌，恢复肠道菌群的正常平衡，修复肠道屏障	每日1~2粒胶囊
姜黄	促进肠道内壁愈合	每日2~10 g姜黄粉
肌肽锌	治疗胃炎	每日30 mg

表题：SOS处方：促进肠道愈合的草药和补充剂

注：◎—妊娠时使用不安全。

1份发酵蔬菜（第138页）以补充优质菌群。这是你应该长期坚持做的事情，至少要在整个SOS解决方案中坚持下去，它可以帮助你达到最佳的肠道健康状态。

- 各种植物来源的健康膳食纤维是健康微生物群的最佳食物。我们大多数人每天的膳食纤维摄入量不到推荐量（25~38 g）的1/2。如果肠道菌群没有被正常喂养，它们就会"吃掉"重要的肠黏膜保护层，引起炎症并最终导致肠漏症。每天至少在两餐中各吃2杯蔬菜以摄入膳食纤维，并在日常饮食中加入2汤匙新鲜磨碎的亚麻籽。

- 服用一种含有多种乳酸杆菌和双歧杆菌且含量达100亿CFUs（菌落形成单位）的益生菌制剂，以帮助恢复肠道菌群的正常平衡状态，并修复肠道屏障功能。我建议先坚持连续几个月每天服用，如果你觉得它持续对你有帮助，然后改为每周服用几天。如果你有严重的肠道菌群失调或小肠细菌过度生长，服用益生菌有时会导致胀气或腹胀。如果发生这种情况，请停止使用益生菌，按照前文"摆脱'坏细菌'"中的建议进行4~6周，并在开始该计划的2周后重新使用益生菌治疗，在那个时候你可能已经能够耐受了。如果它仍然给你带来不适，以尽可能低的剂量尝试另一种产品，或者在开始执行"摆脱'坏细菌'"计划的4周后重新添加该产品。

- 益生元是肠道菌群的食物，包括低聚果糖（存在于大蒜、洋葱、芦笋、耶路撒冷洋蓟、燕麦）和落叶松中的阿拉伯半乳聚糖（用作补充剂）。剂量：每天4~10 g。它们通常同时见于具有肠道治愈功能的产品中。

修复

接下来你将学到如何修复消化系统内壁以减轻肠漏症，如何治愈肠道组织以减少炎症、优化营养素的吸收，以及如何创造一个健康的环境，让健康的微生物群在此繁衍。

修复你的肠道内壁，修复有漏洞的肠道

你的肠道内壁大约每5天更新一次。以下这些补充剂和草药可以帮助肠道内壁愈合并逆转肠漏症。

- 姜黄、冬葵根、甘草都是可以促进肠道内壁愈合的最有效的草药。姜黄的剂量是每日2~10 g的姜黄粉，或者将鲜姜黄加入思慕雪中。
- 锌是一种可以维持肠道的紧密连接、抑制肠壁炎症、促进胃溃疡愈合不可或缺的矿物质。肌肽锌是其最理想的形式，但任何形式的锌都可以使用。剂量：每日30 mg。
- L–谷氨酰胺粉是一种能够滋养和促进肠道内壁愈合的氨基酸。剂量：每次5~10 g，每日2次，持续使用3个月。
- 抗氧化维生素A、维生素C、维生素E和矿物质硒对健康的肠道内壁是必需的，大多数优质的复合维生素产品中均含有这些物质。一定要在饮食中摄入大量富含抗氧化成分的蔬菜、坚果和种子。

增强免疫力，对抗隐性感染

你的免疫系统承担着大量的分拣工作，把你自身的物质与不属于你身体的物质区分开来，以保护你免受细菌、病毒和其他微生物的侵袭。当你处于SOS状态时，你的免疫系统无法正确处理信息——它可能会过度地发出炎症信号，或者无法关闭这些信号。调节免疫力是治疗SOS状态的核心，也是维持对抗隐性感染的抵抗力的关键。发生隐性感染时，那些病毒，尤其是EB病毒，潜伏在你的身体里；一旦你处于压力之下，这些潜伏的病毒就会引发各种问题，导致疲劳、疼痛和脑雾，且与自身免疫性疾病有关。让你的皮质醇节律回到正轨也会帮助你的免疫系统进行重新调整，这样它就能正确地区分自身与非自身物质，并对相应的信息做出适当的响应。

SOS处方：抗炎草药和补充剂		
草药/补充剂	作用与注意事项	剂量
姜黄素◎	姜黄的提取物，是一种天然的抗炎物质，在印度烹饪中被使用了数千年。它对治疗由SOS相关炎症和氧化应激引起的抑郁症特别有效。姜黄素有助于缓解关节炎相关的疼痛、克罗恩病和溃疡性结肠炎相关的疼痛和肠道炎症，减少脑雾，并减少氧化应激引起的DNA损伤	每日1200~2400 mg的提取物
必需脂肪酸	大量的研究表明，ω−3脂肪酸（DHA/EPA）可以预防和逆转炎症和氧化应激，从而预防心脏病、抑郁症、痴呆和其他与炎症相关的疾病	按说明书服用
生姜	减轻疼痛和炎症。生姜已被证实与非甾体抗炎药在缓解疼痛（包括骨关节炎引起的疼痛和痛经）和炎症方面一样有效	每次500~1000 mg，每日1~2次
绿茶提取物◎	绿茶能促进肝脏排毒，帮助分解和排出毒素；同时作为一种抗氧化剂，消除体内的炎症，促进健康菌群的生长，并支持雌激素的解毒过程。可以通过饮绿茶来摄入其有效成分，也可以提取物的形式服用，其补充剂可有效地减肥、平衡激素和排毒	每日200 mg的绿茶儿茶素
N−乙酰半胱氨酸◎	通过合成谷胱甘肽来促进排毒。谷胱甘肽是人体主要的解毒物质之一，会因炎症、氧化应激（慢性炎症对细胞造成的损害）和感染而被耗尽。低水平的谷胱甘肽与自身免疫性疾病和慢性疲劳有关	每次300 mg，每日3次
槲皮素◎	一种黄酮类化合物，存在于洋葱、苹果等食物中，是一种对免疫系统有支持作用的抗炎物质	每次250 mg，每日3次

注：◎—妊娠时使用不安全。

　　如果你处于SOS状态中，一般来说，你的体内会有一些捣乱的炎症。当你在执行SOS解决方案时，我建议你至少在接下来的几周内，服用姜黄素、绿茶提取物、N−乙酰半胱氨酸（NAC）中的一种或多种。如果你注意到自己的状态有改善，那么再继续使用3~6个月。

　　请记住，桥本甲状腺炎是由于免疫失调影响到了甲状腺，而不是甲状腺本身的问题。所以消除炎症并调节免疫系统是治疗桥本甲状腺炎，以及消除其潜在原因的方法之一，这样后续就不会出现其他需要治疗的自身免疫问题或其他情况。

关键点：划清健康的界限，带来更好的免疫力

有时我们会因为感情用事而无法划清界限，对他人的要求无法说"不"。这不仅使我们身心俱疲，也会影响身体的免疫力。免疫力也是你身体恢复能力的晴雨表。当你发现你的免疫力很低时，从整体上去考虑一下，看看是不是因为你没有给自己足够的时间去休息和补充精力。

如果你在有关甲状腺功能或隐性感染的调查问卷中得分较高，请参阅与你的需求相关的部分，并确保每天按照第200页的"SOS处方：增强免疫力的草药和补充剂"中列出的剂量服用以下药物，并根据第198页"SOS处方：抗炎草药和补充剂"额外添加相关的草药。

- 含有乳酸杆菌的益生菌
- 锌
- 维生素D_3

应用草药和补充剂来消除炎症

如果你处于SOS状态中，你很可能会经历或轻或重的慢性炎症。因此，如果你正在经历抑郁或疲劳，有关节疼痛、红肿，存在记忆障碍、慢性疼痛、经前期综合征或痛经，感觉身体非常酸痛，超重，正在与胰岛素抵抗、糖尿病前期、代谢综合征、高胆固醇水平或高血压做斗争，总是感觉自己患上了某种疾病，患有荨麻疹或慢性皮疹，有多囊卵巢综合征，有慢性疲劳综合征、肠漏症或食物不耐受，一天中大部分时间都在坐着，长期吃美式饮食，上夜班，或存在本书中提及的许多症状或情况，那么你也同样存在着或轻或重的炎症。

请从第198页表格中选择一种或几种草药和补充剂，将其添加到你的日常计划中。在几周内，你会注意到许多下游症状，从关节疼痛、痛经到抑郁，都开始好转。此外，如果你有炎症引起的慢性疼痛，请参阅第192页关于安全和自然镇痛的替代方案。

应用草药和补充剂来增强免疫力

如果你经常或季节性地生病，请试试以下这些增强免疫力的草药和补充剂，尤其是在季节变化、感冒和流感季节到来之前，或者压力增加的时候，然后持续服用。你还可以参阅下一章中有关适应剂的内容（第215页）。

SOS处方：增强免疫力的草药和补充剂		
草药/补充剂	作用与注意事项	剂量
穿心莲◎	传统上用作抗炎、抗病毒、抗氧化和增强免疫力的草药，也可预防感冒和流感	每日2000~6000 mg；如果是浓缩产品，每日200 mg
益生菌	乳酸杆菌可以增强免疫力，减少呼吸道感染和炎症反应的发生	每日1~2粒胶囊
灵芝◎	如第7章所述，这是一种非常有效的免疫系统滋补品，属于适应剂类草本植物；能滋养肾上腺，并针对SOS对免疫系统的影响进行调理；对慢性复发性感染尤其有效；还可预防病毒感染	每日3~9 g干灵芝（以胶囊或片剂形式服用）；或每次将2~4 ml酊剂加入水中服用，每日2~3次
维生素D₃	数以千计的研究证实其对免疫系统和情绪具有重要的益处	每日2000 U；在冬天，你可能需要每日补充4000 U；如果你体内的维生素D水平较低，也可适量补充以使自己体内的维生素D₃达到最佳水平（请参阅第325页）
锌	减轻肠道内壁的炎症。其已被证实不仅可以提高免疫力，还可以有效对抗疱疹病毒感染。富含锌的食物包括牛肉、羊肉、火鸡、南瓜子仁、芝麻酱、扁豆、鹰嘴豆、腰果和藜麦	每日30 mg；随餐服用，以避免出现恶心

注：◎—妊娠时使用不安全。

应用草药和补充剂来对抗隐性感染

除了那些可以增强人体免疫力的草药和补充剂，以下草药还可以特别有效地预防病毒感染，并可能有助于抑制潜伏的病毒。不知你是否还记得，慢性应激对反复出现的单纯疱疹病毒感染和EB病毒感染有重要影响，因此通过放松反应和应用可缓解压力的草药及补充剂（第183~184页）来管理压力尤为重要。下表中的草药可以预防性服用或一次至多服用3个月以清除感染。请与你的初级保健医生讨论病毒感染的治疗方案；如果你存在某种感染、免疫功能受损或处于妊娠期，与你的医生或助产士合作，让他们为你确定最好的治疗方法。在第7章中，你将了解到一类令人惊奇的被称为适应剂的草本植物，它们也是强大的免疫促进剂。

SOS处方：治疗隐性感染的自然疗法		
草药/补充剂	作用与注意事项	剂量
紫锥菊	我经常将它加入季节性计划中，用于帮助女性预防季节性感冒。它能够温和而有效地抗病毒和提高免疫力。它可在妊娠时使用；如果你有自身免疫性疾病，你也可以服用，但请先咨询你的医生，以了解你是否正在接受免疫抑制治疗	每次300~500 mg，每日最多3次
香蜂叶	抗病毒，缓解压力和焦虑。过去10年进行的研究显示，把香蜂叶作为抗单纯疱疹病毒的草药取得了令人印象深刻的效果	每日300~1200 mg（以茶或胶囊的形式服用）；每次40~60滴酊剂，每日1~3次
甘草◎	许多研究表明，甘草制剂具有抗病毒、抗炎和广泛的免疫调节作用。高血压患者不宜服用	每日150~300 mg
圣约翰草	圣约翰草对神经系统有多方面的好处。它能有效地抗抑郁，也有抗病毒作用。当压力是导致病毒再激活或频繁病毒感染的一个因素时，它尤其适用	每日300~600 mg

注：◎一妊娠时使用不安全。

支持排毒功能

我们所面临的环境毒素负担加上饮食中营养素的不足，导致我们身体的排毒功能无法达到最佳状态。

肝脏在排毒过程中发挥着最大的作用，它可分解有害的化学物质，然后将它们"打包"以排出体外（主要通过肠道和肾脏）。排毒功能失衡的相关表现有很多，包括痤疮、过敏、激素问题（经前期综合征、子宫内膜异位症、子宫肌瘤、周期性乳房压痛和生育问题）、慢性疲劳、减重困难、头痛、自身免疫性疾病、慢性炎症，等等。肝脏也是非活性甲状腺激素（T_4）向活性形式（T_3）转化的主要部位。因此，肝脏健康对于预防甲状腺功能减退症至关重要。

SOS处方：促进排毒的草药和补充剂		
草药/补充剂	作用与注意事项	剂量
朝鲜蓟叶提取物◎	支持肝脏排毒，是一种抗氧化剂，可促进肝脏产生排毒化合物	每日320~640 mg
姜黄素◎	促进谷胱甘肽的产生，并支持排毒	每日1200~2400 mg
绿茶或绿茶提取物◎（脱咖啡因的）	促进肝脏排毒。可以通过饮茶摄入；其提取物形式是可以有效减轻体重、平衡激素和排毒的补充剂	每日200 mg绿茶儿茶素，或每日4~8杯绿茶
甲基叶酸	如果你在毒素超负荷相关调查问卷（第103页）上得分很高或同型半胱氨酸（第326页）水平升高，或存在MTHFR基因突变（第326页），请确保每日补充至少800 μg的甲基叶酸	每日800 μg
N-乙酰半胱氨酸	详见第198页的相关讨论，它通过补充谷胱甘肽（身体的一种主要解毒剂）来促进排毒	每次300 mg，每日3次
碧萝芷◎	一种海洋松树皮的萃取物，可以减少炎症、氧化应激、细胞膜损伤和DNA损伤，以及长期血糖升高对细胞的影响所致的损伤。它含有的原花青素可以使可可、绿茶提取物、葡萄籽提取物和浆果具有促进健康和保护作用。其益处包括改善认知和提高注意力，减少体内有害的胆固醇，增加幸福感，减少炎性细胞因子（仅使用5天后即可出现），持续减轻子宫内膜异位症的症状，减轻更年期症状，缓解骨关节炎相关的疼痛。它还可以减少炎症引起的脂肪堆积，提高胰岛素敏感性	每日100~200 mg
五味子◎	是一种肝脏补品，并可作为抗氧化剂。它对肝脏的影响可能是通过缓解焦虑和压力，减轻压力对肝脏的不利影响。它还能增加谷胱甘肽的产量，对环境毒素、药物和重金属所致的损害可能有保护作用。如果你患有桥本甲状腺炎或存在T_4向T_3转化问题，建议服用该补充剂	每次20~30滴提取物，每日1~2次；或每日2~4粒胶囊

注：◎—妊娠时使用不安全。

排毒需要两步

（1）减少毒素接触。

（2）添加正确的食物和补充剂来支持排毒功能。

低毒素生活，去除有害物质

低毒素生活的"规则"如下。

多吃各种重要的天然食物。就是这么简单。通过这样做，你可以避免摄入大多数农业化学物质和添加的化学物质。

只吃有机肉类和乳制品。

遵循美国环境工作组提出的关于水果和蔬菜的"干净15、脏12"准则（第136页）。

尽可能使用天然的家用清洁剂、化妆品和护理产品，以及有机的草坪和花园护理用品、家用涂料、建筑材料和家具。

避免使用不必要的药物。除了我提到的那些影响消化系统的药物，许多药物都是被肝脏代谢（分解）和处理的。因此，许多药物会使身体的自然排毒系统超负荷。例如，泰诺会耗尽体内自然储备的谷胱甘肽（这就是为什么当患者因泰诺中毒而入院时，给予N–乙酰半胱氨酸是主要的治疗方法）。我并不是建议你放弃目前正在服用的任何一种药物——事实上，如果你不与开处方的医生讨论这个问题，请不要自行停药。但请学会在可能的情况下针对常见症状使用自然疗法。

我的网站（avivaromm.com）上有一个叫作"自然疗法图书馆（Natural MD Library）"的完整版块，旨在帮助你做到上述这些。下次当你出现头痛或痛经时，你可以先使用第192页中的"常见镇痛药的天然替代品"下的建议，而不是一开始就用泰诺或布洛芬。你会惊讶于许多天然草药或补充剂对普通的症状（比如感冒、发热、疼痛）是如此有效。

加入有助于健康的食物和补充剂

在执行重启计划时所吃的食物正是你的身体进行排毒所需要的。你会发现，在几天到几周内，你的精力、健康和情绪都在好转！此外，请服用益生菌，并确保食用新鲜的绿叶蔬菜及彩虹蔬菜和浆果。同时添加几种第202页列出的促进排毒的草药和补充剂（如姜黄素），哪怕你现在可能正在服用其中的一种或多种。

去除体内的重金属毒素

最常见的重金属负荷是汞，几乎所有的汞都来自鱼类的摄入、将鱼从饮食中剔除（改用 ω-3补充剂）通常足以使体内汞的水平恢复正常，而这可能在几个月内就会发生。小球藻、缓冲抗坏血酸和膳食纤维是常用于结合和排泄（螯合）重金属的安全补充剂。身体利用N-乙酰半胱氨酸来制造谷胱甘肽，这有助于清除重金属及其他环境毒素。益生菌的一个鲜为人知的方面是它们在消化道内结合重金属的能力。长期以来，许多环境微生物因其结合金属的能力而闻名，但不太被重视的是人类胃肠道内的细菌。乳酸杆菌存在于口腔、肠道和阴道中，可用于发酵食物和益生菌补充剂中，具有结合毒素并解毒的能力。

如果你怀疑自己接触过高水平的重金属，并且在SOS解决方案结束时仍存在某些顽固性症状，请联系功能科或综合科医生，他们可以帮助你获得适当的检测和治疗，以减轻你身体内的重金属负荷。女性在怀孕前3个月、怀孕期间和哺乳期内不应该主动去做重金属排毒，因为这可能会将毒素传递给孩子。

家庭和个人护理用品排毒

为了消除有毒食物的诱因，你已经在饮食上做了很大的改变。你还需要

有助于排毒的干刷

　　皮肤是最大的排毒器官，每天能排出身体产生的30%的排泄物。用沐浴刷干刷只需5分钟，而且除了刷子的成本，不需要额外的花费。干刷可以刺激皮肤，并清除毒素。

　　方法如下。

　　（1）购买天然的（不是合成的）猪鬃干刷。一个很长的手柄能让你最大限度地触碰到全身。

　　（2）赤裸地站在淋浴间，不要打开淋浴喷头。

　　（3）先刷脖子和肩膀，然后刷手臂、背部和腹部、臀部、大腿、小腿，最后刷脚。慢慢地、轻轻地沿着顺时针方向转圈刷。上一圈与下一圈要有部分重叠，尽可能多地覆盖到身体表面。要轻柔而有一定的力度，注意呵护敏感区域（胸部、大腿）。

　　（4）完成后，打开淋浴喷头，冲洗干净。先用温水，后用凉水冲洗。擦干身体，再涂上温和的天然保湿乳。

通过清除可能对健康有害的化妆品和家用清洁产品来进一步支持排毒工作。

绿化你的房子：这比你想象的要容易得多

　　在环境科学中，一条叫作"预防原则"的规则可以很好地总结我30年来一直对患者说的话："如果有疑问，就把它排除在外。"当你不确定食物、家用清洁剂或身体产品是否安全时，请寻找别的选择。很明显，即使是少量的内分泌干扰物也会导致你的激素（包括甲状腺激素）陷入混乱。现在几乎所有的产品都可以被一种更健康的替代品所替代。醋、小苏打和少许柠檬都很棒，但如果你不想用这些，那也没有关系，市面上有很多天然清洁产品可供你选择。

遗传、情绪与解毒

有两种常见的遗传基因突变：一种是MTHFR基因突变（第326页），另一种是COMT基因突变。COMT基因决定了你对环境毒素、激素和肾上腺素进行解毒的难易程度。当你不能很好地解毒时，你更容易发生化学物质过敏及相关疾病（如慢性疲劳综合征、纤维肌痛、子宫内膜异位症），也更易出现焦虑和抑郁。

如果你在毒素超负荷相关调查问卷中得分很高，或者你有流产史或相关并发症史，或者有心脏病家族史（提示存在MTHFR基因突变），或喝咖啡、坐过山车、看恐怖电影让你觉得心脏要从胸前跳出来，或者如果你处于危险状态（提示存在COMT基因突变），那么你需要考虑每天补充甲基叶酸（每天800 μg）、复合B族维生素和S–腺苷基甲硫氨酸（每天400 μg），以帮助你规避这些突变的影响。

远离化妆品

身体产品对身体的影响不仅仅限于皮肤。很多女孩从十几岁的时候起，就会在早上出门去上学或工作之前使用几十种化学物质。这些化学物质藏在头发护理用品、身体用品、化妆品及香水中。我们将这些化学物质吸收到我们的血液中。就像我刚才提到的其他内分泌干扰物一样，它们会增加身体对雌激素的暴露。所以你应该减少使用美容化妆产品，从而减少可经皮肤吸收的毒素的暴露。我个人喜欢法国女性的做法：少即多。不过，一些大型化妆品公司令人眼花缭乱的产品会干扰你做减法。

女性卫生产品的污秽真相

1982年，关于卫生垫和卫生棉中含有二噁英、杀虫剂和其他毒素（致癌物和内分泌干扰物）的报道首次发表。其他一些有害的化学物质也存在于灌洗液、女性湿巾和润滑液中。所有这些产品都不需要像食品和药品那样受到严格的监管，所以某些成分基本上可以肆意添加。这些成分增加了诸如性早熟、子宫内膜异位症和癌症等的发生风险。我建议你改用有机产品。这会对你的健康产生影响，尤其是当你存在子宫内膜异位症、经前期综合征、纤维瘤或生育问题时。

从激素混乱到激素和谐

导致SOS状态的根本原因及其下游效应，包括皮质醇分泌失衡、微生物群被破坏、超重、胰岛素抵抗、炎症、环境毒素和排毒系统超负荷，都导致同一结果：激素失衡。

那女性朋友们该怎么办呢？采用SOS解决方案！好消息是你已经开始做所有正确的事情了，这些措施已被证实能平衡激素，治疗不孕症、子宫内膜异位症，解决周期性乳房压痛、月经紊乱和经前期综合征的问题，还可提升性欲。你正在采取必要的步骤，让你的激素从混乱恢复和谐。在下一章中，你将学到更多关于滋养肾上腺和甲状腺的内容，以及如何使用我最喜欢的草药——适应剂。要想获得额外的支持来自然地平衡你的激素，你也可以参考"SOS处方：调节激素平衡的草药和补充剂"，并在我的网站（avivaromm.com）上查看关于特定激素问题的文章。

SOS处方：调节激素平衡的草药和补充剂		
草药/补充剂	**作用与注意事项**	**剂量**
圣洁莓（西洋牡荆树） 平衡女性激素的草药	是天然的激素平衡剂，也是我最喜欢的草药之一，适用于所有年龄段的女性。虽然它不含任何激素，但它能改善雌激素和孕酮的平衡，消除经前期综合征，缓解抑郁、易怒、腹胀、乳房压痛和对食物的渴望，并帮助调整月经周期。它可以减轻环境因素所致的炎症（后者与子宫内膜异位症的发生有关），也可提高生育能力，并可能由于对孕酮的影响而用于预防流产。它也可缓解阴道干涩、睡眠问题和更年期潮热。至少连续服用3个月以获得最佳效果，只要你从中受益，就可以继续服用。如果你服用后感到情绪低落，就停止服用。情绪低落是其罕见的不良反应	胶囊剂：每次500 mg，每日1~2次 酊剂：每次40~60滴，每日最多3次

（待续）

续表

SOS处方：调节激素平衡的草药和补充剂		
草药/补充剂	作用与注意事项	剂量
玛卡[◎]	这是一种温和、安全的草药，用于恢复皮质醇平衡，从而平衡女性的激素水平。其既可以药用，也可以添加到思慕雪（第275~276页）中。更多内容请参阅第218页的表格	

注：◎一妊娠时使用不安全。

第2周：日复一日

第2周每日膳食计划示例

早餐示例
8~12 oz思慕雪（或奶昔）或早餐蛋白质 +优质脂肪 （+可选素食）

午餐示例
蛋白质类食物为主 +绿色蔬菜 +彩虹蔬菜 +能量蔬菜 + 1/4杯煮熟的谷物（如果可以耐受的话） +优质脂肪

晚餐示例
蛋白质类食物为主 +绿色蔬菜 +彩虹蔬菜 +能量蔬菜 +半杯煮熟的谷物（如果可以耐受的话） +优质脂肪 +少量发酵蔬菜（如果可以耐受的话）

第2周每日食谱和生活方式示例							
	第8天	第9天	第10天	第11天	第12天	第13天	第14天
晨练	快速冥想（第178页）	干刷和淋浴（第205页）	5分钟的深呼吸（第171页）和伸展运动	快速冥想	干刷和淋浴	5分钟的深呼吸和伸展运动	休息
全新的开始	喝一杯加了几滴柠檬汁的凉白开或温水						
早餐 +每日剂量补充剂 +SOS解决方案补充剂	思慕雪	菜肉馅煎蛋饼+青菜配橄榄油柠檬酱	思慕雪	早餐炒菜或煎蛋卷+可选混合青菜配橄榄油柠檬酱	思慕雪	早餐炒菜或煎蛋卷+可选混合青菜配橄榄油柠檬酱	能量芭菲（可搭配橄榄油版格兰诺麦片）

（待续）

续表

第2周每日食谱和生活方式示例						
	第8天	第9天	第10天	第11天	第12天	第13天	第14天
上午加餐	补充零食里选择一项	玛芬蛋糕或能量球	补充零食里选择一项	素食排毒营养汤	半个苹果（切片）加1汤匙杏仁黄油	椰子酸奶配生可可粒、浆果或橄榄油版格兰诺麦片	补充零食里选择一项
午餐+SOS解决方案补充剂	俄式新鲜火鸡卷饼或纯素卷	中东膳食	卷饼中选择一项	麻辣寿司饭配昨日晚餐剩的三文鱼	菜肉馅煎蛋饼	卡津酸橙鱼墨西哥卷+卷心菜沙拉+鳄梨酱（素食者可以用墨西哥黑豆替代鱼）	沙拉里选择一项
下午加餐	椰子酸奶配生可可粒、浆果或橄榄油版格兰诺麦片	补充零食里选择一项	补充零食里选择一项	半份卷饼	补充零食里选择一项	素食排毒营养汤	补充零食里选择一项
皮质醇重置	按照补充修复工具包（第108页）中的任意方法，花15分钟重置夜间的皮质醇节律						
晚餐+SOS解决方案补充剂	泰国牛排沙拉（多做一些，第2天也可以吃；也可以替换为鸡肉或素食）+半杯熟的谷物	塔吉锅版罗勒椰子咖喱+松仁炒菠菜（或松仁炒蒲公英叶）或咖喱"爆米花"花椰菜+半杯熟的谷物（棕色香米）	青葱芝麻酱三文鱼+橙姜炒胡萝卜+烤抱子甘蓝+半杯熟的谷物	扁豆饭+"爆米花"花椰菜+炒菠菜	卡津酸橙鱼墨西哥卷+卷心菜沙拉+鳄梨酱（素食者可以用墨西哥黑豆替代鱼）	西蓝花芝麻饭或东方智慧饭	奶油南瓜咖喱椰子汤+摩洛哥菠菜、红辣椒和鹰嘴豆+半杯熟的印度香米
补充自我保健	沐浴	写感恩或焦虑日记	远离电子产品	写感恩或焦虑日记	远离电子产品	沐浴	写感恩或焦虑日记

我选择让我的余生成为我生命中最美好的部分。

——路易丝·海

第 **7** 章

再充电

滋养你的肾上腺和甲状腺

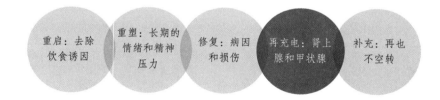

重启：去除
饮食诱因

重塑：长期的
情绪和精神
压力

修复：病因
和损伤

再充电：肾上
腺和甲状腺

补充：再也
不空转

整体状况良好时，局部的状况才会好。

——柏拉图

欢迎来到SOS解决方案的第3周。此时，你已经完成了所有的繁重工作，使你的自我修复机制进入了高速运转状态。我希望你注意到自己早上醒来时和一整天都变得精力充沛，消化功能有规律且有所改善，睡得更多、更沉，而不是下午4点就感觉能量被消耗殆尽或产生吃甜食的强烈渴望。理想情况下，你会感觉自己不那么臃肿，而且好像有人把你的脑子"擦干净了"。即使你还没有开始注意到这些巨大的变化，也要留意微小的进步，因为你的身体正在修复，这个过程需要时间。

本周，你将为你的"能量腺体"——肾上腺和甲状腺补充它们所需要的营养。为什么我要等到现在才谈论本书书名所提及的这两个重要器官呢？因为树高千尺也离不开根，虽然用于调理肾上腺的草药和补充剂，以及用于调理甲状腺的补充剂和激素替代品可以在能量、新陈代谢、情绪、心理、激素和体重方面产生巨大的影响，但它们并没有解决那些困扰你并使你决定阅读这本书的深层次的问题。从长远来看，你仍然会受到与根本原因相关的失衡问题的困扰，这可能会影响你身体中任何部位的健康。比如，服用甲状腺治疗药物可以替代低水平或缺失的甲状腺激素，但它并不能逆转自身免疫问题，也不能逆转炎症、抵抗隐性感染，或减少可能是问题核心的环境毒素的暴露。

你必须治愈根源，这也是你应该一直坚持做的。现在，你将通过一些有针对性的支持性措施来解决问题。

本章的第1部分"滋养你的肾上腺"是为每位女性准备的，因为我们都需要这样做。我不想让你学着用一种辛苦的方式来保护你的能量。如果你在有关SOS状态的调查问卷（请参阅第3章）中得分较高，这部分内容对你尤为重要。本章的第2部分"治愈你的甲状腺"将告诉你你一直在寻找的答案——关于甲状腺的实验室检测结果、相关治疗药物，以及如何用草药和营养物质来支持你的甲状腺功能等至关重要的问题。你还将继续执行21天重启计划，本周是该计划的最后1周。如果你的甲状腺正在发出求救信号，一定要同时滋养你的肾上腺，因为它们互相依赖。

在阅读本章的过程中，请继续执行重启计划，并按时、按量服用每日剂量补充剂和适合自身情况的特定补充剂。同时加入一些补充自我保健的措施，并追踪记录你的饮食和与之相关的各种感受。

滋养你的肾上腺

当我累了，我就休息。我对自己说："我今天不能做超级女强人。"

——贾达·平克特·史密斯

34岁的雷恩是一名长跑运动员和营养教练，她在第一次和我约见前就在健康表格中写到，她的饮食是"无懈可击的"。她觉得她应该成为世界顶级选手。但是，她并没有。

她每天要花14小时来进行她的教练工作，还要为备战马拉松进行艰苦的训练，因而她长期处于过度劳累的状态。在长跑之后，她很容易患上感冒且好得很慢。"我还有一个奇怪的症状，"她对我说，"就是晚上暴饮暴食。当我入睡1小时后，我会饿醒，然后吃下几汤匙杏仁黄油或椰子黄油再上床继续睡。有时候我也会在早上6点左右醒来，但感觉特别疲惫、头晕眼花，就好像被人下药了一样。直到喝下一两杯咖啡后，我才开始感觉清醒。我发现，自己在面对客户时很难集中注意力，同时我也想不起来自己原本熟知的那些营养知识。我的月经也完全不规律，乳房疼得很厉害，甚至连胸罩都穿不上。我在上厕所的时候会有性冲动，在月经开始前的整整1周里乳房会缩小——只有B罩杯，这严重影响了我的性生活，以及和男朋友的关系。"

通过回顾雷恩的3天饮食日志（我的患者每次见我时都会带着他们的3天饮食日志，3天饮食日志的模板详见avivaromm.com/adrenal-thyroid-revolution）我发现，虽然她的饮食确实只有高质量的食物，但这些饮食几乎不足以满足她的能量需求。她主要以绿色果汁为早餐、一份沙拉为午餐，下午只吃一小把杏仁。在下午4点，也就是在她每天最后一顿饭之前，她还会再吃一份沙拉或少量蒸蔬菜和一些无麸质饼干。她通常会到午夜才入睡，但睡前不会再吃东西。24小时唾液皮质醇检测结果（第329页）表明，雷恩

快速回顾"HPA轴"

下丘脑–垂体–肾上腺（HPA）轴是一个应激反应系统，以你的大脑为起始，延伸到你的肾上腺。HPA轴几乎影响到你身体的每个系统和功能。当它处于工作状态时，你就会感到紧张、过度兴奋、易怒，就好像身体一直处于红色警戒状态中——你的血糖、血压、消化系统、神经系统、激素和免疫系统都会相应地做出反应，你会因此出现所有与SOS-O相关的问题。当你的大脑下调这种反应以保护你免受慢性超负荷的影响时，HPA轴会使你的皮质醇和肾上腺素的产量减少，你最终会进入SOS-E状态，你会感到精疲力竭，而且你的各种反应水平也很低，从新陈代谢、情绪、免疫到精神、血压和激素都是如此。你的甲状腺功能也会降低，这样你就节省了能量消耗，但是甲状腺功能的减退会让你感到不适和疲劳。

的夜间皮质醇水平升高，一个与压力有关的皮质醇峰值出现在凌晨1点，这正是她每天晚上醒来、强烈渴望吃杏仁黄油或椰子黄油的时刻，为此她会在再次睡觉之前大吃一顿。雷恩的清晨皮质醇水平很低，这使她在早上感到疲惫，让她有昏昏欲睡和"宿醉"的感觉。

我由此确定了雷恩的SOS解决方案，包括增加她的整体食物摄入量，增加饮食中的脂肪（她的身体在夜间渴望的东西！），以及添加一顿包含能量蔬菜（如红薯、土豆、冬瓜）及少量谷物的晚餐。与此同时，雷恩自己也采用了更温和的运动训练计划，增加了恢复性瑜伽，并开始选择"SOS处方：适应剂"中的草药和补充剂。她的生活由此从红色警戒状态回到了"安全的区域"（第30页）。

雷恩的情况可能与你的情况有所不同，但我们中的大多数人都在不断地承受着巨大的工作压力，同时我们也都为长期的过度劳累付出了代价——疲怠、脑雾、对食物的强烈渴望、经常生病、感到压力和焦虑、睡眠质量差、激素水平像过山车一样忽上忽下，等等。这些都是SOS状态的下游效应——你的应激反应被困在生存模式中，身体由此产生的激素和神经递质会影响身体的每个系统，包括微生物群、腹部的脂肪细胞和大脑。你对食物的渴望和脂肪的堆积是一种抵御营养不足的保护机制和应对饥荒的原始反应。当这些反应过于强烈时，免疫系统会反应过度，使你经常生病，或者更糟，使你发生自身免疫性疾病而无意中破坏了你自身的细胞。同样重要的是要记住，有很多种压力会导致SOS状态，生活压力就是其中之一。所有能压倒你的身体系统——无论是消化系统、排毒系统还是免疫系统的东西，都会让你陷入SOS状态中。

好消息是，到目前为止，你所采取的每个SOS解决方案都在为你的肾上腺提供支持，帮助你摆脱压倒性的压力，从而使你摆脱SOS状态。

- 你已经从你的饮食和环境中消除了炎症的诱因。
- 你正在用你需要的营养素来滋养你的身体。
- 你更频繁地按下暂停键，这样你就可以照顾好自己，让你的能量得到补充而不是消耗殆尽。
- 你正在努力让自己睡得更好。
- 你每天都在使用补充修复工具包中的工具来重置你的皮质醇，让自己远离SOS状态。

下一步是加入一些来自大自然药房的额外帮助。适应剂，一组特殊的草药，将帮助你把身体的自愈能力努力提升到更高的水平。还有一些特定的营养素，它们可以滋养你的应激反应系统并帮助它恢复。如果该系统变得过于活跃，这些营养素会帮助它平静下来；如果应激反应系统由于磨损而变得迟钝，这些营养素可以帮助你修复它，使你变得更有活力，提高你的快速恢复能力。

警告：艾迪生病、康恩综合征及其他肾上腺疾病

如果你被诊断出患有肾上腺疾病，如艾迪生病或康恩综合征，你可以遵循SOS解决方案，但请不要停用任何治疗肾上腺的处方药物，并请在使用适应剂和肾上腺支持性补充剂之前咨询你的医生。

适应剂：可用于现代的古方

适应剂是一类对下丘脑–垂体–肾上腺轴（请参阅前文"快速回顾'HPA轴'"）具有特殊恢复作用的草药，在中国和印度已经被使用了几个世纪。它们被认为是草药中的"贵族"，可以帮助你应对压力并重新收获健康、活力、免疫力、耐力和幸福感。适应剂可以帮助身体更容易地应对日常生活中的各种需求，给身体提供一种平静和充满能量的感觉。它们还可以帮助你重新编辑你的神经系统、激发身体里的能量，从而缓解慢性疲劳，增强记忆力和精神耐力，改善情绪，平息炎症，调节免疫力，帮助恢复激素水平的平衡。无论你处于SOS–O还是SOS–E状态，它们都能使肾上腺功能正常化。

重要的是，我们的目标不是使用适应剂来让你保持"21世纪的速度"。我们的目标是更频繁地按下暂停键，以更健康的节奏来生活，并使用适应剂来帮助恢复健康——当你忙碌时，帮助你度过现实生活中有时不可避免的难关。适应剂背后的科学依据是由俄罗斯研究人员首次发现的，当初他们原本是为了找到能够提高生产力并延长军队和生产部队工作时间的物质。然而，我们的目标不是以牺牲你的健康为代价来提高你的"生产力"，这与我们在这里使用适应剂的初衷恰恰相反——我们的目标是修复和补充，而不是更加用力地推进。

除了你已经开始做的各种摆脱SOS状态的事情之外，本节中的补充剂专门针对能量危机的根源：SOS状态。它们通过自然地降低大脑对你处于生存状态的感知程度来调节和治疗你的应激反应，同时激发你对压力的适应和抵抗能力，以此来规范你的免疫系统的应答，重置你的激素水平，提高你的思维清晰度，平衡你的血糖水平，等等。你必须做自己应该做的事情来消除SOS状态的诱因。

虽然说一组草药可以帮助治愈身体内几乎每个系统这种说法似乎过于大胆，但根据你目前所知道的关于SOS的广泛影响，你可能并不会对这种说法感到惊讶。这些适应剂中天然存在的丰富的化学物质可以治愈、滋养和重置HPA轴，从大脑的应激反应中枢一直到下游器官和系统（如受应激反应影响的免疫系统、内分泌和代谢系统）均受到这些化学物质的影响。

以下是几名女性在开始使用适应原之后对我说的话。

JL："我的交感神经系统反复在喝的马达曲是《罗拉快跑》（*Run Lola Run*）——身体内部的皮质醇总是在催着我'快跑'（这是一种战斗或逃跑模式），这导致我感到精神疲惫。而重新规划优先顺序、放慢速度、使用你建议的植物适应剂有助于我更多时候处于副交感神经模式（也就是一种休息和消化的模式）。现在我的身体的主题曲是一首充满活力、更流畅动人的巴西桑巴。"

ML："我最近才开始服用南非醉茄，并注意到自己获得了明显的改善！我的焦虑已经减半了，也不像以前那么容易饿了。我觉得更有活力了！我要继续服用它，因为我迫不及待地想看看它还会有什么帮助！"

选择适合你的适应剂

我已经将表中的适应剂分类为镇静类、刺激类和营养类，并为你提供各类草药的"个性名片"和其适用的症状的介绍，以帮助你选择。我通常建议从一种更具镇静或营养作用的适应剂（如灵芝、南非醉茄和玛卡）开始，然后根据与你的症状和需求最相关的描述逐步添加额外的草药。

根据表中的描述，从选择最适合你需求的适应剂开始，然后在几周内添加其他适应剂至3种或更多种。每个人的反应各不相同，一开始要慢慢感受你的反应。这些草药的效果有相当多的交叉点，因此它们可以互换使用，但每种都有其独特的"个性"。你会在市面上找到多种组合产品，其通常混合了草药和营养补充剂。

此外，你还可以补充人参（具有刺激作用，可以使你精力充沛，还可以平衡血糖）、甘草（有很好的抗炎效果，适合重度肾上腺衰竭合并低血压者，高血压人群要慎用），以及虫草（就像其他药用蘑菇一样，它能给免疫系统带来深层滋养效果，使神经系统平静下来）。你还可以补充第184页表格中的"Relora"，其具有降低皮质醇水平、提高脱氢表雄酮（DHEA）水平和改善睡眠的作用。

SOS处方：适应剂◎——为女性的肾上腺保驾护航			
草药/补充剂	适应证	作用和注意事项	剂量
南非醉茄 精神、情绪、肌肉的舒缓剂（镇静类、营养类）	疲惫不堪 精神紧张或焦虑 夜间难以入睡 有慢性关节疼痛或关节炎 记忆力存在问题，有脑雾 有慢性纤维肌痛或慢性肌紧张	用于缓解深度疲劳 众所周知，它具有温和的舒缓和镇静作用，并可改善睡眠、缓解焦虑，减轻神经系统的疲劳，还可提高记忆力和学习能力。它也能放松肌肉、减轻炎症，是一种温和的镇痛药，可用于缓解骨关节炎、类风湿关节炎、慢性疲劳或纤维肌痛。南非醉茄也被证实可以改善糖尿病患者的血糖和胆固醇水平 如果对茄科蔬菜敏感，请慎用或避免使用	每日3~6 g干草胶囊；或每次将1~4 ml（20~80滴）酊剂加入饮用水中，每日3次
刺五加 表现和注意力的提升剂（刺激类）	正在与脑雾做斗争或需要提高的精神警觉性和清晰度 经常生病或有隐性感染（如EBV感染） 需要为排毒功能提供支持 上夜班或工作时间过长，正常睡眠受到影响的情况（包括新手妈妈）	刺五加是一种被研究得最充分的适应剂，它可提升精神警觉性和表现，增加精力和耐力，减轻压力和疲劳，减少失眠和因做梦而被打乱的睡眠，还可增强免疫力（特别是抵抗病毒感染的能力），提高排毒能力。它可帮助增加肌肉，防止肌肉随着年龄的增长而丢失，还能减轻骨关节炎相关的炎症和疼痛 失眠症、高血压患者禁用	每日2~3 g干根胶囊；或每次将2~4 ml酊剂加入饮用水中，每日2~3次

（待续）

续表

SOS处方：适应剂◎——为女性的肾上腺保驾护航			
草药/补充剂	**适应证**	**作用和注意事项**	**剂量**
零陵香 活力增强剂 （营养类）	觉得自己需要一些调节心理、情绪和免疫力的温和的补品 正在与抑郁、焦虑或情绪低落做斗争 有睡眠问题 希望该适应剂能帮助转变思维方式，并使生活方式变得健康 希望能使头脑更清晰 有慢性炎症 有高血糖、高胆固醇血症或高甘油三酯血症	零陵香可使头脑，促进长寿。在阿育吠陀医学中，它被称为"图尔西（tulsi）"，意思是"无与伦比的"。它能提升能量水平，减轻疲劳；改善情绪，缓解焦虑和轻度抑郁；并有助于戒断尼古丁。它可提高思维的清晰度，增加养成健康生活方式和心态的动力。其抗炎和抗氧化作用可以保护肝脏免受压力和炎症相关的损害。它能降低血糖、甘油三酯和胆固醇水平，提高对普通感冒和支气管炎的抵抗力	每次将2~3 ml（40~60滴）酊剂加入饮用水中，每日3次
玛卡◎ 激素营养之母 （营养类）	想要更多的活力，感觉正在失去深层的营养 性欲低下 激素失调 想要提高生育能力 想要改善情绪 存在焦虑或抑郁	滋补类补品 秘鲁的克丘亚印第安人（Quechua Indians）认为，玛卡是一种能提升精神敏锐、活力和耐力的食物。它也被认为是一种增强性欲的补品，可提高生育能力，减轻焦虑和抑郁，改善绝经后女性的性功能。干玛卡根富含人体的必需氨基酸、碘、铁、镁及甾醇，从而为肾上腺和激素的功能提供支持。它也可用于治疗月经失调和更年期症状	每日75~100 ml
灵芝◎ 免疫营养剂 （镇静类、营养类）	想改善睡眠质量，增加深度睡眠 想提高免疫力 需要提升自身的排毒功能 需要缓解长期的不堪重负和烦躁不安	灵芝在中医中受到高度重视，可滋养和支持肾上腺功能。虽然灵芝以提高免疫力和减轻炎症而闻名，但灵芝也可提高身体的排毒能力并改善睡眠。如果你对菌类过敏，要避免食用	每次3~9 g灵芝胶囊或片剂，每日2~3次

（待续）

续表

SOS处方：适应剂[⊘] ——为女性的肾上腺保驾护航			
草药/补充剂	适应证	作用和注意事项	剂量
红景天 精神镇静剂 （刺激类）	存在精神疲劳、脑雾问题 想要治愈运动相关的炎症、损伤或者SOS 存在焦虑或抑郁问题 烦躁易怒，疲惫不堪 存在纤维肌痛或慢性头痛 想提高性欲或生育能力	红景天对缓解焦虑有显著的效果；还可修复运动诱发的肌肉损伤和炎症，提高身心的表现和耐力，减轻身心疲劳，促进运动恢复。因其具有刺激性，使用时要注意避免在睡前服用；但它的调节情绪和支持神经系统的作用能改善睡眠，压力、易怒和疲惫不堪。它还具有增强免疫系统的功能，可减少感冒和感染的频率。可用于治疗慢性疲劳综合征、纤维肌痛和慢性压力性头痛，能提升性欲和生育能力，可以改善食欲，并有助于调节饮食失调，后者往往是由SOS引起的 有双相障碍和躁狂行为者要禁用	胶囊或片剂：每日100~400 mg。酊剂：每次将2~3 ml（40~60滴）放入饮用水中，每日2~3次［选择标有2%~3%酪萨维（rosavin）和0.8%~1%红景天苷的标准化产品］
五味子 解毒药 （刺激类）	有脑雾、记忆力或专注力的问题 经常感觉身体疲倦 精神焦虑 需要提高身体的排毒能力	五味子是中国传统草药中一种名贵的补药，可提高精神的专注力，同时具有镇静、抗焦虑的作用。具有保护肝脏的作用，可有效促进解毒和体内毒素（特别是环境中的激素干扰物）的清除。它也被广泛用于提升运动表现和运动耐力、提高精力和耐力水平及缓解焦虑	每次20~30滴 提取液，每日1~2次；或每日2~4粒胶囊
芦笋草 激素协调剂，女性适应系统的营养之母（营养类）	希望恢复活力、身心的平衡和平静 希望改善激素失调症状，包括经前期综合征、生育或更年期问题	芦笋草在阿育吠陀医学中被认为是"草药女王"，被视为是一种能给女性带来活力的补药。其具有滋养、镇静和平衡激素的功效。它是一种可提升生育能力的补充剂，可用于解决阴道干燥、性欲低下和围绝经期的睡眠问题。它还可以改善胰岛素分泌和胆固醇水平 雌激素受体阳性的癌症患者禁用	每次将2~4 ml（40~80滴）酊剂加入水中，每日2~3次

注：⊘—妊娠时使用不安全。

低起点，慢慢来

偶尔患者会向我反馈说，在使用上述草药后其睡眠或能量问题非但没有缓解，焦虑、易怒或其他症状反而变得更严重了。

红景天、刺五加可提高精神和认知功能并增强体力，所以如果你已经处于SOS-O状态，对少数人来说这类物质就可能导致过度刺激。如果你处于SOS-E状态，感到精疲力竭，也会发生这种情况。停用草药后，药效就会消退。关键在于选择适合自己的剂量。我建议，从最小剂量和最低频率开始，如果你发现身体功能有改善，可以继续维持这个剂量，并在几周内缓慢增加剂量。如果你仍未感觉到变化，则选择较高的剂量，然后根据需要调整到适合自己的剂量。显然，这需要一些时间来尝试，所以应该从低起点开始，一步一步慢慢来。

我应该期望什么效果？

要想看到适应剂的改善效果，需要的时间因人而异，具体时间取决于你寻求治疗的症状，以及是否找到适合你的草药和适合的剂量。在开始后的几周，你应该注意到你的精力、睡眠、情绪都有所改善，幸福感有所提升，内心更加平静，头脑更加清晰。对于肌肉放松、睡眠改善和疼痛缓解的效果，你在几天内就可以看到。预计要花4~6周，最多几个月，才能使多囊卵巢综合征和生育问题得以缓解，并在实验室检查中观察到血压、血糖的改善效果。

虽然一些研究表明，适应剂在使用后2~12周发挥最佳作用，但适应剂的使用疗程通常较长（数月，甚至长达1年）。最重要的是，只要你看到了效果，你就可以继续使用它们。如果收效降低，暂停使用2周后，再重新开始使用，或尝试不同的草药，或将草药混合使用。在改善睡眠习惯的过程中，注意每天至少进行一次放松练习，而不是仅仅依靠适应剂来重置你的HPA轴反应。

我可以在服用其他补充剂的同时服用这些适应剂吗？

是的，适应剂可以与其他补充剂一起服用。事实上，我经常推荐将它们与表格"SOS处方：针对睡眠、思维和情绪的自然疗法"（第183~184页）中的补充剂相结合。你也可以把它们和你的甲状腺激素补充剂或本书中的其他任何一种补充剂结合使用。

如果在服用处方药，怎么办？

如果你正在服用处方药，在应用草药之前，我总会建议你先与你的主治医生进行沟通。如果你正在服药（不论是否为处方药），我都会建议你与一位有经验的整合医学或功能医学专业的从业者保持联系，以应对可能出现的相互作用。如果你正在服用降压药或免疫抑制剂，则不宜再用草药（尽管适应剂与这两类药物很少发生相互作用）。如果你正在服用治疗焦虑或抑郁的药物，更应该小心。

我可以在怀孕前、怀孕期间或母乳喂养期间服用这些适应剂吗？

当你备孕时，你完全可以使用适应剂，正如你在前文的表格中所看到的，其中一些适应剂是专门用来提高生育功能的。

但应注意：一旦你感觉自己怀孕了，就应立即停止使用。

对于想减轻疲劳感的新手妈妈，你也可以在母乳喂养期间使用适应剂。但是，如果你的宝宝出现皮疹或易怒的情况，要停止使用适应剂并改为使用"SOS处方：针对睡眠、思维和情绪的自然疗法"中的草药和补充剂。

关于适应剂，我遇到的一个更常见的问题是，它们是否可以在怀孕期间服用。我知道怀孕会让人感觉很累，但很遗憾的是，我没有找到关于在怀孕期间使用这些草药的安全性数据。目前至少有2种，即五味子和甘草，在怀孕期间使用是不安全的。你可以参阅"SOS处方：针对睡眠、思维和情绪的自然疗法"，里面提到了一些安全的、具有放松作用的草药，你可以在怀孕期间服用。你也可以寻求你的助产士或医生的帮助，以确定你的妊娠疲劳是否有潜在的原因，尤其是贫血或甲状腺功能减退症。

额外的肾上腺支持

下一页表格中提及的补充剂可为肾上腺和应激反应系统提供重要的额外支持。关于姜黄素的最新研究数据显示，它的许多作用可能是由于在一定程度上重置了应激反应。这些补充剂对皮质醇的再平衡起到了支持作用。维生素C则用于恢复肾上腺对应激做出反应时所消耗的物质。

治愈你的甲状腺

克莱尔是一位心内科医生，也是2个年轻女孩的母亲。她来找我是因为她厌倦了"疲劳、邋遢和肥胖"，就像她说的那样。在她第一次怀孕的最后一个月，她完成了痛苦的住院医师实习。就在这之后的几周后，她每天要接诊35位患者，还要完成病案书写工作。当她回到家后，她还想做一个"完美的妈妈"。3年后，克莱尔又生了一个孩子。有一天，她发现自己连裤子的扣子都扣不上，于是她站到秤上，结果发现自己大概胖了9 kg。她坐在浴缸边上哭了，回想着自己近期的真实感受……她最近一直感到疲倦、无精打采，几个月来一直感到手腕疼痛却没太注意，也没有性冲动。她在上班时检查发现自己的血压很高。尽管存在腹胀和便秘，但她仍经常疯狂地吃饼干，这让她的情况变得更糟了，但她停不下来。她之前通常会在睡前喝杯酒，但现在已经变成了喝2杯，周末时喝得更多。值得庆幸的是，她睡得很安稳，她的可爱的女儿们也都很健康。

我向克莱尔解释了SOS。她听了之后，泪流满面，深吸一口气说："是的，这听起来和我的状况很相似。我们开始吧，罗姆医生。为了我的孩子们，我想活得更久。"我让克莱尔在等待实验室检测结果的同时，开始执行她的SOS解决方案的重启计划，并在清晨进行一次简单的冥想练习。当检查结果出来后，我给克莱尔打了电话，告诉她检查结果显示她存在铁元素缺乏、维生素D缺乏并患有严重的桥本甲状腺炎。电话中我能听到她的叹息。"我松了一口气，"她说，"一直以来，我都把我的症状归咎于懒惰。我总认为我没有意志力。"不过，她仍然对自己的甲状腺疾病感到自责。我温柔地提醒她，这是她身体对她的唤醒，现在她听到了，她可以按需要做出改变。

SOS处方：为女性肾上腺提供支持的营养素		
补充剂	**作用和注意事项**	**剂量**
姜黄素◎	与其他以整株植物为基础制成的适应剂不同，姜黄素是一种从植物中分离出的化合物。但早期的研究表明，姜黄素从作用上很像一种适应剂，能缓解与SOS相关的压力。它对消除你的根本原因和SOS的每一个方面都是如此的重要，以至于我不得不把它作为一种适应剂。最新的研究证实，姜黄素可以逆转长期的压力的影响，减轻抑郁。这些作用是由于炎症的减轻与基础皮质醇水平的改善，姜黄素可以使炎和基础皮质醇水平降至非应激状态下的水平。姜黄素是一种高效的抗氧化剂，能改善胆固醇水平（降低"坏的"低密度脂蛋白胆固醇水平并提升"好的"高密度脂蛋白胆固醇水平），提高脂联素（内脏脂肪组织或腹部内脏脂肪中的一种化合物）的水平，保护身体免受饥饿和饱腹感问题的困扰，预防胰岛素抵抗，改善肠道运动功能，预防认知功能下降	每日1200~2400 mg（提取物）
磷酰丝氨酸（PS）◎	一种类似于饮食脂肪的化合物，广泛存在于神经系统中，能减少应激状态下皮质醇和肾上腺素的过多释放。它具有许多类似适应剂的效果：改善情绪、提升身体的能量水平和认知功能（包括记忆力、注意力和信息处理速度），也可提高运动能力	每次100 mg，每日3次
维生素B5	许多适应剂的复合产品中都有维生素B5，因为其能减少应激状态下过量生成的皮质醇	每日500 mg
维生素B6	对于应激神经递质和放松性神经递质［如γ-氨基丁酸（GABA）和5-羟色胺］的产生都很重要。在睡前服用后，它能平衡整个夜间的皮质醇水平，防止可能导致夜间醒来和晨起疲劳的皮质醇峰	50~100 mg，睡前服用
维生素C	肾上腺皮质中富含维生素C，在那里维生素C发挥着重要的抗炎作用来保护肾上腺。压力越大，维生素C的消耗量就越多。补充剂有助于使皮质醇的分泌变得正常并滋养肾上腺	每日1500~3000 mg，并与生物类黄酮配合使用。过量服用会导致大便稀松；如果发生这种情况，要减少剂量。怀孕期间每日摄入量不超过2000 mg

注：◎—怀孕时使用是不安全的。

　　克莱尔受到了激励。她开始了晨间冥想练习，开始每周上一次瑜伽课，学会了如何保持血糖稳定，并补充她缺乏的营养素。她的情绪得以迅速改善。而随着补充低剂量的自然甲状腺素，她恢复了充沛的精力，并开始减肥。之后，她的关节疼痛也消失了。这么多年来，她第一次觉得自己有足够的精力来控制自己的食物选择，以及她的生活，这使她意识到最重要的事情是更好地规划工作、休息和娱乐这三者之间的关系。

　　克莱尔只是成千上万名存在类似症状的女性中的一员，另外还有许多女性，她们的症状严重到可能会破坏她们的生活。对克莱尔来说幸运的是，她很快就找到了所需的帮助，并得到了扭转局面所需的治疗。不幸的是，成千上万名女性多年来没有得到正确的诊断，经历了不孕症和流产、抑郁和焦虑、令人尴尬和困惑的体重增加，有时还会经历使人变得虚弱的疲劳。太多时候，由于她们的实验室检测结果看起来似乎是正常的，她们的症状或疾病被忽视了；或由于其实验室检测结果被错误地解读，其症状或疾病存在诊断不足的问题；甚至有时她们的医生告诉她们不需要去做实验室检测。有些人的症状要轻得多，但是她们并没有感觉自己的生活很好。通过阅读附录3，你将会了解到如何去做一名被赋予权力的健康方面的消费者，从而得到你所需要的——并且可以与你的医疗保健提供者建立合作关系。

SOS解决方案和你的甲状腺

　　克莱尔的故事提醒我们，要关注SOS和甲状腺功能减退症之间的联系。很明显，她的症状不是凭空出现的。她长期感到疲劳、失眠，与完美主义做斗争，缺乏多种营养素，这些情况在她被诊断出患有桥本甲状腺炎之前已经持续了3年。多种根本原因都可能使她陷入困境。这也提醒我们自我照顾的重要性，不要仅仅因为忙就不重视身体出现的异常症状。记住，我们也必须保护好自己。

　　正如本书前文所述，导致SOS的5个根本原因也都是导致甲状腺功能减退症的原因。SOS状态本身使身体进入超速行驶状态，并发出警告，提醒身体节约能量。我们身体能做到这一点的主要方式之一是通过降低甲状腺的功能——从甲状腺自身产生甲状腺激素，到非活性甲状腺素（T_4）在外周转化为活性甲状腺激素T_3，再到甲状腺激素在细胞水平上的摄取。所以就像SOS状态能引起胰岛素、瘦素和皮质醇抵抗一样，它也能引起细胞内甲状腺激素抵抗。此外，慢性炎症、毒素、肠漏症和感染可能也在甲状腺功能减退症中发挥作用。

整个SOS解决方案的创建是为了避免和扭转导致SOS状态和甲状腺功能减退症的根本原因。本章的下一部分将帮助你进一步了解你的甲状腺健康状况。本章将告诉你什么是最彻底的甲状腺检查和如何解读检查结果，并讨论什么是帮助你获得正确治疗的针对性方法。必须坚持使用SOS解决方案，甚至要超过4周，才能完全治愈你的甲状腺。

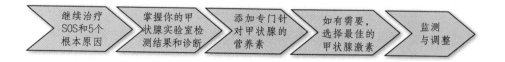

甲状腺功能减退症："去检测，不要猜测"

首先要知道：当你要确定自己是否患有非自身免疫性甲状腺功能减退症或更常见的桥本甲状腺炎时，检测是非常有价值的。它可以帮助你明确诊断，指导你找到最佳的解决方案；定期复检可以让你追踪改善情况，并评估你是否在补充甲状腺激素的情况下得到了最佳的治疗。正确的检测会对你的健康产生很大的影响。

如果你存在下列情况，我强烈建议你进行甲状腺功能减退症的相关检测。

- 你的桥本甲状腺炎调查问卷得了3分以上。
- 你怀孕了，即使你没有任何甲状腺疾病的相关症状或病史。
- 你以前曾被诊断患有桥本甲状腺炎或甲状腺功能减退症。
- 你目前正在服用治疗甲状腺的药物，但仍有症状。

甲状腺的关键检测指标

几项标准的实验室检测指标可用于评估参与甲状腺激素合成、将非活性的甲状腺激素转化为其活性形式及与甲状腺免疫状况相关的关键因素，并能明确你是否患有桥本甲状腺炎或非自身免疫性甲状腺功能减退症。

（1）促甲状腺激素（TSH）。促甲状腺激素产生于大脑中一个叫作垂体的部位，它的作用是告诉甲状腺"是时候忙于生产更多的甲状腺激素了"。当健康的甲状腺获得这种化学信号时，它会产生2种主要激素：三碘甲状腺原氨酸（T_3）和甲状腺素（T_4）。在大多数情况下，甲状腺功能减退症是因为甲状腺本身的功能不正常。桥本甲状腺炎就是由于抗体攻击甲状腺组织并触发炎症，破坏了甲状腺的正常功能，导致甲状腺在产生T_3和T_4时出了问题，进而使促甲状腺激素的分泌量越来越多，其目的是更多地刺激甲状腺产生甲状腺激素。

设想你就是TSH，你最好的朋友的家是甲状腺。当你去拜访你的朋友时，你敲她家的门。如果她没有回应，你会怎么办？你会敲得更响以得到回应。同样地，TSH也会加大"音量"，希望能得到回应。这就是为什么在实验室检测中，甲状腺功能不全时会显示TSH水平升高的原因。然而，在某些情况下，虽然你患有甲状腺功能减退症，但促甲状腺激素水平可能是正常

我没有甲状腺，那么我能逆转甲状腺功能减退症吗？

如果你的甲状腺被切除或你接受过消融术，那么你确实需要补充甲状腺激素以弥补身体无法产生的激素。这样你就不会有甲状腺功能减退症的症状，但前提是你应用了正确的药物且剂量合适，与此同时你关注并消除了你的根本原因，并确保在只服用T_4的情况下没有甲状腺激素转化或细胞抵抗的问题。你还可以使用SOS解决方案来消除仍然可能影响你身体其他方面健康的原因。

的，这是由于T_4向T_3转化存在问题（第242页）或由于细胞水平的甲状腺激素抵抗。此时你仍可能出现甲状腺功能减退症的症状。当压力使垂体功能受到抑制，以至于促甲状腺激素的产生受到干扰时，当甲状腺激素（T_3或T_4）分泌水平低下和存在其他甲状腺功能减退症的症状时，你的TSH水平可能较低或正常。

（2）甲状腺激素（T_3和T_4）。三碘甲状腺原氨酸（T_3）和甲状腺素（T_4）是甲状腺产生的激素。T_4的产生量要大得多，然后它转化为T_3，即甲状腺激素的活性形式。游离的T_3（free triiodothyronine，FT_3）和游离的T_4（free thyroxine，FT_4）之所以被称为"游离的"，是因为它们不与血液中的蛋白质结合，这使得它们可以自由地在细胞中执行它们的工作——维持新陈代谢，以达到最佳的健康状态。FT_3和FT_4水平的测定可以告诉你血液循环中是否有足够的活性甲状腺激素来完成甲状腺的重要工作。

（3）抗甲状腺抗体。抗甲状腺抗体的检测是为了诊断自身免疫性甲状腺疾病，并将其与其他形式的甲状腺功能障碍区分开来。2种抗甲状腺抗体分别为甲状腺过氧化物酶抗体（thyroid peroxidase antibody，TPOAb）和甲状腺球蛋白抗体（thyroglobulin antibody，TgAb）。

TPOAb的存在对于桥本甲状腺炎具有决定性意义。如果你的抗甲状腺抗体呈阳性，但其余的甲状腺检测结果是正常的，很有可能是自身免疫性甲状腺疾病正在酝酿，尽管在患有其他自身免疫性疾病（包括系统性红斑狼疮、类风湿病、1型糖尿病及纤维肌痛）时也会伴有抗甲状腺抗体水平的升高。妊娠期TPOAb水平升高提示存在亚临床甲状腺功能减退症（第231页），后者可能需要治疗；它还提示产后出现甲状腺功能减退症的风险增加。我会在后文更详细地讨论这个问题。

（4）反T_3（rT_3）。当你的身体想要保存能量而不是消耗能量时，身体内的T_3将转换成反T_3这种非活性形式。当你出现发热、感染，长期处于压力下或长期营养不足（也就是说，如果你正在限制能量的摄入），以及处于SOS状态时，就会发生这种情况。医学界对该检测指标的实用性有一些争议；我个人认为，当实验室检测结果正常但患者有甲状腺功能减退症的症状时，它对评估甲状腺功能非常有用。

（5）碘。你的甲状腺需要获得碘才能像汽车有燃料那样工作。如果没有碘，甲状腺不可能正常工作，但女性体内的碘含量通常很低。饮食（或补充剂）中大约90%或更多的碘最终会通过尿液排出，所以24小时尿碘检测是判断是否摄入足够的碘的最有效的方法。100~199 μg/L被认为是最佳的尿碘浓度范围；对于孕妇，如果尿碘浓度为150~249 μg/L，则认为其碘摄入量是足够的。

（6）附加检测。如果你的甲状腺实验室检测结果提示存在甲状腺功能减退症或桥本甲状腺炎，我建议你再检测一下铁和维生素D的水平。就像一位女士在关注我的博客后告诉我的，"我的甲状腺治疗药物的剂量一直在波动。后来我发现我的维生素D水平也很低。而一旦我的维生素D水平恢复正常，我的体重就开始下降！现在我穿的衣服已经由12码变为了6码！"你的身体依赖这些营养素，以及硒、维生素A和其他物质来适当地生产、转化和使用甲状腺激素。

消除甲状腺检测的困惑和争议

甲状腺检测真的令人感到很困惑：一些医生会让你推迟进行上述所有检测，因为相关培训要求他们第一步只进行TSH的检测，而且只有当TSH水平显示异常时，才会让患者去做额外的检测。但是，TSH并不能反映甲状腺问题的全部方面。例如，你的甲状腺可以正常工作，产生大量的游离T_4，这会反馈给你的甲状腺"一切都正常"的信息；然而，你的身体一直无法正常地将T_4转化为活性甲状腺激素，或者即使能正常转化，但是你体内的细胞对活性甲状腺激素存在抵抗。我将在后文对这两个问题进行讨论（请参阅第241页的"我正在服用甲状腺激素补充剂，但我还是感觉不好"）。还有一种情况是你的实验室检测结果中除了抗甲状腺抗体水平升高外，其他指标都是正常的——这是出现桥本甲状腺炎的主要预兆。因此，虽然你的实验室检测结果看起来正常，但你可能存在某种没有被发现的疾病，或某种疾病正在逐渐发展，但目前还没有导致实验室检测结果异常。

　　关于甲状腺的实验室检测，医学界存在很多争议，特别是对TSH的正常范围的界定。大多数实验室将4.5~5.0 mU/L作为诊断甲状腺功能减退症的阈值。这是基于以下事实：当对大量的美国成年人进行TSH检测时，其TSH水平通常在此范围内。然而，如果将没有甲状腺相关症状的健康人群挑选出来并对其进行检测，其TSH水平实际上要低得多。这就是为什么美国国家临床生物化学研究院（National Academy of Clinical Biochemistry）发表的一篇论文认为，根据95%的甲状腺功能健康者的检测结果，这个范围应该为0.4~2.5 mU/L。其他研究也证实了这一点。其中一项研究表明，在疾病严重程度最轻的人群中，TSH的平均水平为1.18 mU/L。

　　TSH的正常范围越窄，就越容易导致过度诊断，这使得许多医生不愿意将0.4~2.5 mU/L作为TSH的正常范围。但以4.5~5.0 mU/L作为正常范围也会导致数百万的女性因为诊断不足而遭受不必要的痛苦。

　　此外，如果以传统的较高的TSH正常上限来评估，检测结果为边缘值的大多数女性最终会发生甲状腺功能减退症。因此，轻微升高的TSH水平不应被忽视。但是，医生对此类患者的通常做法是，告知其在一年后回来重新检测。

　　因此，在判定你的甲状腺实验室检测结果正常之前，除了要咨询你的医生，你还应该看一下第231页的表格"甲状腺的关键检测项目和结果"，确保你选择了正确的检测项目，并将你的检测结果与表格中的参考范围进行比较。包括我在内的很多功能医学从业者已经发现，当患者的TSH水平介于0.5~2.5 mU/L时，大多数患者感觉最好。此外，许多研究已经表明较低的TSH水平的健康益处，无论患者是否有症状，其均有益于促进心脏和认知方面的健康。

　　在你去寻求医生治疗之前拥有一个明确的计划可以帮助你。如果你在寻求你需要的实验室检测时遇到了困难，请参阅附录3"与你的保健医生合作，或者另找一位"。

我在实际情况中应该如何进行甲状腺的实验室检测？

如果症状高度提示存在甲状腺功能减退症，我从一开始就会要求你进行所有关键项目甲状腺实验室检测。这样可以获得最全面的信息，意味着你只需去一趟实验室或医生诊室，医生就可以毫不拖延地针对你的情况制订最佳治疗方案。

如果存在同样有可能解释你的症状的其他诊断，如缺铁性贫血或EB病毒感染，那么我最初只会检测TSH、FT$_3$和FT$_4$，并针对其他原因进行检测。如果你的甲状腺的实验室检测结果为边缘值或有异常，那么我再对你进行其余的甲状腺检测，以了解你是否患有桥本甲状腺炎。

如果你的症状与桥本甲状腺炎的症状类似，但初步检测结果是正常的，其他相关检测结果也正常，那么我会建议你在之后的4~6周重新检测TSH和抗甲状腺抗体，然后过3~6个月再检测一次。当所有初始检测结果中只有抗甲状腺抗体水平异常时，我也会要求你这样做。有时抗甲状腺抗体预示着桥本甲状腺炎的发生；但当存在其他自身免疫性疾病时，抗甲状腺抗体也可能是阳性的。如果抗甲状腺抗体水平继续升高，并且出现甲状腺功能减退症的症状，那么即使其他甲状腺实验室检测结果是正常的，你也应当接受针对桥本甲状腺炎的治疗。

对于妊娠期女性，甲状腺的实验室检测方案有一个例外：应该常规检测TPOAb。

读懂你的甲状腺实验室检测结果

无论你是否在过去被诊断患有甲状腺功能减退症，读懂你的甲状腺实验室检测结果都很重要，因为这可以使你进行正确的诊断并选择合适的治疗方案。下页的表格可以帮助你理解不同的结果及其临床意义。这个表格并不是详尽无遗的，但它涵盖了主要的情况。

甲状腺的关键检测项目和结果			
检测项目	说明	正常参考范围*	临床意义
TSH	一种垂体激素，可促进甲状腺分泌甲状腺激素	0.5~3.0 mU/L	如果高于2.5 mU/L且有相应症状，怀疑存在甲状腺功能减退症
FT$_3$	甲状腺激素中活性最高的形式	>3.2 mU/L	如果低于3.2 mU/L（320 µg/L）且有相应症状，怀疑存在甲状腺功能减退症
FT$_4$	甲状腺激素的一种，为活性甲状腺激素的前体	>1.2 mU/L	如果低于1.2 mU/L且有相应症状，怀疑存在甲状腺功能减退症
抗TPO抗体	反映自身免疫性甲状腺疾病的最敏感的指标	阴性或者<4 mU/L	如果该指标升高且伴有相应症状或其他指标异常，则怀疑存在桥本甲状腺炎
抗Tg抗体	甲状腺球蛋白（Tg）是甲状腺细胞中的一种蛋白质	阴性或者<4 U/ml	如果该指标升高且伴有相应症状或其他指标异常，则怀疑存在桥本甲状腺炎
rT$_3$	甲状腺激素的一种非活性储存形式	<10 ng/dl	该指标升高提示身体通过将活性甲状腺激素以一种非活性形式储存在体内以保存能量
碘	生产甲状腺激素所必需的矿物质	100~199 µg/L，150~249 µg/L（妊娠期）	碘不足或碘缺乏

注：*—基于本章所讨论的标准。

我的医生说我的实验室检测结果为边缘值，或说我患有亚临床甲状腺功能减退症。这是什么意思？

安妮卡来到我的诊室是因为她感到疲惫、心情不好、月经过多、无性欲，且被便秘问题困扰。她睡得也不好——醒得太早，无法再入睡。不过周末除外，她在周末可以躺在床上，睡上一整天。虽然她没有改变饮食习惯，但她的体重在短短几个月的时间里就增加了大约3 kg。她很肯定她的甲状腺有问题，所以她在来找我咨询之前先去实验室让医生给她做了检查。医生

实验室检测结果都正常而你仍然有症状

根据第231页表格"甲状腺的关键检测项目和结果"中的信息，如果你的实验室检测结果都是正常的，但是你仍然有类似于甲状腺功能减退症的症状，这很可能是由其他原因造成的。实际上，你可能只是精疲力竭，需要更多的休息。例如，如果你是一位新手妈妈，或者承受着额外的压力。你如果在5个根本原因方面有失衡的问题（例如，食物不耐受或肠道菌群失调），这些也可引起疲劳。希望这些问题已经通过我们的计划被解决了。其他原因（比如糖尿病、肥胖症、抑郁症、睡眠呼吸暂停、肾病、慢性疲劳和充血性心力衰竭等）也会导致类似甲状腺功能减退症的症状。此外，下丘脑和垂体方面的疾病也可能导致甲状腺功能减退症的症状，此类疾病很难通过实验室检测被发现。因此，如果症状和实验室检测结果不相符，就应该继续诊疗，不应该忽视症状，对其放任不管。

给她做了TSH检测，并告诉她，她的TSH水平在正常范围，她没有甲状腺问题。医生还告诉她，她也许应该考虑应用抗抑郁药。

但事实上，她的实验室检测结果并不正常，其TSH水平是4.4 mU/L。如果再略微高一点，她就会被诊断患有最常见的甲状腺疾病——甲状腺功能减退症。在我的建议下，她开始执行SOS解决方案，我为她定制的方案是避免食用乳制品、保持血糖稳定，并通过饮食摄入更多的蛋白质，以及应用甲状腺素治疗。不久她就感觉像换了一个人似的。她的情况有所改善，她的经期不再让她崩溃，整个周末都不再需要补觉，烦躁的情绪也消失了。她为此感到很高兴。

甲状腺的实验室检测结果为边缘值意味着它们只是比诊断上限低了一点点或比正常下限高了一点点。在这种情况下，对于TSH，通常采用的是传统的高TSH阈值标准。正如我所建议的那样，这个标准应该修改。

如果你的医生用于诊断甲状腺功能减退症的TSH范围下限是4.8 mU/L，而你的结果是4.7 mU/L，那么该结果就被称为边缘值。

亚临床甲状腺功能减退症是一个专业术语，只要游离T_3和游离T_4的水平是正常的，医生就可以在TSH水平达到10 mU/L或更高之前，自由诊断是否存在甲状腺功能减退症。据估计，人群中符合该情况的人所占比例高达10%。虽然内分泌学专家和初级保健医生可能不想过度诊断和过度治疗，但这会导致数百万出现甲状腺功能减退症症状的女性错失了及时接受正确诊断和治疗的机会。

最重要的是，TSH水平升高意味着你的甲状腺激素水平很低，TSH正试图驱动甲状腺产生更多的甲状腺激素。如果甲状腺有响应，TSH水平会很快恢复正常。亚临床甲状腺功能减退症是甲状腺功能轻度衰竭的表现，应予以治疗。在亚临床甲状腺功能减退症患者中，至少有30%的人有抑郁、皮肤干燥、记忆力差、思维迟缓、肌肉无力或痉挛、疲劳、怕冷、眼部肿胀和便秘等症状。这种轻度的功能障碍与心功能受损和心房颤动的较高发病率有关。心功能受损表现为运动能力下降、胆固醇水平升高、动脉粥样硬化、周围血管疾病等。而心房颤动则会增加卒中的风险，并使心脏病发作的风险升高2.5~3倍。如果同时存在胰岛素抵抗的话，情况就更糟了，即使T_4水平只是稍低于正常水平，胰岛素抵抗和胆固醇水平升高的风险也会增加。因此，即使是轻度的甲状腺功能障碍也会导致代谢综合征。

几项大型研究表明，接受甲状腺激素治疗的女性，即使其TSH水平稍有下降，其心脏和认知功能也有所改善。如果你没有症状但TSH水平升高，也可能适合治疗。同样要记住，正如我在前文解释的那样，大多数医生采用的TSH诊断下限太高了，因此，任何TSH水平高于2.5 mU/L的情况都不应被视为亚临床甲状腺功能减退症，而应明确诊断为甲状腺功能减退症。

如何看懂甲状腺实验室检测结果					
TSH	FT$_4$	FT$_3$	抗甲状腺抗体（TPOAb、TgAb）	rT$_3$	提示的意义
升高	降低	降低	正常	N/A	非自身免疫性甲状腺功能减退症或桥本甲状腺炎，但抗体水平尚未升高到足以被检测到的水平
升高	正常	正常	正常或升高	N/A	亚临床甲状腺功能减退症
升高	降低	降低	阳性	N/A	桥本甲状腺炎（自身免疫性甲状腺功能减退症）
正常	正常	降低	正常	N/A	T$_4$向T$_3$的转化问题引起的甲状腺功能减退症
正常或升高	正常	升高	正常或升高	N/A	细胞对FT$_3$存在抵抗
升高、降低或正常	降低或者正常	降低或正常	升高	N/A	桥本甲状腺炎很可能在发生的过程中，发生桥本甲状腺炎或其他自身免疫性疾病的风险很高，在症状或其他指标异常出现之前抗甲状腺抗体可持续7年呈阳性
正常或升高	正常	正常或降低	正常或升高	升高	疲劳、压力、感染、SOS状态导致"病态甲状腺功能"，这是甲状腺活性激素的储存所致的甲状腺激素功能低下

注：N/A—不适用。

如果甲状腺实验室检测结果提示异常，该如何面对？

如果你已经知道或怀疑自己患有桥本甲状腺炎，你会因"水落石出"而松一口气。但如果你对这种疾病很陌生，这可能会让你感到不知所措、沮丧或悲伤，特别是如果你一直把自己视为一名健康的女性。出现这些感觉是完全正常的。实际上，患上桥本甲状腺炎并不意味着你不健康，也不意味着你会过上长期服药的生活。

如果我患有桥本甲状腺炎，我的健康风险是否会增加？

如果桥本甲状腺炎能得到适当的治疗，它不会增加你的健康风险，你仍可以过上完全健康、快乐和正常的生活。相反，如果不去尽早控制疾病，健康风险会随着时间的推移而累积。所以你应该去尝试各种干预措施——应用补充剂和（或）草药，以及饮食改变；必要时，采取适合自己的药物治疗。

是否有逆转甲状腺功能减退症的可能？

答案是肯定的，很多女性都有可能逆转甲状腺功能减退症，但不是一定能逆转。

如果你因营养缺乏而患有非自身免疫性甲状腺功能减退症，那么通过补充缺失的营养素就能够恢复甲状腺的功能。同样，如果你在细胞水平上有外周转化问题或甲状腺激素抵抗，消除这些障碍后你的甲状腺激素功能就能恢复。

产后甲状腺问题会在发病后6~12个月恢复。在此期间，如果你正在服用药物，可以将用药剂量减半并维持数周，然后停药。如果症状在发病后持续存在超过18个月，那么你可能出现永久性甲状腺功能减退症，需要长期补充甲状腺激素。世界卫生组织发现，约30%患有产后甲状腺炎的女性会出现永久性的甲状腺疾病。对于已经完全从产后甲状腺炎中恢复的患者，建议在最初诊断患有产后甲状腺炎后的5~10年再次进行甲状腺检测，因为产后甲状腺炎增加了患桥本甲状腺炎的风险。如果出现甲状腺疾病的相关症状，要及时进行诊疗。

桥本甲状腺炎也可能被逆转，尽管并非所有人都如此。很难预测谁的桥本甲状腺炎会被逆转，以及需要多长时间才能被逆转。我的经验是，对于有明确诱因（如乳糜泻）的女性，桥本甲状腺炎有时会在去除诱因（如乳糜泻患者采取无麸质饮食）后被逆转。

当你体内的炎症通过治疗SOS状态和消除根本原因消退后，你的抗甲状腺抗体水平也会下降，你也因此能够体验到甲状腺功能的改善，具体情况取决于有多少甲状腺组织没有受到自身免疫攻击的损害。抗体水平至少需要几个月甚至一年的时间才能出现显著的变化，但只要你找到了问题的根源，你终究能看到明显的变化，随后你的甲状腺实验室检测结果就会恢复正常。随着炎症的消退，诸如体重增加问题、脑雾、睡眠问题和其他症状均会得到缓解。治疗甲状腺的药物能消除病因，缓解身体的不适症状，也不会使患者产生药物依赖。一旦你的甲状腺功能恢复正常，你就可以停止服用药物。

我的妈妈和奶奶都患有桥本甲状腺炎，所以我也会得这种病，是吗？

有一小部分人确实存在桥本甲状腺炎的遗传易感性，这要么是由于甲状腺本身的问题，要么是由于甲状腺激素的转化受到了干扰。因此，如果你有一位一级亲属（如你的母亲或姐妹）患有桥本甲状腺炎，那么你的患病风险会增加。如果你有相关症状，一定要进行检测。然而，并不是每个存在遗传易感性的人都会出现甲状腺功能减退症，也并不是每个出现甲状腺功能减退症的人都存在遗传易感性。如果你的患病风险较高，就多做一点甲状腺的关爱护理，比如给予甲状腺所需的营养素，保持较低的炎症水平，避免5个导致SOS状态的根本原因。

我需要药物治疗吗？

服用正确剂量的甲状腺治疗药物后，我的感觉有了翻天覆地的变化。
——一位女士在发给我的邮件中这样写道，这是她按照我的一篇
文章中的指导进行实践后的感受

首先澄清一下，我更喜欢将甲状腺治疗药物称为甲状腺激素补充剂。更准确地说，它按照你的需求量为你提供你的身体目前或始终无法自行分泌的激素。并不是每个存在甲状腺功能减退症的人都需要补充甲状腺激素，特别是如果你的甲状腺实验室检测结果没有明显超出正常参考范围，或者当你没

有明显的症状时。对于许多患者，我会花至少6周，甚至12周的时间来帮助他们找出可逆的根本原因。

但是，如果你的抗TPO抗体的水平远远超出正常范围，或者你的桥本甲状腺炎的病程很长且抗体水平持续高于正常范围，或者不适症状严重影响你的生活质量，那么补充甲状腺激素就能让你的感觉好起来，而且这也不一定意味着你要终身服药。但除非你的甲状腺功能减退症存在明显可逆的病因，否则你很可能需要长期补充甲状腺激素。这或许令人感到沮丧，尤其是如果你想过一种尽可能自然的生活的话。但我保证甲状腺治疗药物不是一种对你的身体有害的药物——应用这类药物是甲状腺激素替代疗法（因为你的甲状腺功能被抑制），其目的是给你的身体提供正常情况下可自然产生的物质。补充甲状腺激素的目标是缓解症状和使甲状腺实验室检测结果恢复正常。TSH、FT_3和FT_4水平将在用药6周内恢复正常，抗甲状腺抗体可能需要几个月才能转为阴性。当你的症状消失几个月后，你就可以找你的初级保健医生，咨询你是否可以减少药物的使用剂量，甚至停止用药。在此过程中要逐步、缓慢地减小用药剂量，并监测TSH、FT_3、FT_4水平。如果停药后检测结果异常，那么你要继续用药。

为你寻找合适的甲状腺激素

过去，医生们一直依靠一种单一的治疗方法来治疗甲状腺功能减退症：左甲状腺素。这是一种合成形式的T_4，是世界上最有效、使用最广泛的药物之一。

虽然它通常是有效的，但许多女性的症状并未因此得到缓解。不幸的是，医生们所接受的专业培训的观点一直是仅使用左甲状腺素，所以医生们不愿意提供其他选择。这就导致患者被不当地治疗。这会严重影响其生活质量并导致长远的不良后果。此外，虽然许多女性开始服用药物，但医生从未对药物剂量进行优化，且患者没有接受足够的随访性检测来使甲状腺激素维持在最佳水平。

大多数医生认为，治疗桥本甲状腺炎的最好且唯一必要的方法是应用左甲状腺素。然而，越来越多的医生认识到，许多患者单用T_4后仍有不适症状，而此类患者使用T_3后会有一定的效果。但令人担忧的是，T_3会大幅增加甲状腺功能亢进症的相关风险，包括心脏病发作和患骨质疏松症。

从患者的反馈来看，整合医学和功能医学从业者使用的其他有效药物包括如下几种。

- T_4的其他制剂，如Tirosint（一种只含有T_4、甘油和明胶的凝胶）。
- 含T_4和T_3的干燥制剂（Armour Thyroid、Nature-Throid、Westhroid、Thyroid USP）。
- 碘塞罗宁（Cytomel），一种合成的T_3，作为T_4类药物治疗的补充。
- 复方甲状腺素（碘合剂），合成的T_4与T_3的组合。
- 复合T_4、T_3。它们很受欢迎，因为它们可以根据你的需要定制，而且它们不含填充剂、麸质和乳糖（这些对一些女性来说是触发因素），还可以被制成持续释放的制剂。

有些女性在使用T_3类药物后效果很明显；但是，该类药物会导致过度刺激，引起烦躁、失眠和易怒症状，并有导致甲状腺功能亢进症的风险。我的建议是，以尽可能低的剂量维持来缓解症状，如果在开始应用最大剂量的几周内未见效果，就停止服用。如果你感到焦虑不安，请以最低剂量服用；在此基础上，如果你仍然有不适症状，应停止服用。在激素的种类方面，关于生物相同激素（bioidentical hormones，即天然衍生产品）与人工合成激素哪个更好一直存在争议，我认为应用哪种完全取决于个人的偏好。

我通常给患者开的药物是Armour；但如果你不习惯服用，或者你的医生拒绝用该药，或者你不想服用以猪为来源而制成的药物，你可以把左甲状腺素作为起始药物。最好从低剂量开始，几周内逐步调整剂量，直到症状消失。当你开始感觉很好的时候，请继续服用6周，然后再做一次实验室检测。如果结果是正常的或者接近正常，说明你已经找到了合适的药物和剂量。

孕期与产后的甲状腺健康

甲状腺激素对女性的生育能力、怀孕、分娩及产后的健康起着重要作用，可影响女性的睡眠、情绪、能量、减重及泌乳能力。我的建议是，所有准备要孩子的女性都要接受甲状腺功能检测。如果你过去曾经患有甲状腺疾病，或者现在甲状腺相关的检测结果有问题，即使只是抗甲状腺抗体阳性，你也要通过正确的营养、生活方式和整体SOS解决方案来提升你的甲状腺健康水平。

包括多囊卵巢综合征（不孕症的主要原因）在内的各种激素问题病史、不孕症、流产、产后抑郁、母乳分泌不足等，都可能与甲状腺功能减退症有关。

孕期甲状腺疾病会对胎儿构成较大的风险，因此如果你已经怀孕或打算怀孕，一定要做甲状腺相关的实验室检测。即使只检测出抗TPO抗体呈阳性（请参阅第231页），你也可能患有需要治疗的亚临床甲状腺功能减退症，后者会导致你在怀孕期间和产后发生甲状腺功能减退症的风险显著增加，因此你需要定期检测。如果你在孕期被检测出患有桥本甲状腺炎，或者只有抗TPO抗体水平升高，请服用硒（请参阅第245页），直到你的宝宝至少6个月大为止。这已经被证实可以减少抗TPO抗体并抑制桥本甲状腺炎的进展。如果你在怀孕期间第一次使用甲状腺药物治疗，我建议你从左甲状腺素（Synthroid）开始。因为这是标准治疗方案，妇产科医生知道如何遵照该方案来管理你的疾病（对于许多其他药物，他们通常不知道如何正确地给药；而正确的甲状腺素的剂量对孕期健康至关重要）。只有在你没有产生适当的反应时，他们才会改用其他药物。

数以万计的新手妈妈会在生完孩子的第一年内与未诊断出的甲状腺问题做斗争，她们的症状被误认为是新手妈妈的正常反应。但是，疲劳、抑郁、难以减重和母乳分泌不足不仅仅是"生完孩子的正常情况"，它们也可能是甲状腺功能减退症的迹象。作为新手妈妈，她们还要与甲状腺功能减退症做斗争，这会比常人更加辛苦，很容易导致焦虑、内疚或抑郁。

因为在孕期和产后自然发生的免疫和激素变化，新手妈妈容易遭受自身免疫性甲状腺疾病的困扰。在已经患有自身免疫性疾病、既往产后出现过甲状腺问题、在患甲状腺功能减退症的状态下怀孕或抗TPO抗体水平升高的女性中，自身免疫性甲状腺疾病的发病率高达17%，并且要比不存在上述情况的新手妈妈至少高出2.5倍。虽然很多妈妈可能会直接患上甲状腺功能减退症，但更多新手妈妈会先经历一个甲状腺功能亢进的阶段，这会进一步干扰诊断——常常会出现漏诊，并会加重不适症状，因为你正从一个极端走向另一个极端。

甲状腺功能亢进的症状包括：

- 失眠、激动和焦虑
- 疲劳
- 心悸
- 体重下降
- 怕热
- 易怒
- 震颤

第40~41页列出了甲状腺功能减退症的症状。

尽管许多医生建议新手妈妈先等几个月再来治疗甲状腺功能减退症，但几个月后的检测结果和其他任何时候的检测结果并没有什么不同，治疗也是一样的。根据我的经验，这种做法会让新手妈妈们感到很糟糕，而治疗可以改变她们的生活和她们与孩子的关系。

如果在你的宝宝出生后，你的实验室检测结果存在异常，那么你需要每4~8周做一次甲状腺的实验室检测，直到各项异常指标恢复正常。如果你有甲状腺功能亢进症，在母乳喂养期间每日服用40~120 mg普萘洛尔，就可以使症状得到改善，且该剂量是安全的。有的医生会推荐用阿替洛尔来代替普萘洛尔，但这不是母乳喂养期间的最佳选择。在使用药物来缓解症状之前，我的第一选择是尽可能使用草药来控制症状，尤其是易怒、躁动、焦虑和心率过快。最有用的2种草药是益母草和香蜂叶，每次将每种草药各30~60滴液体提取物加入水中饮用，每天2~6次，这在母乳喂养期间也是安全的。放射性碘治疗和抗甲状腺药物对于甲状腺功能减退症不起作用，还可能导致许多严重的孕期并发症，并影响胎儿的生长、发育和智力；二者还是造成产后抑郁的主要原因（约1/12的新手妈妈受到了它们的影响），它们还会影响母乳的分泌，所以不建议使用。

如果你有症状性甲状腺功能减退症，补充甲状腺激素是让你快速恢复正常的最佳治疗方法。这种方法在母乳喂养期间是安全的，并且可以促进母乳的分泌。无论TSH水平如何，通常建议每天服用50~100 μg的左甲状腺素（T_4），或按照个人情况调整剂量。也可以考虑应用其他药物，包括甲状腺片（Armour Thyroid）。

服用甲状腺激素补充剂要掌握好时间，应在进食前至少30分钟服用，每天大致在同一时间服用，与其他补充剂和药物间隔4小时。铁、钙和大豆蛋白补充剂可能会干扰甲状腺激素的吸收。如果你想在睡觉前服药，应该于晚餐后2小时服用。

我正在服用甲状腺激素补充剂，但我还是感觉不好

服用甲状腺激素有时候并不能解决问题。如果你正在服用甲状腺激素补充剂，但感觉并不好，这可能是时间问题。以下是你可能没有从甲状腺激素补充剂中获得足够益处的一些其他原因。

（1）你服用的剂量或药物不对。找你的主治医生寻求帮助，优化服用剂量。如果这还不起作用，你可能需要尝试另一种药物，比如你可能需要T_4

或者T_4和T_3的组合。

（2）你可能在服用阻止甲状腺激素发挥作用的药物。最常见的是质子泵抑制剂（如奥美拉唑）和其他抗酸药、口服避孕药、抗真菌药、降胆固醇药、抗心律失常药、锂和激素替代类药物。

（3）你可能有甲状腺激素转化的问题。如果组织中的T_4（尤其是肝脏中的T_4）无法转化成T_3，那么T_4就没有用了。你可能需要补充T_3，同时努力提高T_4到T_3的转化率。转化问题的原因包括压力、抑郁、慢性疼痛、过度节食、糖尿病、胰岛素抵抗或代谢综合征、瘦素抵抗、过度运动、缺铁、慢性炎症、环境毒素和一些激素失衡——这些都与SOS状态有关！

（4）你可能存在细胞水平上的甲状腺激素抵抗。你的身体能够产生足够多的甲状腺激素，但是因为抑郁、营养不足、肥胖、瘦素-胰岛素抵抗、糖尿病、慢性疲劳综合征、纤维肌痛、炎症、自身免疫性疾病或全身性疾病，你的细胞还没有接受它。由于SOS解决方案已经开始逆转这些根本原因，因此你的细胞接受甲状腺激素的能力可以完全恢复。

（5）你还没有完全消除根本原因。请记住，这4周的计划是终身计划的开始，你可能需要更长的时间来消除你的一个或多个根本原因。

我该如何及何时停止服用甲状腺激素补充剂？

如果你感觉到了明显的好转，想知道是否可以停止甲状腺的药物治疗，你最好与你的主治医生商讨并制订出一个计划，在定期检测的同时，慢慢减少药物剂量（定期检测的频率不要低于每6周一次），使你的TSH，FT_4和FT_3水平趋于稳定。如果你的甲状腺功能依旧低下或者症状复发，那么你需要长期或无限期地补充甲状腺激素，并根据检测结果的稳定性来确定多少是较低却有效的剂量。如果医生认为你能够停止服药，那么你应在停药后6周和12周再次进行检测，以确保TSH、FT_4、FT_3水平保持稳定。在此期间如果有任何症状产生，请继续服药。请注意，抗甲状腺抗体的水平可能会持续升高几个月甚至一年以上，因此，如果其他实验室检测结果正常，且你没有症状，你就不需要继续服用甲状腺治疗药物。但抗体水平升高意味着你需要继续努力消除你的根本原因。

如果你曾患有甲状腺功能减退症，并且现在怀孕了，那么你必须检测一下你的甲状腺激素水平，并在需要的时候进行药物治疗。

用自然的方式治愈甲状腺功能

有针对桥本甲状腺炎患者的特殊饮食吗？

有，而且你已经在采用了！重启计划（和后文的补充计划）可满足你的需求：低致炎性、富含营养和抗氧化物、高膳食纤维、有利于肠道健康、无毒、可维持血糖水平的稳定、提供身体必需的氨基酸、支持排毒，等等。

饮食方面有以下一些需要特别注意的事项。

- 患有自身免疫性甲状腺炎的患者患乳糜泻的风险大约增加了5倍，且乳糜泻随时可能发生，所以我建议所有患有桥本甲状腺炎的患者不要食用含有麸质的食物。

- 不要吃太多十字花科蔬菜（第135页），每周不要超过2次，一般也应避免饮用这类蔬菜汁。

- 限制食用大豆。文献综述表明，甲状腺功能正常且饮食碘摄入量正常的女性一般不会出现甲状腺问题；即使每周食用3次大豆，对健康女性来说，其甲状腺功能也不会受到影响。然而，对于服用甲状腺激素补充剂的女性，由于大豆会干扰其甲状腺的功能，我建议桥本甲状腺炎患者最好避免食用大豆，或每周最多食用一次大豆产品。

- 保持血糖水平的稳定。健康、低升糖指数的全谷物和能量蔬菜（第134页）可以使你受益。如果你遵循的是传统饮食，那么这可以被认为是改良版的传统饮食。

我可以服用什么草药和补充剂来帮助我自己？

如果桥本甲状腺炎患者的实验室检测结果或症状不是很严重的话，我会建议患者先应用6周的草药和补充剂，并观察患者的症状变化，6周后再次检测，根据结果决定患者是否需要开始补充甲状腺激素。虽然许多营养素均支持甲状腺功能，但第245页表格中的草药和补充剂是我最常推荐的。它们可以解决最常见的营养不足和炎症问题，而炎症可能正是桥本甲状腺炎的发生根源。如果你正在服用甲状腺治疗药物，你仍可以同时服用这些草药。除了各种可以提供大量维生素A、维生素C和维生素E的彩虹蔬菜及核心补充剂（第151页）外，你还应考虑同时应用第245页表格中的补充剂（不要重复选择已经在服用的任何补充剂，如维生素D_3）。

桥本甲状腺炎的"碘困境"

碘对甲状腺激素的产生至关重要，在人群普遍缺碘的国家，碘缺乏是导致甲状腺功能减退症的主要原因。然而，过量的碘同样可以引起桥本甲状腺炎。许多患者反馈说，即使补充少量的碘，桥本甲状腺炎的症状也在恶化。这可能与硒不足有关。

在工作中，我会建议以掌状红皮藻作为碘的主要来源。你可以在大型保健食品商店买到掌状红皮藻片，然后把它们加入沙拉或汤中，或者撒在谷物上。这会改变食物的本来的味道，但如果你喜欢吃寿司，就不会觉得有问题。每天可食用2茶匙。市面上许多天然的甲状腺支持产品都含有碘，所以在服用前请先阅读说明书，以确保不会摄入过多的碘。如果你在补充碘后感觉更糟，则停止服用。如果你不能耐受碘，也要注意不要使用含碘盐。

与硒不同，碘补充剂对预防产后甲状腺疾病没有帮助。然而，所有孕妇在怀孕期间都应摄入200~300 μg碘，以促进胎儿的发育和健康。孕妇专用的维生素和海藻中的常规碘含量远远低于需求量。

SOS处方：给甲状腺提供支持的草药和补充剂		
草药/补充剂	作用和注意事项	剂量
姜黄素⊘	当抗TPO抗体水平升高时，我总会先减轻患者体内的炎症并消除任何触发因素。N-乙酰半胱氨酸和碧萝芷可以交替服用，也可以与姜黄素一起服用（请参阅第198页和第202页）	每日1200~2400 mg
穆库尔没药⊘	该草药已被证实能改善甲状腺功能，增加甲状腺激素的非活性形式（T_4）向T_3的转化。这种草药不应在怀孕期间服用，但可在母乳喂养期间服用。如果在你服用草药后宝宝肚子不舒服，则要停止服用。一旦甲状腺水平恢复正常，也应停止服用	每日750 mg
铁	缺铁时，甲状腺会收到"保存能量"的信号，这会导致甲状腺激素分泌减少 膳食中的铁来源：红肉和深色家禽肉中的铁易被吸收，每周吃几次就能迅速提高身体中的铁含量；绿叶蔬菜、红豆也可帮助补铁；杏干和葡萄干也不错（但它们含糖量很高） 如果检测结果仍低于正常范围，你可以补充铁螯合剂，这种铁补充剂不会导致便秘。同时服用500 mg的维生素C以促进身体对铁的吸收 质子泵抑制剂不应和铁一起服用，因为这类药会阻碍铁的吸收。铁剂也不应和甲状腺治疗药物一起服用，因为前者会干扰后者的药效；铁剂和甲状腺治疗药物的服用时间要至少间隔4小时	每日30~60 mg氨基酸螯合铁
硒	身体将硒转化为强有力的抗氧化剂——谷胱甘肽。硒能保护甲状腺免受炎症和氧化应激的影响，从而避免甲状腺功能被抑制和甲状腺组织被破坏。多项研究表明，硒能降低甲状腺组织中抗TPO抗体的含量。它对于T_4到T_3的转化也是至关重要的。它可降低抗TPO抗体呈阳性的女性患产后甲状腺炎的风险，而且硒可以在怀孕期间开始服用，并一直服用至产后。虽然有些人认为每日可以从一两颗巴西坚果中获得足够的硒，但我推荐其他富含硒的食物，包括蘑菇、羊肉、火鸡、鸡肉、鸡蛋、鳕鱼和比目鱼。如果你喜欢巴西坚果，就把它们包括在内，但不是作为补充剂的替代品	每日最多200 μg（不要过量）
维生素D	桥本甲状腺炎和其他自身免疫性疾病患者的维生素D_3的水平较低。每日补充4000 U（怀孕期间每天2000 U）的维生素D_3可能有助于预防或逆转自身免疫性甲状腺疾病。可以每6周检测一次甲状腺功能，以评估并了解何时保持稳定的剂量或减少剂量（我不建议使血清维生素D_3水平超过70 nmol/L）	每日2000~4000 U（怀孕期间每日2000 U）
锌	参与T_4到T_3的转化；如果你可能有甲状腺激素转化的问题，那么它对你而言很重要	每日30 mg，随餐服用以防止出现恶心

注：⊘一妊娠期间使用不安全。

口服避孕药和甲状腺

虽然你可能听说过与口服避孕药有关的一些风险，比如血栓形成，但鲜为人知的风险是它也会增加性激素结合球蛋白。这种球蛋白会结合血液中游离的甲状腺激素，使后者无法进入细胞并完成它们的工作。口服避孕药也会引起胰岛素抵抗和炎症，针对口服避孕药使用者的研究发现，使用口服避孕药的人体内的C反应蛋白水平较高。口服避孕药还可以影响情绪，主要导致使用者抑郁，以及长期处于雌激素占主导地位的状态。如果你正在努力解决这些问题，并且已经做好了改变的准备，可以采用口服避孕药的替代方案，包括结合使用自然计划生育和避孕套（两者结合使用时的有效率约为97%，且没有不良反应）或使用宫内节育器 [与我们许多人所认为的相反，现今的宫内节育器已不同于早期版本的达尔康盾（Dalkon Shield），不会导致那么多的问题，是非常安全和有效的]。

治疗桥本甲状腺炎引起的脱发

SOS解决方案的美妙之处在于，在消除你的根本原因和SOS状态的过程中，桥本甲状腺炎最常见的症状也会自然而然地消失。头发稀疏是最令女性不安的症状之一，所以我想对此给予一些关注。关于营养因素和女性头发稀疏之间的关系，人们知之甚少。实际上，当身体缺铁时，即使没有出现贫血，但铁蛋白（第324页）浓度较低也会引起脱发。除非血清铁蛋白含量至少在70 mg/L，否则脱发就不会缓解。必需氨基酸L–赖氨酸也在预防脱发方面起着关键作用。

一项研究发现，很大一部分女性对L–赖氨酸和铁剂治疗有反应（请参阅第245页有关铁的内容）。L–赖氨酸的剂量为每日1000 mg。我建议你尝试这种组合6周后观察一下脱发的缓解情况。

祝贺你！做出重大改变并不容易——但你正在做！你已经花了21天的时间来让身体完成一次急需的重启并添加了身体需要的元素，以此来消除导致SOS状态的根本原因。你一直在忙着排出毒素、促进解毒、修复消化系统、平衡血糖、弥补植物营养素缺口。你一直在给你的身体充电、恢复你的肠道菌群、重新调整你的新陈代谢和激素水平。你已经在开始摆脱消耗你的能量的身心触发因素，并不断增补因长期超负荷而耗尽的资源。你消除了那些引发炎症、让你进入SOS状态、让你感到疲劳、给你带来脑雾、让你觉得自己肥胖和感到沮丧的诱因。21天的重启给了你一个重新开始的机会。

我希望你爱上你现在的这种感觉。你的朋友们或许会问你做了什么，因为他们也想要这样的改变。即使你刚刚开始注意到变化，距离目标还有很远的距离，那也没关系。每个人都有自己的节奏，有些女性需要额外的时间来重启。放松心态，你不必急着进行补充计划。治疗需要时间，而你才执行了短短几周的计划。你可能还在消除你的某些根本原因的过程中。当你体内的细胞开始得到它们所需要的营养时，你的自我修复机制重新开始运转，你的身体会做出一些反应并发挥出其最佳的功能状态。

接下来做什么？

从重启到全面的补充营养的生活方式的转变意味着重新引入一些食物到你的饮食中，你要学习如何向前推进这个计划，这样你就可以一直都吃得很健康。在接下来的一周里，你将重新引入一些你之前剔除的食物，并在此过程中注意你自己的反应。你所发现的身体反应将成为你个人补充营养的生活方式的基础。这是有趣的一周，你会发现什么对你有效——我想你会因为发现生活方式是如此的放松而感到惊喜。

现在是回到第3章并再次填写调查问卷的好时机。你会惊讶地发现你的改变，以及你已远离了哪些症状。如果你还没有看到明显的成果，也不要担心，后面还有很多事情要做，我保证这段经历会改变你的生活。

第3周：再充电，日复一日

你就是能够让你找回自我的那个人。你拥有去往属于你的幸福之路的通行证。

——黛安·冯·芙丝汀宝

第3周每日膳食计划示例

早餐示例		午餐示例		晚餐示例
8~12 oz思慕雪（或奶昔）或早餐蛋白质 +优质脂肪 （+可选素食）		蛋白质类食物为主 +绿色蔬菜 +彩虹蔬菜 +能量蔬菜 +优质脂肪		蛋白质类食物为主 +绿色蔬菜 +彩虹蔬菜 +能量蔬菜 +优质脂肪 +少量发酵蔬菜（如果可以耐受的话）

第3周每日食谱和生活方式示例							
	第15天	第16天	第17天	第18天	第19天	第20天	第21天
晨练	快速冥想（第178页）	干刷和淋浴（第205页）	5分钟的深呼吸（第171页）和伸展运动	快速冥想	干刷和淋浴	5分钟的深呼吸和伸展运动	休息
全新的开始	喝一杯加了几滴柠檬汁的凉白开或温水						
早餐+每日剂量补充剂+SOS解决方案补充剂	思慕雪	菜肉馅煎蛋饼+青菜配橄榄油柠檬酱	思慕雪	早餐炒菜或煎蛋卷+可选混合青菜配橄榄油柠檬酱	思慕雪	早餐炒菜或煎蛋卷+可选混合青菜配橄榄油柠檬酱	能量芭菲（可搭配橄榄油格兰诺麦片）

（待续）

续表

第3周每日食谱和生活方式示例							
	第15天	第16天	第17天	第18天	第19天	第20天	第21天
上午加餐	玛芬蛋糕或能量球	素食排毒营养汤	椰子酸奶配生可可粒、浆果或橄榄油版格兰诺麦片	思慕雪	半份卷饼	素食排毒营养汤	补充零食里选择一项
午餐 +SOS解决方案补充剂	三文鱼饮食或其他类膳食（第282页）	俄式新鲜火鸡卷饼或纯素卷	剩的自制沙拉+汤	地中海膳食	罗汉饭	泰式生菜卷	自制沙拉+奶油南瓜咖喱椰子汤
下午加餐	半个苹果切片配1汤匙杏仁黄油	一把烤杏仁	椰子酸奶配生可可粒、浆果或橄榄油版格兰诺麦片	补充零食里选择一项	一把烤杏仁	半份卷饼	补充零食里选择一项
皮质醇重置	按照补充修复工具包（第108页）中的任意方法，花15分钟重置夜间的皮质醇节律						
晚餐 +SOS解决方案补充剂	核桃烤鸡+松仁炒菠菜	自制沙拉+汤	塔吉锅版罗勒椰子咖喱+松仁炒菠菜（或松仁炒蒲公英叶）或咖喱"爆米花"花椰菜+半杯熟的谷物（棕色香米）	青葱芝麻酱三文鱼+烤枫冬瓜或橙姜炒胡萝卜+烤花椰菜	罗汉饭	迷迭香豆汤+混合蔬菜沙拉或烤抱子甘蓝	托斯卡纳意面沙拉+地中海香菜鸡+混合青菜配橄榄油柠檬酱或松仁炒菠菜
补充自我保健	沐浴	写感恩或焦虑日记	远离电子产品	写感恩或焦虑日记	远离电子产品	沐浴	写感恩或焦虑日记

第 **8** 章

补充

为生命补充食物

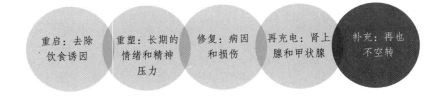

> 如果一个人吃得不好，他就无法好好思考、好好爱、好好睡觉。
>
> ——弗吉尼亚·伍尔夫

补充营养的生活方式

本书中的计划的美妙之处在于它们会使你在不知不觉中拥有补充营养的生活方式。请注意，我仍然不把这种饮食方式称之为"节食"，因为它本质上就不是。在节食期间，你通常只是在数周内不吃某些食物；而过了那段时间，由于你无法忍受那些限制，你还是会像原来那样吃东西。这与SOS解决方案截然不同。本书所说的是一种生活方式。

坦率地说，这种生活方式是一种对饮食的反抗、对食品行业的反抗，因为现如今的食品行业让你吃到了垃圾，而这些垃圾正威胁着你的健康，也威胁着你的生活，是时候对它说"嘿，不，我不再买那些垃圾了。"这也是对那些"变得完美、更瘦、更'干净'"的追求的反抗，因为过度限制只会让你渴望更多的甜食，从而提高你的皮质醇水平，让你为减肥付出的努力白费。

补充营养的生活方式的目标很简单：让你的身体、精神和情感得到恢复、营养、活力和放松，这样你就不会"空转"。为了实现这个目标，你可以通过在一天中适当的时间吃新鲜的、重要的食物来保持身体自然节律的平衡，给身体提供重要的信息，为生活增添满足感体现，抑制炎症，维持血糖和胰岛素正常，让你的皮质醇维持健康的昼夜节律。我保证这个计划不是关于节食的。绝对不是。当我讨论95/5法则（第261页）时，你会看到这一点。

但补充营养的生活方式不仅仅包括补充食物。它还会增强饮食对你的生活产生的影响，让你学会辨别哪些食物对你的身体有好处，以及因为你喜欢或者因为你知道健康是一种新的性感体现，或者因为这种食物可以带给你想要的感觉，所以你选择吃这种食物。它教会你把食物看作是帮助你创造最好的自我的东西，而不是一味地让你控制饮食，因为控制饮食会导致更大的压力。

这种生活方式还会让你允许自己在生活中暂停——包括你的食物选择，这样你就可以享受你的选择，理解自己为什么会做出这些选择，并且在做这些选择的时候感觉良好，即使你偶尔会放纵自己。这是使这个计划成功所需要的，它不仅仅持续几周或几个月，而是作为一种新的生活方式，让你在余生都保持这种健康的生活状态。

食物回归过程

把食物重新引入你的饮食是简单易行的。你只需系统地添加食物，每次连续添加2~3天，根据症状反应观察你是否对它们耐受。这里的一个警告是你只能重新选择真正的食物。精制碳水化合物、加工食品、人工配料、添加剂、防腐剂和劣质油绝对不是补充营养的生活方式的一部分。它们是能量消耗者而非能量提供者。我们要让它们成为过去。以下食物要永远地避免。

- 高果糖玉米糖浆、食品中的"添加糖"、糖替代品和人造甜味剂。
- 精制（高升糖指数的）碳水化合物。
- 氢化或部分氢化脂肪和油。除了在第4章中列出的健康的脂肪和油，以及在第270~274页"补充营养的购物清单"上列出的脂肪和油之外，要避免使用其他所有脂肪和油类。
- 碳酸饮料，包括无糖和"天然"的碳酸饮料。
- 含糖饮料（包括含糖咖啡和茶）和瓶装果汁。
- 各种垃圾食品。
- 所有人工色素、防腐剂和添加剂。
- 味精和其他人工调味料。

应该重新引入吗？

老实说，我的日常饮食非常接近重启计划加上95/5法则所要求的饮食。虽然我能很好地耐受含麸质的食物和乳制品，但实际上它们却并不是我日常生活的一部分。它们在我的"95/5"名单上。当偶尔食用，而不是经常吃的时候，我会感觉更好。这一切都源自食物带给你的感觉，选择那些能让你拥有你想要的能量、专注力、活力和良好感觉的食物。

如果你在重启时感觉不可思议，如果你注意到你的症状因去除麸质和乳制品而发生了明显的变化，或者如果你发现其他某些食物会引起不适的症状，你就不要再引入这些"NO食物"了。事实上，一旦我的患者发现某一特定的食物或食物组是让她们感觉糟糕的原因之一，她们就再也不想食用它（它们）了！

如果你也是这样的话，那就太好了。如果你刚刚开始感觉有了改善，哪怕只是一点点的改善，那也说明转变开始发生了，我强烈建议你继续执行3周的重启计划，然后决定是否重新引入某种食物。

女性最常考虑重新引入的食物包括含麸质的食物、乳制品、咖啡，有时还包括甜食。下文为你提供了一些指导来帮助你决定是否重新引入含麸质的食物和乳制品，然后我会向你展示如何引入它们。请注意，如果你仍然渴望吃甜食、精制碳水化合物、酒精或其他食物，这意味着你还没有完全找到导致这些渴望的根本原因。所以请重新阅读第128~130页；如果你还是对这些食物有强烈的渴望，暂时不要重新引入这些食物。愉悦和欲望与强烈的渴望不同，前两者是一种愿望而不是一种无法控制的感觉。

应该继续避免吃含麸质的食物吗？

如果你最近3周的饮食中不含麸质，但你没有发现任何症状上的缓解，那么偶尔少量食用含麸质的食物是可以的（只要你坚持进食全谷物的形式）。这不等于可以吃高碳水化合物、加工面粉类食物，因为后者是导致数百万人出现SOS状态的根本原因之一。此外，麸质不耐受会伪装成许多疾病，大多数美国人甚至医学人士都认为它是理所当然的生活事实或身体衰老的自然后果。如果你重新引入麸质，并有任何症状的复发，你应该首先阅读这本书，然后帮自己一个忙：让麸质远离你的饮食。

需要乳制品吗？

乳制品（牛奶、酸奶和奶酪）并不会给每个人都带来问题。在《蓝色地带》（*Blue Zones*）一书中，丹·比特纳探讨了世界上百岁老人人数最多的人群的饮食和生活方式。在这些人群中，乳制品是其日常饮食的一部分。例如，撒丁岛的百岁老人的数量惊人，他们的日常饮食主要是面包、奶酪、豆汤和蔬菜，他们每周吃一次肉。许多人活到了80多岁或90多岁，还有一些人活到了100多岁，而且他们在日常生活中不需要长期的药物治疗，经常独立生活，在农场工作到90多岁。优质脂肪存在于全脂乳制品中，可以给我们提供持久、稳定的能量，减少胰岛素峰，增加我们的饱腹感，并增强碳水化合物的代谢，实际上有利于减轻体重！

但是，对很多人来说，乳制品是炎症的一个诱因。与撒丁岛上的情况不同，我们喝的奶不是来自我们饲养的牛、山羊和绵羊，而是来自体内抗生素和激素负荷较高的奶牛。撒丁岛人生长在靠近土地的地方，他们吃的食物是他们自家种的和饲养的（绝大多数不含抗生素）。与撒丁岛人不同的是，许多因素会损害我们的肠道，使乳制品变得不那么容易被耐受。

对于乳制品的安全性，与政府所建议的女性每天喝3杯低脂牛奶不同，著名的营养学家戴维·路德维希和沃尔特·威利特（我的个人偶像之一）在《美国医学会儿科学杂志》（*JAMA Pediatrics*）上指出：

- 人类对动物奶没有营养需求，从进化的角度来看，动物奶是现代社会中对饮食的补充。

- 低脂和无脂牛奶并不能使我们远离脂肪——事实上，它们反而可能会增加肥胖的发生概率。对低脂牛奶的强调源于对"饮食中的脂肪可导致相关风险"的误解，即脂肪会使你变胖，所有的脂肪都是坏的，会引起心脏病。对于健康的脂肪，这种说法是不正确的。

- 在牛奶消费量较高的国家中，人群中骨质疏松症的患病率也较高。此外，其他科学家的研究也显示，一些女性大量摄入乳制品与卵巢癌、乳腺癌和心脏病的发生可能存在联系。

- 没有证据表明长期接触牛奶中的天然生长激素是安全的。它们很可能是我们自身激素问题的诱因。（有不少女性告诉我，她们的痤疮在停止摄入乳制品后就消失了，几乎超过了其他任何单一的饮食变化所带来的效果。）

　　所以女性应更多地关注植物来源（如绿叶蔬菜、芝麻、豆类、杏仁、优质植物脂肪）的钙及植物性和非素食的蛋白质来源，如豆类、鱼类、家禽和肉类。

如何重新引入食物？

　　当你重新引入食物时，要关注你的身体症状。症状可能在吃过一次之后或者在吃过几周后复发，所以即使刚开始重新引入后没有复发，你也必须密切关注。

　　以下是重新引入食物的流程。

　　（1）每3天只引入一种食物或一类食物（如麸质、乳制品、水果、豆类）。

　　（2）重新引入时，选择一种食物（如玉米）或一类食物（如茄科蔬菜）。你可以尝试重新引入的食物包括乳制品、麸质（以及交叉反应性谷物，如玉米或燕麦）和坚果（如果你之前从饮食中去除了它们）。然后看看你对各种谷物和豆类的反应如何（如果你在之前已经把它们从你的个人计划中剔除了）。

　　（3）连续3天每天在两餐中摄入正常量的该食物（例如，一片面包、1/4~1/2杯酸奶等）。

　　（4）密切关注进食后几个小时内的感受，同时密切关注重新引入后几天内的感受，并将结果记录在第257~260页的表格中。

　　（5）如果你出现了以下任何症状（或之前出现过的其他症状复发），那么这种食物要么根本不适合你，要么至少现在还不适合你。

- 疲劳。

- 脑雾。

- 睡眠中断。

- 焦虑、抑郁、情绪变化。

- 腹泻、便秘或严重的消化系统症状。

- 关节疼痛和肿胀。

- 流鼻涕、流泪、黑眼圈、过敏症状。

- 皮疹、瘙痒、荨麻疹、溃疡、湿疹。
- 桥本甲状腺炎、炎性肠病（溃疡性结肠炎、克罗恩病）、类风湿关节炎、银屑病或白癜风等自身免疫性疾病或症状。
- "报复性进食"的渴望。
- 水肿——比如感觉戒指变紧，或脱掉袜子后脚踝上有勒痕。

在这种情况下，要避免再摄入这些食物，在6~12周内将其排除在你的饮食之外，并且再遵循6周的肠道健康4R计划。然后尝试重新引入这些食物。如果你仍然不能耐受，那就把它无限期地排除在外，或者向全科医生寻求更多的支持。

（6）如果你对某种食物有反应，至少要再过1天，并且要在任何相关症状消失后，再引入下一种食物。

（7）重新引入下一种食物或食物组，然后重复上述这个过程，直到你尝试了所有你想要重新引入的食物。

重新引入食物的推荐顺序

我建议按照以下顺序重新引入你之前避免食用的食物。记住在每次尝试新的食物时要与上一种食物至少间隔1天，并停止食用任何可引起症状的食物。

- 麸质。
- 玉米（及其他与麸质产生交叉反应的食物，请参阅第126页）。
- 乳制品。
- 豆类和豆科植物。
- 坚果（除非你真的过敏）。
- 茄科蔬菜。
- 酵母和醋。
- 水果。

如果你能耐受再次引入的麸质、乳制品或其他食物，那么在接下来的几周和几个月里继续密切关注你的感受仍然很重要。如果症状确实开始慢慢出现，请重复执行第1周的重启计划。任何你可以轻松耐受的食物，再加上核心补充食物，都可以构成属于你的个性化的补充营养的生活方式。

重新引入食物的7天记录表（以重新引入2种食物为例）			
第1天			
重新引入的食物			
餐后感觉	早餐：	午餐：	晚餐：
消化方面			
精力			
情绪			
炎症/过敏			
睡眠			
其他方面			
第2天			
重新引入的食物			
餐后感觉	早餐：	午餐：	晚餐：
消化方面			
精力			
情绪			
炎症/过敏			
睡眠			
其他方面			

（待续）

续表

重新引入食物的7天记录表（以重新引入2种食物为例）			
第3天			
重新引入的食物			
餐后感觉	早餐：	午餐：	晚餐：
消化方面			
精力			
情绪			
炎症/过敏			
睡眠			
其他方面			
第4天			
重新引入的食物			
餐后感觉	早餐：	午餐：	晚餐：
消化方面			
精力			
情绪			
炎症/过敏			
睡眠			
其他方面			

（待续）

续表

重新引入食物的7天记录表（以重新引入2种食物为例）			
第5天			
重新引入的食物			
餐后感觉	早餐：	午餐：	晚餐：
消化方面			
精力			
情绪			
炎症/过敏			
睡眠			
其他方面			
第6天			
重新引入的食物			
餐后感觉	早餐：	午餐：	晚餐：
消化方面			
精力			
情绪			
炎症/过敏			
睡眠			
其他方面			

（待续）

重新引入食物的7天记录表（以重新引入2种食物为例）		
第7天		
重新引入的食物		
餐后感觉	早餐：	午餐：	晚餐：
消化方面		
精力		
情绪		
炎症/过敏		
睡眠		
其他方面		

我现在可以喝咖啡了吗？

你可能会惊讶地发现，一旦你离开咖啡几个星期，你就一点也不怀念咖啡了。你甚至会注意到你白天不那么累，晚上睡得更好，也很少再渴望吃甜食，而且长期存在的激素问题，如经前期综合征和乳房压痛也有所缓解或消失。有些女性把喝咖啡当作一种习惯，在这种情况下，绿茶、印度茶或不含咖啡因的草本茶都是很好的饮品，可以用来替代咖啡。但确实有一些人很想念咖啡。

如果你因为没有喝咖啡而感到疲劳或者你对咖啡成瘾，那么你仍然有需要注意的根本原因。对咖啡的渴望通常发生在你睡眠不足或肾上腺衰竭时。在这些情况下，要克制自己喝咖啡的渴望，通过继续寻找根本原因和改善肾上腺的健康状况来解决问题。然而，如果喝咖啡只是一种你喜欢的生活方式，咖啡只是一种你喜欢的饮品，你可以不喝它而正常工作和睡觉，那你就不是咖啡成瘾，只是喜欢和想喝，那么你可以重新引入咖啡。但如果可能的话，请饮用低咖啡因的咖啡，且每天不要超过一杯，可在吃饭的时候享用，而不是单独喝一杯，也不要在中午以后喝。我的一些患者只在周末享受一杯咖啡，并且不加糖，这是一个很好的选择。如果你能耐受乳制品的话，可以使用全脂牛奶或者牛奶的替代品，比如椰奶或杏仁奶。

那么可以重新引入糖吗？请遵照95/5法则

下一个问题是，一个人能够多久为了单纯享受食物而完全地沉溺于食物之中一次。

人们常谈论80/20法则——如果你在80％的时间里做最好的事情，你就会得到任何你想要的东西。但是20％也是很大的比例。如果饮食中20％的食物是垃圾食品就糟透了，你不太可能在这种饮食方式下收获健康。

我个人在生活中遵循95/5法则——我不会剥夺自己品尝一块本地有机山羊奶奶糖（我最喜欢的食物）的权利，它会像黄油一样在我嘴里融化，味道棒极了。我每隔几个月就去杂货店买一次，而且我在一周中的大多数日子里都会吃一些黑巧克力。我只奉行2条原则：我只沉溺于那些真正无添加的食物，而且我不会自暴自弃。我享受它时，不会感到内疚、羞耻和自责。

所以，我认为有时吃一些糖是可以的。如果你没有胀气或菌群失调症状，可以多吃一些应季水果，每天最多吃2份。你还可以偶尔在茶里放点蜂蜜，吃一份自制的甜点，一片你从小就喜欢吃的祖母做的派。这都取决于你的身体状况、食用的数量和频率及食物的质量。但是，只有当你能把它们视为特殊情况，而不把它们纳入日常饮食中，并对自己保持完全诚实时才可以这样做。如果你有糖瘾史，或者你处在糖尿病前期，或者你患有代谢综合征或多囊卵巢综合征，那么如果你不追踪和监控糖的摄入频率，你会很容易沉溺其中。仔细想一想95/5法则，这些糖在日常摄入的食物中其实只占很小的比例。

为了想要的感觉吃：补充宣言

此时，我们要关注的关键问题是"我想要什么感觉？""这会让我有什么感觉？"

食物是我们最重要的药物之———正如我之前所说，它能真正治愈你的生活。如果食物会使你感到身体不适，比如你对麸质敏感，吃意大利面或羊角面包会让你陷入炎症状态，那就不应去吃这种食物。但是，如果你真的想吃一块巧克力饼干，且你没有麸质不耐受，或者你手边有一块非常美味的无麸质巧克力饼干，而你也没有糖尿病，那么这些食物就不会使你的身体变虚弱，你可以吃一点或更多，但要诀是要对此保持良好的感觉和心情。在我看来，内疚会像糖一样让人感到不适。

真正的补充营养的生活方式只有一条基本法则，那就是为了获得充实的感觉而吃。谁不想那样？选择每一种食物时都问一下自己："这会让我感到充实吗？"我们的充实感将随着时间、生活的变化以及能量需求的变化而变化。但是，如果你可以问自己这个问题，并暂停30秒去听听身体给出的答案，你就可以按照补充营养的生活方式去生活。

这种补充营养的生活方式让我们重新与食物交朋友——与食物保持健康的关系，而不是一种矛盾的关系。它是关于学会健康地吃东西，有时只是简单地吃你喜欢的东西而不会感到内疚或后悔。当你开始体验这种生活方式时，一件奇怪的事情会发生——许多女性开始"自我破坏"，回到了第5章"重塑"中所说的那样——如果你的认知模式是感觉良好是不寻常的，而感觉不好却是正常的，你的内心世界可能会开始恐慌，这只是因为我们已经熟悉和习惯了以前那种不好的感觉。这时，你可以提醒自己你真正想要的感觉是什么，并将那些负面想法和感觉重组成一个大胆的新想法：我是一个成熟的女人，我可以选择我想要的感觉，我喜欢这种感觉。向宇宙大声喊出来！真的，去吧！现在就喊出来。

通过吃来获得补给最终成为人的第二天性，但我们生活中充斥着垃圾食品和广告，这意味着我们受制于食品行业对糖、糖尿病和死亡的不断叫嚣。因此，你必须时刻兑现对自己的承诺，提醒自己为什么要这样做——为什么你选择打破陈旧的模式，走出困境，让健康成为你的选择。这是一个反抗者的立场，要日复一日，接受这种变化。

天然的食物才是最好的选择。成分越少越好。食物看上去越接近它的自然状态就越健康。营养丰富的食物（而不是高能量的甜食、加工过的碳水化合物、有毒的脂肪和引发炎症的食物）要占你的饮食的99%，如果可以的话甚至可以占到100%，一个非常好的做法是在食品储藏室和冰箱里存放标签上只含有一种成分的食物。记得问自己："这种食物将给我的身体带来什么好处？"这是一个值得思考的问题，你现在有足够的关于食物的知识来回答这个问题。你知道吃有机藜麦沙拉配美味的新鲜蔬菜和鹰嘴豆会让你的身体能量保持平衡，多汁的浆果可以促进身体排毒，晚上吃一些能量蔬菜或谷物将给你带来身心的平衡并重置皮质醇。然而，一大杯饮料或一袋奥利奥饼干会带给你什么呢？

自爱是最重要的成分

自爱是大多数人的日常饮食中缺失的成分。这可能是大多数饮食计划失败的原因。自爱是取得成功、让我们感觉更好和实现梦想与目标的秘诀。这是有神经科学依据的。所以请在每个房间都放一罐，并在你的手提包里放一些，在你的抽屉里藏一些。把一些撒到你正在搅拌的锅里，拌到你的沙拉中，加入你喝的思慕雪中。尽情地去享用它，就像沉迷在最好的黑巧克力中那样。

现在是女性摆脱负罪感的时候了。我们所有人都花了那么多时间对身体进行抨击，并因"不够完美"而自责。具有讽刺意味的是，当我们打败自己的时候，我们会产生心理上的SOS状态，而这种状态会让我们更多（而非更少）地再次暴饮暴食。我希望到现在为止，你已经在给自己贯彻另一个新的生活目标了。但旧的思维模式有时很难被完全打破。所以在这里我要提醒你：

你想要什么感觉？ 我知道你想要感到精力充沛、充满活力、能够掌控自己的身体和生活，所以对这种新的饮食和生活方式说："嘿，你好！"。向宇宙宣告你的生活态度。在每件事上都自爱。保持精力充沛，这是你应得的。

第4周：补充营养，日复一日

第4周每日膳食计划示例

早餐示例
8～12 oz思慕雪（或奶昔）或早餐蛋白质 +优质脂肪 （+可选素食）

⇨

午餐示例
蛋白质类食物为主 +绿色蔬菜 +彩虹蔬菜 +能量蔬菜 +优质脂肪

⇨

晚餐示例
蛋白质类食物为主 +绿色蔬菜 +彩虹蔬菜 +能量蔬菜 +优质脂肪 +少量发酵蔬菜（如果可以耐受的话）

第4周每日食谱和生活方式示例							
	第22天	第23天	第24天	第25天	第26天	第27天	第28天（结束！）
晨练	快速冥想（第178页）	干刷和淋浴（第205页）	5分钟的深呼吸（第171页）和伸展运动	快速冥想	干刷和淋浴	5分钟的深呼吸和伸展运动	休息
全新的开始	喝一杯加了几滴柠檬汁的凉白开或温水						
早餐+每日剂量补充剂+SOS解决方案补充剂	思慕雪	菜肉馅煎蛋饼+混合青菜配橄榄油柠檬酱	思慕雪	早餐炒菜或煎蛋卷+可选混合青菜配橄榄油柠檬酱	思慕雪	早餐炒菜或煎蛋卷+可选混合青菜配橄榄油柠檬酱	能量芭菲（可搭配橄榄油版格兰诺麦片）

（待续）

续表

第4周每日食谱和生活方式示例							
	第22天	第23天	第24天	第25天	第26天	第27天	第28天（结束！）
上午加餐	嬉皮士混搭（第315页）	椰子酸奶配生可可粒、浆果或橄榄油版格兰诺麦片	半个苹果切片配1汤匙杏仁黄油	一把烤杏仁	椰子开菲尔或能量芭菲	玛芬蛋糕或能量球	喜马拉雅海盐调味的煮蛋
午餐+SOS解决方案补充剂	地中海膳食（昨天晚餐的剩饭）	卷饼里选择一项	昨天剩的菜肉馅煎蛋饼+沙拉里选择一项	罗汉饭（可能有剩下未用的三文鱼）	巴黎三文鱼沙拉+可选混合青菜配橄榄油柠檬酱	浓牛肉汤+蒸羽衣甘蓝或绿叶蔬菜沙拉	卷饼里选择一项
下午加餐	喜马拉雅海盐调味的煮蛋	蔬菜配鳄梨酱	嬉皮士混搭	2块黑巧克力+一把杏仁	蔬菜配鹰嘴豆泥	少量干烤杏仁配烤海苔	嬉皮士混搭
重置皮质醇	按照补充修复工具包（第108页）中的任意方法，花15分钟重置夜间的皮质醇节律						
晚餐+SOS解决方案补充剂	核桃烤鸡+甘蓝和甜菜沙拉	青葱芝麻酱三文鱼+蒜香四季豆	希腊沙拉配烤鸡+可选地中海藜麦沙拉或大蒜迷迭香烤土豆	泰式牛排沙拉或素食沙拉+快炒芥菜和香菇	甘蓝和藜麦沙拉+菜肉馅煎蛋饼	椰子鹰嘴豆咖喱（可加入鸡肉）+蔬菜沙拉配香菜酸橙酱+半杯你所选择的谷物	麻辣寿司饭
补充自我保健	沐浴	写感恩或焦虑日记	远离电子产品	写感恩或焦虑日记	远离电子产品	沐浴	写感恩或焦虑日记

结语

让你的身心充满活力

你很美，很美，很美……一切如你所想。

——卡罗尔·金

我希望你能从本书中领悟到：你应该以一种补充营养的方式生活。不要盲目地空转，否则会让你的甲状腺和肾上腺超负荷运转。

自我照顾不是一种放纵或奢侈，它对你的健康很重要。我们有权利在需要照顾自己的时候按下暂停键，这是对你自身权利的掌控，它能让我们身体的各个方面得到修复。你不必全力以赴、试着拥有一切、成为一切、每时每刻为每个人做每件事，而你仍然可以把一切做得很出色。你应该以一种阻止身体再次陷入SOS状态的方式生活——哪怕你是一位成就非凡的女性。你应该留有足够的时间来倾听自己的身体，认识过去的自己，创造崭新的自己。你应该有足够的时间好好吃饭，对自己所接触到的环境进行评估并加以改变，并保证充足的睡眠。当你以这种方式生活时，你会重新拥有健康的皮质醇节律，控制住体内的炎症，保持健康的欲望和食欲，维持激素平衡，保持头脑清醒。

现在你已经获得了一套完整的"能量工具"。女性应该有自己的能量工具，它们可以让你的身体进行重启、重塑、修复和再充电，让你知道你所处的状态，并获得放松，还可以让你保持精力充沛。现在的问题是，如何把这些工具引入一个可持续的生活方式中，从而让你远离SOS状态。它们是如何工作的？

这一切都要从几周前我问你的问题开始：你想要什么感觉？你必须经常反省自己，才能认识到自己的真实感受。当你感觉不到自己想要什么东西的时候，就重新校准。请记住，我们无法保持一种永远完美的平衡。我们一直在重新校准。在过去的几周里，你实际上已经学会如何使用所有你需要的工具。

还要记住，保持联系也可以帮助平衡日常生活中的正常压力，以及更大的压力。那么我们怎么能保持联系呢？通过朋友、你喜欢与之相处的亲人、教堂、社区行动小组、瑜伽课、冥想小组；当然，还有我在avivaromm.com/adrenal-thyroid-revolution网站上的在线社区，在那里，女性可以"聚集"在一起，联系、分享、学习、相互支持，并从中得到启发。

当你选择阅读本书时，你已经做出了一个极其重要的选择——这个选择是一个充满希望和信念的声明，表明你相信可以改变自己的健康状况。你已经拥有了如此美好而珍贵的生命，值得好好地生活和庆祝。这些补充营养的生活技能不仅可以陪伴你某一分钟或某一天，也不仅仅是当你在读本书的时候陪伴你。这些生活技能可以使你一辈子获益。这些是我们在学校里没有学到的东西；我们可能也没有从母亲、姑姑或姐姐那里学到这些东西，因为她们也不知道这些生活技能；我们很可能也无法从我们的医生那里学习到，因为他们也不知道。正如马娅·安杰卢所说："尽你所能，直到你了解得更多。当你有了更多的了解的时候，你就可以做得更好。"现在你知道了真相。你可以很好地照顾自己、自爱并拥有充实的生活。你还可以将这些宝贵的技能传授给你生命中那些你所爱的、熟悉的和接受你的指导的女性（和男性）。你可能会改变更多人的生活而不仅仅是自己的。

愿你生活愉悦。

愿爱长伴你左右。

阿维娃·罗姆

附录1

食谱

你不需要银叉子就能吃到美味的食物。

——保罗·普鲁多姆

这部分内容将指导你为21天的重启轻松地制作食谱，并带你进入另一种生活方式。这些食谱出自我自己的厨房，制作起来超级简单，并且确实有效。所有菜谱中的食材都不含麸质，也不含乳制品（尽管我有时建议在重启后偶尔加入乳制品，比如在食谱中加入菲达奶酪或山羊奶酪），除了思慕雪中的水果和甜点中的天然糖外，菜谱中的食材都不含糖。

食谱按菜单类别（思慕雪、卷饼、沙拉等）排列。大部分都从举例说明如何准备该类别的一个菜谱开始。之后你就只需按照给出的菜谱，替换表中的成分即可。

你也可以使用该部分中的任何菜谱来替代该周菜单中的任何菜谱。

即使你以前从来没有做过饭，3周后你也会知道怎么做。如果你是个有经验的厨师，你会从我所提供的简洁又简单的菜谱中得到乐趣。如果你对烹饪完全陌生，或者对烹饪天然食物一无所知，那也不用担心——请访问我的网站avivaromm.com上的"自然MD厨房（Natural MD Kitchen）"，那里有可以教你所有烹饪基础知识和更多烹饪技巧的视频和菜谱。我还会定期添加新的菜谱，以激发你的烹饪灵感和保证配餐营养。我向你保证，成为一名伟大的厨师很容易，也会有非常大的回报！一旦你的精力开始恢复、腰围开始缩小、其他不想要的症状开始消失，你就会慢慢养成在家做饭的生活方式，这是你的健康支柱之一。

补充营养的购物清单

这是一个为你的食品储藏室准备库存的全面的清单，其中也包括食谱外的一些健康食物。你不需要一次性购买清单上的所有东西。你可以每周在avivaromm.com上打印一份纸质版清单，勾上本周食谱上需要的食材，然后带上购物清单去超市。你还可以在食材旁边记下需要量。

红肉、家禽和鱼类
（有机、食草动物和成品优先）

□ 养殖的蓝色大西洋贻贝	□ 三文鱼
□ 牛肉	□ 大扇贝
□ 去皮鸡胸肉	□ 美国养殖罗非鱼
□ 养殖湾虾	□ 去皮火鸡鸡胸肉
□ 鲭鱼	□ 野生阿拉斯加沙丁鱼

豆类

□ 黑豆	□ 红芸豆或白芸豆
□ 鹰嘴豆	□ 扁豆
□ 大北豆	□ 利马豆

☐ 海军豆　　　　　　　　　　☐ 裂豌豆

☐ 斑豆　　　　　　　　　　　☐ 发芽有机米粉（用于思慕雪）

☐ 纯豌豆蛋白粉（用于思慕雪）　☐ 有机豆腐

☐ 炸豆泥（素食的）　　　　　☐ 意大利白豆

谷物（无麸质）

☐ 糙米　　　　　　　　　　　☐ 藜麦

☐ 荞麦　　　　　　　　　　　☐ 亚洲米粉

☐ 玉米饼　　　　　　　　　　☐ 野生大米（或红米、黑米或

☐ 小米　　　　　　　　　　　　　其他品种）

☐ 燕麦

坚果和种子

☐ 杏仁，杏仁黄油　　　　　　☐ 松仁

☐ 巴西坚果　　　　　　　　　☐ 南瓜子仁

☐ 腰果　　　　　　　　　　　☐ 芝麻

☐ 奇亚籽　　　　　　　　　　☐ 葵花子仁，葵花子酱

☐ 亚麻籽　　　　　　　　　　☐ 芝麻酱

☐ 天然坚果和种子黄油　　　　☐ 胡桃仁

☐ 美洲山核桃仁

能量蔬菜

☐ 甜菜　　　　　　　　　　　☐ 土豆

☐ 胡萝卜　　　　　　　　　　☐ 南瓜

☐ 蘑菇　　　　　　　　　　　☐ 菠菜

☐ 欧洲萝卜　　　　　　　　　☐ 红薯

绿色蔬菜

☐ 芝麻菜   ☐ 蒲公英叶

☐ 白菜   ☐ 菊苣

☐ 西蓝花（新鲜的或冷冻的）   ☐ 宽叶苦苣

☐ 西洋菜薹   ☐ 羽衣甘蓝

☐ 抱子甘蓝   ☐ 生菜（所有品种）

☐ 卷心菜（所有品种）   ☐ 芥菜

☐ 花椰菜（新鲜的或冷冻的）   ☐ 荷兰豆

☐ 叶甜菜（各种颜色的）   ☐ 菠菜（新鲜或冷冻）

☐ 绿甘蓝   ☐ 豆芽

☐ 玉米（冷冻的、有机的）

彩虹蔬菜

☐ 洋蓟   ☐ 洋葱

☐ 芦笋   ☐ 豌豆

☐ 甜椒（各种颜色的）   ☐ 墨西哥青辣椒、塞拉诺辣椒

☐ 胡萝卜   ☐ 水萝卜

☐ 芹菜   ☐ 海菜（所有品种）

☐ 辣椒   ☐ 青葱

☐ 黄瓜   ☐ 雪豌豆（新鲜的或冷冻的）

☐ 带叶的白萝卜   ☐ 豆芽

☐ 茄子   ☐ 西葫芦

☐ 四季豆（新鲜的或冷冻的）   ☐ 番茄

☐ 韭菜   ☐ 小西葫芦

☐ 蘑菇（香菇、褐菇等）

水果

☐ 苹果（所有品种）	☐ 柠檬
☐ 杏	☐ 酸橙
☐ 鳄梨	☐ 芒果（新鲜的或冷冻的）
☐ 香蕉（新鲜的或冷冻的）	☐ 油桃
☐ 黑莓（新鲜的或冷冻的）	☐ 橙子
☐ 蓝莓（新鲜的或冷冻的）	☐ 桃子（新鲜的或冷冻的）
☐ 樱桃（新鲜的或冷冻的）	☐ 梨
☐ 椰子	☐ 李子
☐ 蔓越莓	☐ 石榴
☐ 无花果（新鲜的）	☐ 葡萄干
☐ 葡萄柚	☐ 树莓（新鲜的或冷冻的）
☐ 葡萄	☐ 草莓（新鲜的或冷冻的）
☐ 猕猴桃	☐ 柑橘

油脂

☐ 杏仁油	☐ 绿橄榄、黑橄榄
☐ 鳄梨油	☐ 橄榄油（特级初榨）
☐ 椰子油	☐ 普通芝麻油和烘焙芝麻油
☐ 酥油（或有机黄油）	☐ 核桃油

饮品

☐ 绿茶	☐ 草本茶

乳制品的替代品（和可选乳制品）

☐ 杏仁奶（不加糖的或自制）	☐ 椰子酸奶
☐ 椰子开菲尔	☐ 菲达奶酪（有机的、羊奶的）
☐ 椰奶	

新鲜的或干燥的草本植物和香料

- ☐ 罗勒属植物
- ☐ 月桂叶
- ☐ 黑胡椒
- ☐ 小豆蔻
- ☐ 辣椒
- ☐ 辣椒粉
- ☐ 香菜（新鲜的）
- ☐ 肉桂
- ☐ 孜然
- ☐ 咖喱粉
- ☐ 莳萝

- ☐ 大蒜（新鲜的或粉状的）
- ☐ 生姜
- ☐ 薄荷叶
- ☐ 牛至
- ☐ 红辣椒粉
- ☐ 欧芹
- ☐ 红辣椒片
- ☐ 迷迭香
- ☐ 盐（海盐、喜马拉雅盐）
- ☐ 百里香
- ☐ 姜黄

调味品和其他

- ☐ 72% 的黑巧克力
- ☐ 苹果醋
- ☐ 意大利黑醋
- ☐ 香槟醋
- ☐ 罐装鸡肉、牛肉或蔬菜汤（或自制）
- ☐ 番茄罐头

- ☐ 第戎芥末酱
- ☐ 不含麸质的玉米饼
- ☐ 枫糖浆
- ☐ 生可可粉和生可可粒
- ☐ 赤味噌和白味噌
- ☐ 米醋

发酵食物

- ☐ 韩国泡菜

- ☐ 德国酸菜

菜谱

思慕雪

　　思慕雪很适合在忙碌的生活中，作为早餐或下午茶来享用。一旦你掌握了其中的基本知识，自己做思慕雪就会变得很容易。所有的思慕雪都含有蛋白质，是一种健康的饮品。它通常要添加一些额外的蛋白质和（或）脂肪、水果或蔬菜及其他健康成分。

如何制作思慕雪？

（1）将下列原料放入搅拌机。

　　1勺植物蛋白粉

　　1~2汤匙（15~30 ml）健康的脂肪，通常为可以提供蛋白质的坚果黄油

　　半杯完全混合的水果（冷冻的水果能使思慕雪口感更加细腻也更美味，你也可以用新鲜水果）

　　3/4~1杯（210~240 ml）液体，取决于你喜欢什么浓度（如果你喜欢喝乳制品，通常可选择冷杏仁奶、椰奶、椰子开菲尔或山羊奶）

　　可添加营养增强剂

（2）用搅拌机将所有原料搅拌均匀。

分量：1人份

准备和烹饪时间：3分钟

自制思慕雪					
思慕雪	蛋白质	健康脂肪	水果/蔬菜	液体	营养增强剂
排毒思慕雪 抗炎，促进排毒	1份植物蛋白粉	1汤匙杏仁黄油	1根冻香蕉，也可加入1杯菠菜汁	椰奶	1茶匙姜黄粉（或1英寸新鲜的姜黄），半茶匙磨碎的鲜姜根，1/4茶匙小豆蔻籽碎末
辣妈思慕雪 促进激素的分泌，提高肾上腺的功能	1份植物蛋白粉，1汤匙亚麻籽	1汤匙椰子油	半根至1根冻香蕉，半杯冷冻的黑莓，1颗大枣（还可选择一些甜味水果）	不加糖的杏仁奶	1~2茶匙玛卡粉，1汤匙生可可粉，可加入半茶匙蜂花粉
健脑思慕雪 超强的抗氧化和抗炎作用，促进大脑功能	1份植物蛋白粉	1汤匙椰子油，可加入脑力提升剂中链甘油三酯油[例如，从"防弹咖啡Bulletproof Coffee）"订购]	1杯浆果（草莓、蓝莓、树莓）	不加糖的杏仁奶	1汤匙提前泡好的奇亚籽，1茶匙新鲜研磨的亚麻籽。可加入1茶匙ω-3鱼油
绿色梦想 绿色的能量补充剂，可抗氧化、抗炎	1份植物蛋白粉，1汤匙磨碎的亚麻籽	半个熟鳄梨	1根冻香蕉，1杯小菠菜	椰汁	1汤匙新鲜的柠檬汁，1茶匙细磨姜根粉
快乐浆果	2汤匙磨碎的亚麻籽	2汤匙核桃仁	1根冻香蕉，1杯蓝莓或混合浆果	杏仁奶	可选1茶匙细磨姜根粉
杏仁黄油杯思慕雪 抗氧化，提升能量水平，美味可口	1汤匙提前泡好的奇亚籽	2汤匙杏仁黄油	半个鳄梨	杏仁奶	1汤匙生可可粉
热带活力	半杯椰子酸奶或不加糖的有机酸奶（重启后），或1勺发芽的大米蛋白粉	1汤匙椰子油	1杯混合的冷冻菠萝和芒果块（如果有猕猴桃的话也可加入）	1杯椰奶或杏仁奶	1汤匙新鲜磨碎的亚麻籽，1茶匙姜黄粉（或半英寸新鲜的姜黄根），半英寸鲜姜根磨成的末
巧克力樱桃	1勺蛋白粉	1汤匙椰子油或半个鳄梨	1杯新鲜的菠菜，1杯冷冻的樱桃，半根香蕉	杏仁奶或椰奶	半茶匙肉桂，1汤匙生可可粉
能量芭菲 把酸奶倒进杯子里，再加点配料就行了。用勺子吃，而不是用吸管	半杯椰子酸奶或不加糖的有机酸奶（如果你能耐受乳制品的话）	2汤匙杏仁黄油	夏季时为1杯蓝莓、黑莓和（或）树莓，冬季时为半个苹果切成的丁	无	可选择以下配料：1/4杯碎的烤杏仁或烤核桃仁，2茶匙烤亚麻籽粉，2茶匙可可粒，1茶匙枫糖浆或生蜂蜜

早餐炒菜或煎蛋卷

如何做早餐炒菜?

将1汤匙的油（具体类型由你来选择）放入铸铁锅或不锈钢锅中。

中火加热，使油融化。

将半杯混合的蔬菜放入锅中炒制。如果蔬菜中有洋葱，要先将洋葱放入锅中炒几分钟直到变得半透明，然后加入剩下的蔬菜炒几分钟，直到其颜色变亮并都裹上油。

用推荐的草本植物和调味料来给蔬菜调味。

如果你要用到鸡蛋，先把它们搅打好，然后向其中加少许盐和黑胡椒粉或其他你喜欢的调味料。

如果用的是豆腐而不是鸡蛋，则加入豆腐；反之，则把蔬菜盛出，在锅里炒2个鸡蛋，等鸡蛋炒熟后再把蔬菜放回锅中。

这可以作为一顿完整的早餐。如果把它作为午餐或晚餐的一部分，则可以把它放在米粉、藜麦或其他谷物或者玉米饼上搭配食用。

如何做煎蛋卷或煎蛋?

准备好煎锅、鸡蛋和蔬菜（同"早餐炒菜"）。注意让鸡蛋凝固，不要翻炒，几分钟后把鸡蛋完整地翻到另一面去煎。当两面都煎至金黄色之后，将煎好的鸡蛋放到盘子里，煎蛋上面放上你喜欢的蔬菜即可。

分量: 1人份

准备和烹饪时间: 12分钟

做自己喜欢的早餐炒菜或煎蛋卷					
炒菜或煎蛋卷	蛋白质	蔬菜	脂肪（烹调油）	调味品和最后的修饰用料	可选：搭配低升糖指数淀粉
亚洲早餐	1/4块豆腐或2个鸡蛋	半杯混合的炒葱或黄洋葱片、香菇、切碎的卷心菜和西蓝花；如果你能耐受茄科蔬菜，再加入红甜椒	1汤匙椰子油或芝麻油，慢慢加热	1汤匙无麸质的日本酱油或无盐酱油，芝麻	半个小红薯或1/4杯野生大米或糙米
嬉皮士豆腐	1/4块豆腐	2杯小菠菜，1/4杯烤制的或新鲜的红甜椒，1/4杯甜玉米和大葱	1汤匙橄榄油或椰子油，慢慢加热	1茶匙姜黄粉，半茶匙磨碎的孜然，盐和胡椒	1/4杯藜麦，红薯条或迷迭香烤土豆
墨西哥蛋	2个鸡蛋	1/4杯红甜椒，1杯小菠菜，1/4杯切碎的红洋葱，2汤匙黑橄榄（可选）	1汤匙橄榄油，慢慢加热	香菜末适量，1/4~1/2个鳄梨，新鲜的萨尔萨辣酱	半个小红薯或1/4杯红薯条（或红薯块）
炒芦笋和洋葱	2个鸡蛋	半个黄洋葱切成丁，8根芦笋茎（取靠上面的2/3）	1汤匙橄榄油，慢慢加热	切碎的新鲜韭菜，适量椰子酸奶（可选），以及少量新鲜或干燥的小茴香	迷迭香烤土豆

菜肉馅煎蛋饼

如何制作菜肉馅煎蛋饼？

原料：

10个土鸡蛋

4杯混合蔬菜（蔬菜的种类可根据后面的菜谱来定）

1汤匙橄榄油

选择自己喜欢的调味料/香料

半茶匙盐和少量胡椒粉或红辣椒片

可选的额外原料：

1/4杯烟熏三文鱼（切碎的）

6片培根（烤熟后切碎）

半杯菲达奶酪或1/4杯帕尔马干酪（如果你吃乳制品的话，而且要在完成重启计划后才能食用）

做法：

把烤箱预热到200℃。

将所有蔬菜和新鲜调味料用橄榄油炒3~5分钟，直到菜叶的边缘变薄，关火。我在制作的时候是用一个大的铸铁煎锅炒的，如果你没有铸铁煎锅，也可以用你平时使用的煎锅。然后把所有炒好的食物都放入一个法式烤锅里。

把鸡蛋打到碗里，加入调味料后，一起拌匀。

如果你是用铸铁煎锅做这道菜的话，将菲达奶酪弄碎并撒在蔬菜上，再与鸡蛋混合在一起，然后倒入法式烤锅里。

将法式烤锅放入烤箱，烤制25分钟，直到顶部呈浅棕色、触感变硬即可。

可直接吃或者加入一些你自己喜欢的辣酱。

分量：6~10人份

准备和烹饪时间：35分钟

自制菜肉馅煎蛋饼						
菜肉馅煎蛋饼	蛋白质	蔬菜（选择2~3种）	脂肪（选择一种+食用油）	草本植物/香料	可选的蛋白质类食物	上菜前的搭配
传统菜肉馅煎蛋饼	10个鸡蛋	半捆甘蓝（切碎），半杯西葫芦（切成薄片），1个红洋葱（切成丁）	橄榄油（我有时也用培根煎出的油作为替代品）	2瓣大蒜，盐和胡椒	6片培根（烤熟后切碎），或吃剩下的汉堡包或烤鸡，1/4杯新鲜的菲达奶酪（重启后方可食用）	可以放在用芝麻菜或混合青菜铺底的盘子上
意大利式菜肉馅煎蛋饼	10个鸡蛋	1个黄洋葱（切成丁），2杯冻菠菜或1捆芦笋（切成小段），1个红甜椒（切碎）	橄榄油	1杯新鲜的罗勒（切碎）或1茶匙干罗勒，半茶匙干牛至，1/4茶匙红辣椒片，1/4茶匙黑胡椒，半茶匙盐	1/4杯新鲜的帕尔马干酪（重启后方可食用）	可以放在用芝麻菜或混合青菜铺底的盘子上
拉丁风情菜肉馅煎蛋饼	10个鸡蛋，半杯煮熟的黑豆	半杯烤红薯块，半把香菜（切碎），1个黄洋葱（切成丁），1个青椒（切成丁），半杯冻玉米（如果已完成重启）	橄榄油	半茶匙墨西哥烟熏辣椒粉，半茶匙孜然，海盐，黑胡椒	无	在上面放点鳄梨或鳄梨酱和香菜，也可加点萨尔萨辣酱
东西方混搭的菜肉馅煎蛋饼	10个鸡蛋	2杯西蓝花（掰成小朵），3/4杯香菇（切碎），一小把葱（切碎），1个红甜椒（切成丁）	椰子油、芝麻油或酥油	2茶匙鲜姜末，2瓣大蒜（切碎），1/4茶匙黑胡椒，2汤匙无麸质的日本酱油或1茶匙海盐	有机米醋，豆芽	在上面撒上葱末；如果你喜欢的话，还可配上"是拉差辣椒酱"；放在用混合蔬菜沙拉或炒蔬菜铺底的盘子上

午餐（或晚餐）计划

当我独自在家吃午餐的时候，有时我会把我的午餐或午后小吃放在一个漂亮的手工制作的木制砧板上。这听起来可能很可笑，但我相信视觉上的作用——食物会以各种感官刺激来吸引我们，而不仅仅是靠香气和味道，而这也是健康的消化过程的一部分。事实上，即使你仅仅是想到了食物，大脑就已经开始刺激你的消化功能了。当你看到诱人的食物时，这种刺激效果就会被放大。吃一口自己喜爱的食物还会让人产生一种空灵、优雅的感觉。时间也仿佛慢了下来，让你专注于当下，更能意识到自己所吃的食物。这也会提升你的健康水平。我的这种做法也是一个认知上的突破，我建议你可以为自己的厨房做点小的投资，收集漂亮、有趣的碗碟、用具和杯子。现在，对于我的生日和假期，我都会选择以这种方式来庆祝——比起其他礼物，我更喜欢可爱的厨房用具。

下面是我最喜欢的一些午餐菜谱。我一般将它们连同早餐三明治一起制作，它们很适合作为夏季里的晚餐，甚至是冬季的晚餐（搭配汤、炖菜或辣椒）。我还会为公司的非正式访问提供更大分量的类似菜品，并在家里来客人的时候把这些作为开胃菜。

分量： 2人份

准备和烹饪时间： 20分钟制订计划和准备配料

打造自己的"膳食"					
膳食	主菜	其他吃的	配菜	蘸料	加料
中东膳食	1勺鹰嘴豆泥，2个沙拉三明治小馅饼，1/4~1/2杯藜麦	波士顿生菜叶，无麸质饼干（Mary's Gone Crackers牌的饼干在我家很受欢迎），蔬菜沙拉	橄榄（放在小碗里）	橄榄油加少许盐或芝麻酱	一小碗加盐的烤开心果或烤杏仁

（待续）

续表

打造自己的"膳食"					
膳食	主菜	其他吃的	配菜	蘸料	加料
地中海膳食	风干番茄牛至鹰嘴豆泥，托斯卡纳甘蓝沙拉，托斯卡纳意面沙拉	无麸质饼干	烤圣女果，橄榄（放在小碗里），洋蓟心，烤小土豆、豆角（焯过的）和（或）芦笋	新鲜的豌豆	小碗干烤的未加盐的开心果或杏仁，山羊奶酪（如果你吃乳制品并且已经完成了重启的话）
墨西哥膳食	红薯和甘蓝沙拉，墨西哥黑豆	无麸质饼干，蔬菜条（芹菜条、胡萝卜条和豆薯条是我的最爱）	新鲜的萨尔萨辣酱	鳄梨酱	咖喱"爆米花"花椰菜
三文鱼膳食	烟熏三文鱼（或鳟鱼），风干番茄牛至鹰嘴豆泥，迷迭香烤土豆	番茄（切片），红洋葱片，无麸质饼干	水瓜柳，腌制蔬菜，韩国泡菜	加少许盐和新鲜的或干莳萝的椰子酸奶	用混合蔬菜铺底，并加入香槟醋或柠檬汁

罗汉饭

如何制作罗汉饭？

罗汉饭通常包含：

一种准备好的谷物——如大米、野生大米、藜麦、小米或米粉，通常放在碗底。

一份炒制或烤制的蛋白质（如牛肉、鸡肉、豆腐、红扁豆或鹰嘴豆），放在谷物的上层。

大量的蔬菜——通常每碗要放大约2杯蔬菜——蒸的、炒的、烤的均可（也可以是不同烹饪方式的组合），放在蛋白质类食物的上层。

接下来你还需要再在上面加入：

几汤匙酱油，几汤匙切碎的生的蔬菜，如绿豆芽或香菜末。

还可添加：几汤匙腌制的蔬菜，如德国酸菜或韩国泡菜。

做法：

提前煮熟1杯谷物（需30分钟左右）或2份亚洲米粉（需10分钟左右），将所选择的肉类或豆腐炒熟（需10分钟左右），或者把红扁豆或其他豆类焯好（或准备好）（需20~30分钟）。蒸、烤或炒制蔬菜。加入你选择的调味料。切一些生的蔬菜并将其放在最上面。可以再加入一些腌制的蔬菜。

分量： 2人份

准备和烹饪时间： 35分钟

达尔罗汉饭

红扁豆的处理：

将1个小个的洋葱切碎，在锅中加1汤匙椰子油后翻炒。

加入2茶匙咖喱粉，再炒30秒。

加入1杯红扁豆，再炒30秒。

加入3杯水，盖上锅盖，然后煮25分钟。

时不时地查看和搅拌，以防粘锅。

出锅前加半茶匙盐并搅拌。

蔬菜的处理：

将2块红薯切成块后放在烤盘里，淋上橄榄油。在200 ℃的烤箱中烤25分钟。

将1小棵西蓝花的上部切成小朵（将花茎留作另一道菜），在红薯烤至15分钟后，将西蓝花放入烤箱中，与红薯一起继续烤10分钟。

将3杯甘蓝洗净、切碎，放入蒸笼中蒸6~8分钟。

上桌：

当所有的原料都准备好后，将半杯煮熟的米饭放入碗中，加入一勺红扁豆，然后铺上甘蓝，再放入烤好的红薯和西蓝花。撒上盐和黑胡椒粉调味，就可以享用了！还可在上面放少量绿豆芽或1汤匙切碎的新鲜香菜。

分量：作为主菜2人份，作为配菜4人份

准备和烹饪时间：40分钟

自制罗汉饭					
罗汉饭	淀粉（将谷物或淀粉类食物先煮熟，单独放入碗中）	蛋白质（放在谷物或淀粉类食物的上层）	蔬菜（放在蛋白质类食物的上层）	油（烹饪时使用或淋在蔬菜上）	调料和最后的装饰
西蓝花芝麻饭/面	米饭或荞麦面	从后文中的鸡肉菜谱中选择1种	4杯包含西蓝花、甜椒、豆芽、雪豌豆的混合蔬菜	1~2汤匙椰子油	生姜，日本酱油，大蒜，芝麻
麻辣寿司饭	藜麦、糙米、红米或米粉	三文鱼	甘蓝，香菇	芝麻油	葱，鲜鳄梨
照烧牛排饭/粉	香米或米粉	照烧牛排、鸡肉或豆腐，或将芝麻酱作为蛋白质来源	白菜，香菇，西蓝花，红辣椒	椰子油	罗勒，大葱，大蒜，日本酱油，德国酸菜或韩国泡菜
东方智慧饭	藜麦、米粉、烤红薯或小米	豆腐（用日本豆面酱或日本酱油腌制）	烤西蓝花，卷心菜丝沙拉	椰子油	味噌，日本酱油，烤南瓜和（或）葵花子仁，德国酸菜或韩国泡菜
黑豆红薯饭	藜麦、烤红薯、烤奶油南瓜或有机无麸质玉米饼（在重启期间不要吃玉米）	1杯煮熟的墨西哥黑豆（或花豆），加入1/4杯孜然、辣椒粉、盐和黑胡椒调味	1杯切碎的生菜，1份番茄（切碎，如果你不吃茄科蔬菜的话可不选），1/4个红洋葱（切碎）	1个成熟的鳄梨（切成薄片）或鳄梨酱	烤南瓜子仁（1汤匙），1/4杯香菜末，将1/4个酸橙挤出汁并淋在上面，可将1/4茶匙切碎的墨西哥青辣椒或哈瓦那胡椒撒在上面
扁豆饭	1杯煮熟的糙米	1杯绿扁豆或红扁豆或椰子鹰嘴豆咖喱（可加入鸡肉）	烤花椰菜，烤西蓝花	烹调用椰子油或酥油	新鲜的香菜，新鲜、切碎的黄瓜，新鲜、切碎的红洋葱，半茶匙鲜姜末，一些椰子酸奶（或有机乳酪酸奶，如果已完成重启的话）

面包酱、蘸酱和香蒜酱

分量：2~4人份

准备和烹饪时间：10分钟

自制面包酱或蘸酱					
面包酱或蘸酱	**基础原料**	**油**	**液体**	**香料**	**调味料**
经典鹰嘴豆泥（搭配中东和地中海膳食）做法：将所有原料放入搅拌机中高速搅拌，直到打成顺滑的泥状	1杯煮熟的鹰嘴豆	1/4杯芝麻酱，2汤匙橄榄油	2汤匙水，或按自己喜欢的稠度添加水	1/4杯新鲜的柠檬汁	1/4茶匙红辣椒粉，可选用少量孜然粉。以橄榄油和辣椒粉作为装饰用料
鳄梨酱（搭配墨西哥膳食或拉丁餐）做法：在碗中将鳄梨捣成泥状，然后加入其他原料，用叉子搅匀	1个成熟的鳄梨	鳄梨	柠檬汁	1~2汤匙新鲜的柠檬汁	1瓣大蒜（切成末），2汤匙切碎的新鲜香菜，2汤匙切碎的新鲜番茄，2茶匙切碎的红洋葱，盐
核桃罗勒香蒜酱（搭配意大利膳食和地中海膳食）做法：将所有原料放入搅拌机中高速搅拌，直到打成顺滑的泥状	1杯核桃仁	半杯橄榄油	无	无	1杯新鲜的罗勒叶，2瓣大蒜，半茶匙盐（或根据个人口味调整用量），还可加入1/4杯磨碎的帕尔马干酪（如果你吃奶酪，并且已完成重启的话）

阿米·瓦尔庞的风干番茄牛至鹰嘴豆泥

阿米·瓦尔庞是健康苹果网站（TheHealthyApple.com）的创始人，也是《清洁饮食：排毒、抗炎和重置你的身体的21天计划》（*Eat Clean：The 21-Day Plan to Detox, Fight Inflammation, and Reset Your Body*）一书的作者。

原料：

1杯白色鹰嘴豆

4茶匙盐

半茶匙干牛至

1汤匙新鲜的柠檬汁

半汤匙大蒜末

2汤匙油浸有机番茄干

做法：

将所有原料放入搅拌机中高速搅拌，直到打成顺滑的泥状，然后将其倒入碗里，配上无麸质的全麦饼干或鳄梨吐司即可食用。将其放在密封的容器中并储存在冰箱中，最多可保存3天。

分量： 2人份

准备和烹饪时间： 15分钟

彩虹沙拉

分量： 2人份

准备和烹饪时间： 10~35分钟（如果需要准备谷物或某些蛋白质类菜肴，如牛肉或鸡肉，时间会更长一些）

自制沙拉					
沙拉	绿叶蔬菜	其他蔬菜	蛋白质	脂肪	调味品
生柑橘沙拉	1棵小个的大白菜（切成细丝）	2根胡萝卜（磨碎），4根大葱（切碎），1个红辣椒（切碎），1杯切碎的鲜罗勒，1/4杯切碎的新鲜香菜，1/4杯豆芽	沙嗲牛肉、鸡肉或豆腐	烹调用椰子油	葡萄柚鲜姜香菜调味汁或泰国辣酱
卷心菜沙拉	半个紫色卷心菜和半个绿色的卷心菜（切成细丝或用搅拌机打碎）	2根胡萝卜（磨碎或切成丁），2汤匙切碎末的红洋葱，半个墨西哥青辣椒（切成碎末），1把香菜（切碎）	鱼（嘉年华鱼）	鳄梨	酸橙汁（半个至1个酸橙）或香菜酸橙酱
墨西哥黑豆沙拉	1棵长叶莴苣	1/4的小个的红洋葱（切碎），1/4杯切碎的番茄，新鲜的香菜，还可加入1/4杯至半杯烤红薯块（如果有的话）	半杯墨西哥黑豆，半杯鸡丝（可选）	1个鳄梨（切成片）	香菜酸橙酱
希腊沙拉	3杯混合的绿色蔬菜或1大棵长叶莴苣（撕碎或切成大片）	2根黄瓜（切碎），半杯圣女果，1个红甜椒（切碎），1/4~1/2个小的红洋葱（切碎）	1罐鹰嘴豆	橄榄（可选），1/4杯菲达奶酪（重启后可选）或半个鳄梨（切成片）	橄榄油柠檬酱（配牛至）
恐龙甘蓝沙拉	1捆恐龙甘蓝（切成小片），用橄榄油、盐和柠檬腌制2分钟	1杯圣女果（可选）	1杯鹰嘴豆和（或）烤鸡	1/4杯松仁	橄榄油柠檬酱，黑胡椒粉，1瓣大蒜（捣成末）
泰式牛排沙拉	一棵大的奶油生菜或一棵小的大白菜（斜着切成细丝）	1杯豆芽，1根黄瓜（切碎），1个红甜椒（切碎），1把香菜或罗勒（切碎）	半磅（约227g）烤牛里脊肉或沙嗲牛排（鸡肉或豆腐也可以）	1/4杯烤腰果（也可选择花生，如果已完成重启且对花生不过敏的话）	泰国辣酱
甘蓝和藜麦沙拉	1捆去茎的甘蓝（任何品种均可，切碎），用挤出的柠檬汁、少许盐和1汤匙橄榄油腌制2分钟	1杯烤红薯或熟食南瓜	1杯熟藜麦	1/3杯烤核桃仁	橄榄油柠檬酱

玛蒂·沃尔夫森的巴黎三文鱼沙拉

玛蒂·沃尔夫森，医学博士。

原料：

2个3.75 oz的三文鱼罐头

2茶匙第戎芥末酱

4茶匙橄榄油

2茶匙白酒醋

盐

胡椒粉

2杯煮熟的无麸质意大利面（我个人推荐Tinkiyada牌的）

2杯芝麻菜

做法：

在一个中等大小的碗里，用叉子把三文鱼、芥末酱、橄榄油和白酒醋混合在一起，直到充分混合。加入盐和胡椒粉调味。加入煮熟的意大利面和芝麻菜。

分量：2人份

准备和烹饪时间：10分钟

素食藜麦塔布利沙拉

如果是清淡的一餐，可以在生菜上放上塔布利沙拉和烤鹰嘴豆丸子或饼（第308页），旁边放一些新鲜的橄榄。如果希望更丰盛一些，可配上鹰嘴豆和皮塔饼或无麸质饼干、烤制好的夏季蔬菜，甚至是1个三文鱼菜肴。

这道菜的准备工作大约需要30分钟，尽管很简单，但味道却相当可口。

原料：

1杯生藜麦

1/4杯新鲜的柠檬汁或酸橙汁

1~2瓣大蒜，捣碎

1/4杯特级初榨橄榄油

1汤匙新鲜的或干薄荷叶，切碎

3汤匙切碎的红洋葱

2个中等大小的番茄，切成丁

1根黄瓜，切成丁

1½茶匙盐

黑胡椒

1杯欧芹，现切的

做法：

将生藜麦冲洗2分钟后控水，放入锅内，加2杯水，小火加热，盖上锅盖煮15分钟，关火，再焖5分钟。用叉子将煮好的藜麦与柠檬汁（或酸橙汁）、蒜末、橄榄油及薄荷叶搅拌均匀。然后加入洋葱、番茄、黄瓜及欧芹，加盐并搅拌均匀后即可食用。

分量：4人份

准备和烹饪时间：25分钟

不可思议的地中海藜麦沙拉

原料及做法：

取2杯藜麦，淘洗干净后煮熟。

将2大捆或3小捆芦笋切成段（每根切成3段），然后将其放到烤盘上，淋上橄榄油和盐，放入200 ℃的烤箱中烘烤15分钟。

烤半杯松仁。

取1品脱（约550 ml）圣女果，每个切成两半。

将煮熟的藜麦和烤好的芦笋一起放入一个大碗中，加入松仁和圣女果，再加入1/3杯无核葡萄干，也可加入1/3杯菲达奶酪块（素食者不选）。

在上面淋橄榄油，还可以根据个人口味加入适量的红酒醋、盐和胡椒粉。

可以直接食用，也可以放入冰箱冰镇后食用。

分量：4~6人份

准备和烹饪时间：30分钟

托斯卡纳意面沙拉

原料：

半包熟的大米意面（我更推荐螺旋面或者长通粉，或者你也可以使用斯帕盖蒂意粉）

4杯烤西蓝花

半杯红辣椒，切碎

半杯圣女果，每个切成两半

1½杯煮熟的鹰嘴豆

1½杯煮熟的红芸豆

半杯烤松仁

1瓣大蒜，捣碎

1杯新鲜的罗勒叶，切碎

1/4茶匙辣椒片

1/4茶匙黑胡椒粉（最好是现磨的）

1/3杯葱香黑醋汁（第292页）

可选：1/3杯去核的绿色或黑色橄榄（切碎）

做法：

把所有的原料在一个大碗里搅拌均匀，可依个人口味加适量盐。可以热食、放至常温食用或者冷藏后食用。

分量：4人份

准备和烹饪时间：25分钟

沙拉酱和调味酱汁

如何做沙拉酱？

将所有原料混合在一起，然后放入搅拌机或料理机中高速搅拌至顺滑的泥状，约需1分钟。酱料通常可以装在玻璃瓶里在冰箱中保存3天。油和其他配料的分离是正常的，只要在使用前用搅拌机或搅拌器搅拌一下，或在使用前摇匀就可以。以下是我最喜欢的菜谱。可以把它们作为成品沙拉酱的替代品，也可以把它们作为午餐的蘸料。

分量： 2~4人份

准备和烹饪时间： 5分钟

自制沙拉酱和调味酱汁				
酱汁	油	草药/香料	提味儿用的	其他
绿色女神酱	1/3杯橄榄油或半个熟鳄梨，2汤匙水（调奶油酱用）	半杯香菜叶，1瓣大蒜（切碎）	3汤匙新鲜的酸橙汁	1/4茶匙盐（或依个人喜好调整用量）
橄榄油柠檬酱	1/3杯橄榄油	可加入：1汤匙新鲜的迷迭香叶或1茶匙干迷迭香叶，1汤匙新鲜的牛至或1茶匙干牛至，黑胡椒粉适量	3汤匙新鲜的柠檬汁（还可以用香槟醋来调味）	1/4茶匙盐（或依个人喜好调整用量）
香菜酸橙酱	1/3杯橄榄油	一整捆香菜，将茎摘除	将2个新鲜的酸橙挤出汁	1/4茶匙盐（或依个人喜好调整用量），1茶匙切碎的墨西哥青辣椒或1/4茶匙红辣椒片
蜂蜜酸芥酱	1/3杯橄榄油	无	1汤匙红酒醋，1汤匙第戎芥末酱	1/4茶匙盐（或依个人喜好调整用量），1~2汤匙蜂蜜

（待续）

续表

自制沙拉酱和调味酱汁				
酱汁	油	草药/香料	提味儿用的	其他
葱香黑醋汁或香槟葱醋汁	1/3杯橄榄油	1棵葱（切碎）	3汤匙意大利黑醋或香槟醋（后者的味道较淡）	1/4茶匙盐（或依个人喜好调整用量）
泰国辣酱	1/3杯烤芝麻油	半个至1个塞拉诺辣椒（去籽后切碎，依个人口味添加），半杯鲜罗勒叶	3汤匙酸橙汁，2汤匙日本酱油（如果你不想用大豆产品，可加入1汤匙Bragg牌氨基酸液）	1/4茶匙盐（或依个人喜好调整用量），1茶匙蜂蜜（可选）
芝麻酱	半杯芝麻酱	1瓣大蒜（捣碎）	1/4杯新鲜的柠檬汁，2汤匙水	1/4茶匙盐（或依个人喜好调整用量）
辣芝麻酱	半杯芝麻酱	1瓣大蒜（捣碎）	1/4杯新鲜的柠檬汁，2汤匙水，1/4茶匙辣椒粉	1/4茶匙盐（或依个人喜好调整用量）
葡萄柚鲜姜香菜调味汁	1/3杯橄榄油	1/4杯新鲜的香菜叶，半英寸鲜姜根（磨碎），辣椒粉	1/4杯新鲜的葡萄柚汁	1/4茶匙盐（或依个人喜好调整用量）
新鲜罗勒香醋调味汁	1/3杯橄榄油	1捆鲜罗勒的叶子，1瓣大蒜(捣碎)	1/4杯红酒醋	1/4茶匙盐（或依个人喜好调整用量）
腰果酱	1/3杯橄榄油，1/3杯生腰果	1瓣大蒜（捣碎）	1/3杯水，1/4杯柠檬汁，1茶匙第戎芥末酱	无

卷饼

分量： 每个菜谱都是1人份

准备和烹饪时间： 5~35分钟（取决于蛋白质类食物和谷物是否提前做熟）

自制卷饼				
卷饼	饼皮	蛋白质	蔬菜	健康脂肪和秘方酱
卡津酸橙鱼墨西哥卷	波士顿生菜叶或者发芽玉米饼（如果你在重启后吃玉米的话）	鱼（如果你是素食主义者，可以用豆腐或墨西哥黑豆作佐料）	卷心菜沙拉	2汤匙鳄梨酱，酸橙汁，也可加入萨尔萨辣酱
法吉塔鸡玉米卷	波士顿生菜叶，无麸质饼皮或百分之百发芽的玉米饼	法吉塔鸡或墨西哥黑豆	甜椒，红洋葱，长叶莴苣	鳄梨，香菜，孜然，墨西哥青辣椒
泰式生菜卷（牛肉卷、鸡肉卷或豆腐卷）	波士顿生菜叶或大白菜叶（将叶与茎完整分开）	照烧牛排	1/4杯炒香菇，半杯混合的生绿豆芽、鲜香菜、胡萝卜丝和葱丝	泰国辣酱，芝麻油
鹰嘴豆泥卷饼	长叶莴苣或波士顿生菜，或蒸羽衣甘蓝	鹰嘴豆泥，可加入1勺花椰菜或素食藜麦塔布利沙拉，可选烤鹰嘴豆丸子或饼	黄瓜，番茄，豆芽，红洋葱，切碎的卡拉玛塔橄榄	芝麻酱或辣芝麻酱
紫菜包饭	烤海苔片	糙米或煮熟的藜麦配加了豆腐的生柑橘沙拉	绿豆芽，韩国泡菜	香菜酸橙酱，葡萄柚鲜姜香菜调味汁或泰国辣酱
纯素卷	烤海苔片	鹰嘴豆泥	胡萝卜，鳄梨，红洋葱	辣芝麻酱
俄式新鲜火鸡卷	长叶莴苣或波士顿生菜叶	有机熟火鸡切片	德国酸菜	鳄梨和（或）绿色女神酱

绿色素食和彩虹素食的艺术

炒甘蓝和烤核桃仁

这道菜颇受人们的欢迎。它只用5种配料，只需要15~20分钟即可烹饪完成，且味道超棒。

原料：

2汤匙特级初榨橄榄油

2捆预先洗好的甘蓝，切成片

2瓣大蒜，捣碎

1/3杯烤核桃仁，切碎

1汤匙日本酱油、氨基酸液或其他类似的调味料

做法：

将油放入平底锅或炒锅加热后，将甘蓝放入锅中炒5~7分钟，直至发亮、变软，然后加入新鲜的大蒜末，炒1~2分钟，再加入核桃仁和日本酱油（或其他替代品），再炒1分钟即可。

分量： 2人份

准备和烹饪时间： 15分钟

烤西蓝花

原料：

3杯西蓝花冠，切成小朵

1汤匙橄榄油

半茶匙盐

可根据自己的喜好加入大蒜粉

做法：

将烤箱预热至220 ℃，在西蓝花中加入橄榄油和盐后放入烤箱中烤10分钟。搅拌一下后再烤5~10分钟，或烤至稍稍变脆。可在上面撒上大蒜粉。趁热食用。

分量： 2人份

准备和烹饪时间： 25分钟

烤抱子甘蓝

原料：

4杯抱子甘蓝

2汤匙橄榄油

半茶匙盐

适量红辣椒片

2茶匙意大利黑醋

做法：

将烤箱预热至220 ℃，把抱子甘蓝放在滤器中洗净，切去末端并切成两半。将抱子甘蓝放在烤盘上或放在一个大的铸铁煎锅中，放入橄榄油和盐后烤15分钟，然后搅拌。再烤5分钟后取出，将剩下的调味料加入其中，搅拌均匀后即可食用。

分量： 2人份

准备和烹饪时间： 30分钟

姜酸橙甘蓝

原料：

1汤匙椰子油

1瓣大蒜，切碎

1汤匙鲜姜末

1/4茶匙新鲜、切碎的墨西哥青辣椒或少许红辣椒片

1捆甘蓝，去茎，切成一口大小的碎片

1/4杯全脂椰奶

1/4茶匙盐

2汤匙新鲜的酸橙汁

做法：

在平底锅中将油融化，放入蒜末和姜末（如果有墨西哥青辣椒末也可加入）后炒1分钟，然后加入甘蓝并炒3分钟。加入椰奶，再炒5分钟。最后加入酸橙汁和红辣椒片（如果之前未加入墨西哥青辣椒末的话）调味即可。

分量： 2人份。

准备和烹饪时间： 20分钟

松仁炒菠菜（或松仁炒蒲公英叶）

原料：

1汤匙橄榄油

1个小的红洋葱，切成薄片

8杯生菠菜，清洗干净；或将8杯新鲜的蒲公英叶洗净并切成长约2.5 cm的段

1/4杯松仁，烤1分钟

半茶匙盐（或日本酱油）

做法：

在一个大的平底锅里倒入橄榄油，小火加热，然后放入洋葱，炒至稍微半透明，加入蔬菜，炒3分钟左右，然后加入烤松仁和盐或日本酱油。趁热食用。

分量： 2人份

准备和烹饪时间： 10分钟

红薯甘蓝沙拉

原料：

4个红薯，去皮后切成一口大小的块状

特级初榨橄榄油

1茶匙烟熏辣椒粉

盐和胡椒粉

1捆羽衣甘蓝

半个酸橙，挤出汁待用

半杯冷冻的有机玉米粒（如果你对玉米不耐受或没有完成重启的话请忽略）

1茶匙蜂蜜（可选）

做法：

将烤箱预热至220℃，将红薯放在烤盘上，淋上橄榄油，然后加入烟熏辣椒粉、盐和胡椒粉，烤35~40分钟或直到红薯熟透后取出。将羽衣甘蓝的茎去掉，将叶子切成一口大小后放入碗中，加入酸橙汁和少许盐，然后用手"按摩"羽衣甘蓝3分钟。将平底锅加热后放入玉米粒，频繁搅拌直至玉米粒表面稍呈棕褐色，然后将玉米粒加入羽衣甘蓝中。然后放入烤红薯，搅拌均匀即可。依个人口味，可加入蜂蜜。

分量：4~6人份

准备和烹饪时间：50分钟

花椰菜塔布利

原料：

1棵花椰菜（约680 g）

1个大小适中的有机番茄（切碎）或半杯圣女果（每个切成两半）

半根有机黄瓜，去皮后切成丁

2汤匙切碎的红洋葱

半杯至1杯切碎的意大利欧芹

1~2汤匙切碎的薄荷叶

1/4杯橄榄油

1/4杯柠檬汁

2汤匙芝麻酱

1瓣大蒜，捣碎（可选）

盐

做法：

将花椰菜切成小朵，放入蒸笼中蒸5~8分钟，取出并放入锅里冷却。把一半的花椰菜放入搅拌机中搅拌10~15次，放入碗中备用。另一半也进行相同的处理，然后与之前处理的花椰菜混合，加入其他原料，拌匀后即可食用。

分量： 4~6人份

准备和烹饪时间： 20分钟

快炒芥菜和香菇

原料：

3杯香菇，每个切成两等份或四等份

2汤匙橄榄油

1捆新鲜的芥菜，切碎（但不要切得太碎）

4瓣新鲜的大蒜，切碎

日本酱油或盐

米醋

做法：

在锅中倒入橄榄油加热后，把香菇放在锅中炒2分钟（多翻炒几次），然后加入芥菜和大蒜末炒5分钟左右，再加少许日本酱油（或盐，如果你不想食用大豆产品的话）和米醋，即可食用。

分量： 2人份

准备和烹饪时间： 10分钟

咖喱"爆米花"花椰菜

原料：

2汤匙椰子油

4瓣大蒜，切碎

半个小的红洋葱，切成丁

2汤匙咖喱粉

1茶匙小茴香粉

1棵花椰菜，切成小爆米花样大小

1/4杯香菜，稍切碎

1个酸橙，挤出汁待用

盐

做法：

在大煎锅中放入椰子油，中火加热，然后放入大蒜末、洋葱丁、咖喱粉、小茴香粉，炒制2分钟后，放入花椰菜翻炒，炒至花椰菜呈金黄色且变软，加入香菜、酸橙汁和盐即可。

分量： 2人份

准备和烹饪时间： 10分钟

蒜香四季豆和烤杏仁

原料：

约450 g四季豆，切掉两端

1汤匙橄榄油

2瓣大蒜，捣碎

盐

1/4杯切碎的烤杏仁（做法详见第315页）

做法：

将四季豆蒸5分钟，淋上橄榄油并撒上蒜末，撒上一小撮盐和烤杏仁碎。也可以用油烹炒四季豆。

分量： 2人份

准备和烹饪时间： 10分钟

能量蔬菜

橙姜炒胡萝卜

原料：

1汤匙椰子油

1汤匙生姜末

4根胡萝卜，削皮并磨碎

2汤匙鲜榨橙汁

盐

做法：

在平底锅中放入椰子油并加热，放入生姜末后炒1分钟，再放入胡萝卜并炒3分钟，加入橙汁，盖上锅盖焖2分钟，关火，加盐。趁热食用。

分量： 2人份

准备和烹饪时间： 10分钟

你无法拒绝的美味烤甜菜

原料：

4个中等大小的红甜菜

4个中等大小的番茄

1捆新鲜的香菜

2~4汤匙特级初榨橄榄油

适量的盐和黑胡椒粉

4汤匙山羊奶酪（原味、蒜香味或葱香味；如果你没有完成重启或对乳制品不耐受的话，请不要食用）

适量的新鲜莳萝或1茶匙干莳萝叶

做法：

把烤箱预热到200 ℃，将甜菜洗干净，修剪掉底部和上部，用箔纸包起来，放在烤盘上烤75分钟。在烤甜菜期间，把番茄洗净、切片后放在盘子上。把香菜切碎。甜菜烤熟后，将其取出并放在凉水里，轻轻擦掉外皮后，将甜菜切成薄片，并放在番茄片的上层，淋上橄榄油，撒上香菜，加入适量的盐和黑胡椒粉调味。最后撒上山羊奶酪和莳萝。趁热食用或放凉后食用均可。

分量： 4人份

准备和烹饪时间： 85分钟

烤蔬菜

原料：

4杯蔬菜。如果是根茎类蔬菜，将其切成方块（制作红薯条时除外）；如果是彩虹蔬菜，基本上将其切成1/4或1/8的大块

橄榄油或椰子油

盐和黑胡椒粉

下页表中推荐的其他调味料

做法：

把蔬菜切成边长为2.5~5 cm的方块。对于冬南瓜，将其切成"环状"或两半。将切好的蔬菜倒入盛有橄榄油、盐和调味料的碗中。把蔬菜放在烤盘上，在200 ℃下烘烤40分钟。除了红薯条和迷迭香烤土豆外，其他蔬菜在烤制的时候，我会先盖着盖子烤30分钟，然后不盖盖子接着烤10分钟。请注意，蔬菜烤好后应该是嫩的，而不能是蔬菜干。

分量： 4人份

准备和烹饪时间： 50分钟

自制烤蔬菜				
菜品	根茎类蔬菜	彩虹蔬菜	油	调味料
烤红薯条	4个红薯，切成条或边长约2.5 cm的小块	无	将2汤匙橄榄油淋在上面	盐，可根据自己的喜好加入烤辣椒、迷迭香、大蒜、辣椒粉
迷迭香烤根菜	4杯各种根茎类蔬菜（从红薯、欧防风、胡萝卜、小土豆、甜菜中选择），均切成边长约5 cm的小块	1个红洋葱和1个黄洋葱，各切成4个楔形	将2汤匙橄榄油淋在上面	1/4茶匙盐，半茶匙干迷迭香（如果你有新鲜的迷迭香，也可以取2~3小枝和蔬菜一起烤）
大蒜迷迭香烤土豆	约450 g的小土豆（整个的或切成两半）	1头大蒜（去皮）	将2汤匙橄榄油淋在上面	1/4茶匙盐，半茶匙干迷迭香（如果你有新鲜的迷迭香，也可以取2~3小枝和蔬菜一起烤）
枫糖浆烤冬南瓜	2个中等大小的熟食南瓜（去掉瓤和种子，横切成厚度约为2.5 cm的圆环）或1个中等大小的奶油南瓜（去掉瓤和种子，纵向切开）	无	①烤熟食南瓜时，先淋上橄榄油，也可淋上2茶匙枫糖浆和少量肉桂粉；②烤奶油南瓜时，先在南瓜外皮上均匀地涂上橄榄油，再在其内面淋枫糖浆并撒上肉桂粉，烤5分钟	盐，肉桂粉，枫糖浆（完成重启后才可食用）

汤

　　我的祖母是一位传统的犹太人（也是一位厨师），每次做饭时，她几乎总会做一锅汤——蔬菜汤、大麦汤、豌豆汤或者经典的鸡汤。汤存在于我个人的美好记忆中，就好像是我大脑的一部分！我真的很喜欢汤，因为它们于我而言总是与爱有关。在凉爽的日子里，我通常每周至少做一次汤。我也总会由此想起我的祖母。

汤的好处实在太多了：

- 你几乎可以用冰箱或储藏室里的任何东西做一道很棒的汤。
- 一锅汤够很多人喝。
- 一次喝不完，还可以留着下次再喝。
- 汤锅很容易清洗。
- 温暖、爽口、有营养，让家中充满了食物的香味。
- 我偶尔会按照菜谱做汤——主要是当我想尝试新的东西或尝试别人的烹饪风格时，但我平时主要是按照自己的想法做汤。

素食排毒营养汤

含钾的汤有助于改善身体功能，并为身体提供必要的电解质，使细胞在排毒时保持活力。添加姜黄和迷迭香可以促进身体的抗氧化功能，对肝脏也有一定的支持作用。根据这个菜谱可以熬出6~8杯汤，它最多可以在冰箱内保存5天，甚至可以先冷冻起来以供以后饮用！如果你觉得饿了，可以多喝一杯！

原料：

4个中等大小的有机白色土豆，洗净即可，不用去皮

6个大个的有机胡萝卜，洗净，不用去皮

2个大个的有机黄洋葱

6棵有机芹菜

1杯切碎的新鲜有机欧芹

1汤匙姜黄粉

1茶匙干迷迭香

2茶匙优质盐

12杯过滤水或纯净水

做法：

将土豆、胡萝卜、洋葱均切碎，把它们与欧芹、姜黄粉和迷迭香一起放入一个大的不锈钢锅内，加入水和盐，水开后煮1小时，然后滤出并去除蔬菜渣，将汤保存起来。每天喝1~2杯。

分量： 6~8人份

准备和烹饪时间： 80分钟

奶油南瓜咖喱椰子汤

原料：

1½汤匙橄榄油

3/4杯葱末

1汤匙切碎或磨碎的生姜

1瓣大蒜，捣碎

9杯去皮的奶油南瓜块（约1360 g）

3杯鸡汤或蔬菜汤

半茶匙盐（也可依个人喜好加入更多）

1茶匙泰国红咖喱酱

3/4杯淡椰奶

2茶匙新鲜的酸橙汁

做法：

向大锅中倒入橄榄油，中火加热。加入葱末后煸炒2~3分钟，直至葱末变软。然后加入生姜末和大蒜末，煸炒大约1分钟，直至煸炒出香味而没有变成褐色。再加入奶油南瓜、汤和半茶匙盐，将火调大，煮沸后改为小火并盖上锅盖炖煮，煮到奶油南瓜变软（可用叉子扎透，约20分钟）即可关火。稍微冷却一下。将咖喱酱放入一个小碗中，加入椰奶并搅拌均匀。将汤分批加入搅拌机或料理机中搅拌，直到搅打至顺滑。将汤倒回锅中，加入椰奶咖喱酱混合物并搅拌均匀。将汤加热，加入酸橙汁并用盐调味。把汤舀进热碗里并立即享用。

分量：4人份

准备和烹饪时间：40分钟

迷迭香豆汤

原料：

2汤匙橄榄油

2个黄洋葱，切碎

2根胡萝卜，切碎

3棵芹菜，切碎

半个红甜椒，切碎

4瓣大蒜，切碎

1小棵西蓝花，去茎后切成小朵

几把新鲜的菠菜叶

16 oz装的番茄碎罐头

6杯水

1小枝新鲜的迷迭香或半茶匙干迷迭香

15.5 oz装的芸豆罐头

15.5 oz装的鹰嘴豆罐头

1/4茶匙红辣椒片

盐和胡椒粉

做法：

将橄榄油放入大锅中，中火加热，加入洋葱并炒至略透明，加入胡萝卜、芹菜、红甜椒、大蒜末和西蓝花，烹炒约3分钟。加入罐装番茄碎、水和迷迭香，开锅后改为小火，炖30分钟。中间搅拌几次。然后加入豆子和调味料，再煮10分钟。一道美味又可口的汤就做好了。

分量：6~8人份

准备和烹饪时间：50分钟

自制汤					
汤	液体	蔬菜	蛋白质	脂肪	调味料
玉米饼汤	2杯鸡汤，1罐番茄酱	1个红甜椒，1½杯玉米粒，1根墨西哥青辣椒，1个黄洋葱	1 lb（约0.45kg）鸡丝，1罐黑豆	4汤匙橄榄油或椰子油	孜然，大蒜，辣椒粉，切碎的香菜
浓牛肉汤	4杯牛肉汤或骨汤	4个育空小土豆，2棵芹菜，2根胡萝卜，1个黄洋葱，1杯冻豌豆	1 lb（约0.45kg）牛肉	2汤匙橄榄油	百里香，1片月桂叶，2汤匙番茄酱，黑胡椒粉，盐

豆类

摩洛哥菠菜、红辣椒和鹰嘴豆

原料：

1汤匙椰子油

1茶匙生姜末

2瓣大蒜，捣碎

1根葱，切成末

1个红甜椒，切成细条

半茶匙姜黄粉

1茶匙孜然

1/4茶匙肉桂粉

2汤匙番茄酱

1杯水

1 lb（约450 g）菠菜叶

2罐（每罐约12 oz，340 g）鹰嘴豆

盐

做法：

将油放入平底锅中，中火加热，加入生姜末和大蒜末，炒30秒后，放入葱和甜椒，炒5~6分钟，将其余调味料和番茄酱放入，炒2~3分钟，然后加入水、菠菜叶和鹰嘴豆，煮5~6分钟，最后放盐调味即可。

分量：4人份

准备和烹饪时间：15分钟

墨西哥黑豆（也可用花豆或芸豆）

原料：

2汤匙橄榄油

1个黄洋葱，切碎

1个红甜椒，切碎

1捆新鲜的香菜，去茎后切碎

半杯冷冻玉米粒（可选）

半根至1根墨西哥青辣椒，切碎（可选）

2瓣大蒜，切成末

1茶匙孜然粉

1茶匙辣椒粉

盐

2杯煮熟的黑豆（也可用花豆或芸豆）

做法：

锅内放油加热后放入洋葱，炒1分钟；再加入其余的调味料和蔬菜，炒3分钟；加入煮熟的黑豆，再炒3分钟。

分量：4人份

准备和烹饪时间：12分钟

椰子鹰嘴豆咖喱（可加入鸡肉）

原料：

2汤匙椰子油

1个较大的洋葱，切成丁

3瓣大蒜，切碎

1 in（约2.5 cm）长的生姜段，去皮后切碎

孜然粉、姜黄粉、印度咖喱粉各1茶匙

15.5 oz装的鹰嘴豆罐头，洗净后沥干（或1½杯煮熟的鹰嘴豆）

14.5 oz装的番茄丁罐头

1罐全脂或低脂椰奶

半个花椰菜，切成小朵

盐

1/4杯碎香菜

做法：

将椰子油放入锅中加热，加入洋葱、大蒜末和生姜末并翻炒2~3分钟后，将所有的香料放入锅中，翻炒约1分钟。加入鹰嘴豆、番茄丁、椰奶和花椰菜。先用大火，开锅后改为小火，煮25分钟。烹饪时要小心，因为咖喱粉很容易烧焦，所以要经常搅拌。出锅前加盐和香菜来调味，可搭配全麦米饭食用。

分量：作为配菜时为4人份，作为蛋白质类主食时可供2人或多人食用

准备和烹饪时间：35分钟

烤鹰嘴豆丸子或饼

原料：

4杯煮熟的鹰嘴豆

3瓣大蒜，捣碎

葱和芹菜各半杯，切碎

2个鸡蛋，打成均匀的蛋液

3汤匙芝麻酱

半茶匙小茴香粉

半茶匙姜黄粉

1½茶匙盐

1/4茶匙辣椒粉

黑胡椒粉

做法：

把鹰嘴豆捣碎，和所有其他原料混合在一起。我通常用食物料理机来处理，使之彻底混匀，不过你也可以用手将其混匀。拌匀后，将其放入冰箱冷藏大约30分钟。将烤箱预热至200 ℃，手上蘸水，把豆泥糊做成直径约2.5 cm的球，然后将其放在涂满油的烤盘上。烤制约30分钟，让球体外面微微变成棕色。别担心，一旦将它们从烤箱中取出并冷却后，它们会更加结实。可以搭配芝麻酱（第292页），或者用它们制作鹰嘴豆泥卷饼，或将其作为地中海膳食的一部分。

分量： 4人份

准备和烹饪时间： 80分钟（包括冰箱冷藏时间）

肉类

嘉年华鱼沙拉卷

原料：

4条优质农场养殖的罗非鱼、比目鱼或其他低汞白鱼

1汤匙橄榄油

卡津香料（不含味精、结块剂和糖）

做法：

将烤箱预热至200 ℃，将鱼身全部涂上橄榄油，然后洒上卡津香料。将

鱼放在铺有烘焙纸的烤盘上，将烤盘放入烤箱内，烤20分钟。搭配卷心菜沙拉（详见第287页）和鳄梨酱（详见第285页）食用。

分量： 2~4人份

准备和烹饪时间： 25分钟

青葱芝麻酱三文鱼

原料：

2块6 oz（约170 g）的三文鱼片

2汤匙甜味白味噌

1汤匙烤芝麻油

1茶匙蜂蜜或枫糖浆

芝麻

青葱

做法：

将烤箱预热至220 ℃，将三文鱼放在铺有烘焙纸的烤盘上。把味噌、烤芝麻油和蜂蜜或枫糖浆放入一个小碗内搅拌，然后将其均匀地涂在鱼肉上，撒上芝麻，放入烤箱中烤15~20分钟，最后取出并撒上青葱即可食用。

分量： 2人份

准备和烹饪时间： 30分钟

塔吉锅版罗勒椰子咖喱鸡肉（或罗非鱼）

这道菜非常容易制作，不仅味道鲜美，而且每种成分都对你有益： 鸡肉味道清淡且富含蛋白质，鱼肉对心脏健康有益，调味料有抗氧化、增强免疫力、降低胆固醇水平的作用（而且这道菜不含麸质！）。

原料：

1汤匙橄榄油

1个黄洋葱，切碎

半个红甜椒，切成中等大小的块

3瓣大蒜，切碎

3片新鲜的生姜片（每片厚度约为3 mm）

半个新鲜的辣椒，切碎

4块鸡胸肉（或4条罗非鱼，或其他低汞白鱼）

半杯鲜罗勒叶，切碎

1/3品脱（约184 ml）圣女果（每个切成两半）

1茶匙咖喱粉

盐（约1/8茶匙）

8 oz的罐装椰奶

1棵细的鲜柠檬草

做法：

将橄榄油放入平底锅中加热，放入洋葱后炒1分钟左右，然后加入红甜椒、大蒜末、姜片和辣椒，翻炒1~2分钟。把鸡肉或鱼放在上面，然后将罗勒叶和圣女果盖在上面。找1个量杯，把咖喱粉和盐溶解在椰奶里，然后倒在锅中的食材上面，放上柠檬草，盖上锅盖，炖20分钟即可。趁热食用。我经常在吃鱼时搭配蒸南瓜块和蒜蓉菠菜。特别美味！

分量：2~4人份

准备和烹饪时间：35分钟

柠檬迷迭香烤鸡

原料：

1整只有机鸡

1茶匙盐

半茶匙黑胡椒粉

1个柠檬

2小枝新鲜的迷迭香

做法：

将烤箱预热至200 ℃。清理鸡的体腔，去掉内脏。彻底清洗鸡肉并拍干。将鸡（鸡胸侧朝上）放在深烤盘、铸铁煎锅或带边浅烤盘上，并在鸡的所有内、外面撒上盐和黑胡椒粉。把柠檬清洗干净后，用叉子或筷子在其表面戳几个小孔。将迷迭香和柠檬塞进鸡的内腔中。将鸡放入烤箱烘烤。1小时后打开烤箱，用肉类温度计测试鸡肉是否烤好。当鸡大腿最厚的部分达到约75 ℃时，鸡肉就熟了。如果还没有达到，则继续烤制，每隔10分钟检查一次，直至达到相应温度。

分量： 4人份

准备和烹饪时间： 85分钟

地中海香菜鸡

原料：

4块去骨、去皮鸡胸肉（1.5~2 lb，相当于680~900 g）

1汤匙橄榄油

1个大个的黄洋葱，切成薄片

1品脱（约550 ml）圣女果，切成两半或整个的

可选1/3杯绿橄榄（切成两半）

1杯新鲜的香菜叶，去茎后切碎

1个酸橙，榨汁

盐和胡椒粉

做法：

在鸡胸肉的两面均匀地撒上盐和胡椒粉，将油放入大的平底锅中，小火至中火加热后，放入鸡胸肉并将其煎至略带黄色，然后翻个面煎另一面。这个过程需要10~15分钟。煎好后把鸡胸肉放到盘子里。然后把火调成中火，放入洋葱，炒5~7分钟，直到洋葱变软。然后放入圣女果和绿橄榄（如果选用的话），炒1~2分钟，使圣女果变软并流出汁液。把鸡胸肉放回锅里，把

蔬菜盖在上面，加入香菜叶和酸橙汁，加盐和胡椒粉调味即可。将菜盛在一个大的浅盘中食用。

分量：2人份

准备和烹饪时间：30分钟

烤鸡

原料：

4汤匙橄榄油

2汤匙意大利黑醋

1茶匙第戎芥末酱或4汤匙酸橙汁

盐

黑胡椒粉

2块去皮鸡胸肉，从中间切开后摊平

做法：

在一个中等大小的碗中，将橄榄油、意大利黑醋和第戎芥末酱（或酸橙汁）混合在一起，再加少许盐和黑胡椒粉。把鸡胸肉放在碗里，蘸匀酱料后，放入冰箱中腌制1小时。之后，将鸡胸肉放在中号烤架下烤制，每面烤制6分钟左右，或在200 ℃烤箱中烤25分钟即可。

分量：2人份

准备和烹饪时间：20分钟，腌制额外需要1小时

核桃烤鸡

原料：

3/4杯核桃仁

半茶匙盐

1/8茶匙黑胡椒粉

2块去皮鸡胸肉，从中间切开后摊平

2汤匙橄榄油

做法：

将烤箱预热至200 ℃，将核桃仁、盐、黑胡椒粉一起放入料理机中打成碎末。将鸡胸肉涂上少量橄榄油后，浸入核桃碎中，直到其表面全部蘸上核桃碎，将其放在烤盘上，放入烤箱烤30分钟。

分量：2人份

准备和烹饪时间：45分钟

沙嗲鸡（或沙嗲牛肉、沙嗲豆腐）配辣芝麻酱

原料：

1 lb（约450 g）去骨去皮的鸡胸肉，横切成长约5 cm的薄片；或者1 lb（约450 g）鸡大腿

腌料：

1/4杯新鲜的酸橙汁

1汤匙无麸质的日本酱油或Bragg牌的氨基酸液

1汤匙鲜姜末

半茶匙辣椒片

4瓣大蒜，切碎

可选配料1：1个小个的墨西哥青辣椒，切碎

可选配料2（重启后可选）：1茶匙蜂蜜或枫糖浆

辣芝麻酱（第292页）

做法：

把鸡肉放在一个浅烤盘里，把所有的腌料搅拌在一起，然后浇在鸡肉上并涂抹均匀。将鸡肉放入冰箱里腌制1~4小时。然后将鸡肉取出，串在烤肉扦上，每面烤4分钟左右即可。也可用2汤匙椰子油煎炸。

可搭配泰式纳帕沙拉，作为罗汉饭的一部分，或者搭配辣芝麻酱（如果已完成重启且对花生不过敏，也可搭配花生酱），夹入卷饼中食用。

分量： 2人份

准备和烹饪时间： 20分钟，外加1~4小时腌制鸡肉的时间

小吃和甜食

香烤坚果和种子

你可以购买到优质的烤坚果和烤种子，不过自己做也很容易，且自己烤制的更新鲜。

原料：

1杯以下坚果或种子中的1种或多种：生杏仁，核桃仁，葵花子仁，南瓜子仁

可选配料：

半茶匙下列配料中的任何一种：大蒜粉，咖喱粉，洋葱粉

1片烤海苔，撕成一口大小的小片，或1/4杯烤掌状红皮藻片

做法：

将烤箱预热至180 ℃，将坚果或种子在烘焙纸上铺成薄薄的一层，烤10分钟。加入自己喜欢的调味料。冷却至室温，然后将其放入玻璃瓶或其他玻璃容器中储存。

分量： 4人份

准备和烹饪时间： 12分钟

嬉皮士混搭

可以有多种选择。以下是一个好的搭配比例示例：

混合搭配的坚果（共半杯）

混合搭配的种子（共半杯）

1种混合搭配的干果或巧克力（总共1/4杯）

可从以下食物中选择：

烤腰果或生腰果	烤杏仁或生杏仁
美洲山核桃仁	核桃仁
葵花子仁	南瓜子仁
枸杞	枣
桑椹	葡萄干
黑巧克力片或切碎的黑巧克力	可可粒
（可可固体含量为70%或更高）	不加糖的芒果干
椰干片	不加糖的樱桃干

从以下调味料中任选一种：

辣椒

肉桂

盐

做法：

把你最喜欢吃的东西混在一起享用吧！它们可以在室温下储存几周，当你想吃的时候就可以抓一把。

分量：4~6人份

准备和烹饪时间：5分钟

橄榄油版格兰诺麦片

原料：

3杯燕麦片

1杯生杏仁，切碎或整个的

3汤匙黄金亚麻籽

半杯不加糖的椰丝

1茶匙盐

1/4杯优质特级初榨橄榄油

3/4杯纯枫糖浆

1汤匙肉桂粉

2尖汤匙生可可粉

做法：

将烤箱预热至180 ℃。将燕麦片、杏仁、亚麻籽、椰丝和盐放入一个大的搅拌碗中并混匀。将橄榄油和枫糖浆倒入量杯中，搅拌均匀后，倒入搅拌碗中，使其与其他食材拌匀，然后撒上肉桂粉和可可粉。将燕麦片均匀地倒在铺有烘焙纸的烤盘中，放烤箱中烤制10分钟左右后取出，用铲子搅拌一下，再放入烤箱中烤10分钟，直到燕麦片变成金黄色。最后，将烤好的燕麦片冷却后放入玻璃罐子中保存。

分量： 8人份

准备和烹饪时间： 30分钟

松软的玛芬蛋糕

原料：

5个鸡蛋

椰子油、核桃油或葵花子油中任选一种（取半杯）

2茶匙香草精

2杯大米粉

3/4杯有机红糖

1杯燕麦片

1杯不加糖的椰蓉

1杯金色葡萄干

1个苹果，打碎

2杯磨碎的胡萝卜

半杯碎核桃仁

2茶匙肉桂粉

2茶匙发酵粉

2茶匙小苏打

1/4茶匙盐

做法：

将烤箱预热至180 ℃。将上述所有食材混合均匀，然后装入烤焙专用的纸杯中，注意不要装满，装3/4满即可。将装好食材的纸杯放入烤箱内，烘烤25分钟，直到蛋糕稍变硬并且呈棕色即可。

分量： 8~16人份（做12~16个）

准备和烹饪时间： 40分钟

浆果巧克力

原料：

2品脱混合的新鲜浆果（我使用的是黑莓、蓝莓和草莓，将草莓切成4半）

半条可可固体含量为72%或更高的黑巧克力，切成小块（如果你坚持传统饮食，可以用可可粒）

2汤匙新鲜的薄荷叶，切碎

做法：

将上述食材放入碗里并混匀即可。是的，就这么简单！

分量： 2~4人份

准备和烹饪时间： 5分钟

能量球

做法：

原料可从表格中的食材中选择，把所选的原料放入料理机中打碎，直到其成为糊状。然后取2汤匙的糊状物并揉成1个球即可。用表格中所提供的食材量，一次可以做12~16个能量球。其可在冰箱内存放1周。

自制能量球				
坚果	水果干	蛋白质/脂肪	蛋白质强化物	加料
可选1种或2种（共1杯）： 杏仁 美洲山核桃仁 核桃仁	可选1种或2种（共半杯）： 杏干 枸杞子 枣 葡萄干 梅干	4汤匙： 杏仁黄油（或其他你喜欢的坚果黄油） 芝麻酱	亚麻籽粉 奇亚籽 葵花子仁 熟芝麻	可选2种或3种（共1/4杯）： 椰丝 生可可粉 肉桂粉 香草精 蜂花粉 螺旋藻粉

巧克力椰子饼干

原料：

1½杯不加糖的椰丝

3/4 杯杏仁粉

半茶匙发酵粉

1/4茶匙盐

1个鸡蛋

1/3 杯纯枫糖浆

2尖汤匙未经提炼的椰子油

1茶匙纯香草精

1/4杯黑巧克力（可可固体含量为70%或更高）

做法：

将烤箱预热至180℃，在搅拌碗中将椰丝、杏仁粉、发酵粉和盐混合均匀。再另取一个搅拌碗，将鸡蛋、枫糖浆、椰子油（室温状态）和香草精混合在一起，然后将其倒入已经拌匀的干食材中，加入巧克力，搅拌均匀。取2汤匙搅拌好的食材放在烘焙纸上，压成饼干状。饼干之间间隔3.8 cm左右。做好后，将其放入烤箱内，烤制15分钟，或者烤到饼干的表面呈金黄色即可，注意不要烤焦。

分量： 8人份

准备和烹饪时间： 25分钟

奇亚籽布丁

原料：

半杯奇亚籽

1杯腰果，用过滤水浸泡2~8小时（你也可以用1杯不加糖的杏仁奶或不加糖的椰奶来代替自制的腰果奶）

7个椰枣，去核

盐

1/4茶匙肉桂粉

2汤匙椰子酱

4茶匙香草精

1粒香草豆荚（可选）

新鲜的浆果

蜂蜜或枫糖浆

做法：

将奇亚籽放入一个中等大小的搅拌碗中。将腰果清洗干净后，放入搅拌机中，加入4杯过滤水、椰枣、盐、肉桂粉、椰子酱和香草精及从香草豆荚中取出的籽（如果选用的话）。将这些食材高速搅拌2分钟后，倒入放有奇亚籽和香草豆荚（去籽后的）的碗中，搅拌均匀。让混合物静置10~15分钟，每隔几分钟搅拌一次，以防止奇亚籽结块。混合物变黏稠后，将其放入冰箱冷藏1小时即可食用。食用时，从冰箱中取出并搅拌。取出香草豆荚（如果使用的话），放上浆果，淋上蜂蜜或枫糖浆（如果你喜欢，并且已经完成重启的话）

分量： 2~4人份

准备和烹饪时间： 90分钟，包括冰箱里的冷藏时间

香蕉椰子软雪糕

原料：

4根冷冻香蕉（至少提前1天将香蕉剥皮后装在可冷冻的玻璃容器中，并放在冰箱的冷冻室中）

4汤匙全脂椰奶

可选：

1杯冷冻水果（我喜欢冷冻的草莓、黑莓或混合热带水果，包括芒果）

可可粒或黑巧克力碎

1茶匙鲜薄荷叶

香草精

椰子片

做法：

将香蕉和椰奶放入维他密斯（Vitamix）牌料理机中搅拌以获得最好的效果，或将香蕉和椰奶分成2次放入搅拌机中，高速搅拌至其呈奶油状。然后再加入可选的原料，再搅拌30秒。将混合物倒入玻璃容器，放入冰箱中冷冻约30分钟即可食用。如果冷冻的时间更长，可以在食用前在室温下软化。

组合示例：

香蕉芒果椰子味

香蕉巧克力味

薄荷巧克力味

巧克力樱桃味

分量： 2~4人份

准备和烹饪时间： 35分钟

无面粉巧克力蛋糕

"我相当肯定巧克力蛋糕对你有好处,"我的女儿对我说(这个菜谱正是她创建的),"偶尔可以吃一些。"我介绍的这款蛋糕含有一些糖,当你为你的生日或者其他特殊活动做准备时可以参考这份菜谱,可以将这款蛋糕提供给你的那些不需要限制饮食的朋友们。

这个蛋糕是不含麸质的,用椰子油代替黄油制成,只含有6种简单的配料:不加糖的可可粉、苦甜或半甜的巧克力、鸡蛋、椰子油、糖和香草精。可以加入少量蜂蜜和香草豆,搭配希腊酸奶趁热食用,也可与香蕉椰子软雪糕(第321页)搭配食用。它非常美味。

原料:

不加糖的可可粉

6个有机土鸡蛋

半杯椰子油

12 oz(约340 g)的苦甜巧克力(如果你喜欢稍微甜一点的蛋糕,也可以用半甜巧克力)

1汤匙香草精

1/4杯糖

做法:

将烤箱预热至190 ℃。给蛋糕模具涂上椰子油,撒上不加糖的可可粉。将蛋黄和蛋清分开,分别放在2个搅拌碗中。将椰子油放入深平底锅中,用小火加热,再加入巧克力,搅拌至两者完全融化,且混合物变得光滑并呈奶油状,关火,晾凉。

将蛋黄、香草精和巧克力搅拌至完全混合。使用电动搅拌器搅拌蛋清,慢慢加入糖,直到硬性发泡。然后将蛋清和巧克力等配料混合均匀,然后将其轻轻地倒入蛋糕模具中,在烤箱中烤25分钟,让其冷却5~10分钟即可食用。

分量：8人份

准备和烹饪时间：45分钟

好喝的饮品

草本茶。在身边要备有好的草本茶。加柠檬的热茶或冰镇的草本茶都是有益健康的咖啡替代品。

姜柠檬茶。将1茶匙生姜末放在沸水中浸泡5分钟，过滤后加入柠檬，趁热饮用。它对消化问题、疼痛、感冒症状有很好的缓解作用，是一种天然的抗炎饮品。

姜柠檬气泡水。取1汤匙生姜末和1/4个鲜柠檬，榨汁，将榨出的汁加入气泡水中，直接饮用或者加冰后饮用。

护肝饮品。在1/4杯气泡水中加入苦味草药混合物（第147页）或安高天娜（Angostura）苦艾酒（加冰或不加冰的），其有助于肝脏排毒和晚餐后的消化。

印度姜黄奶茶。请参阅第142页。可搭配杏仁奶或椰奶，冷饮或热饮均可。

石榴汽水。将2 oz的石榴浓缩液倒入6 oz的气泡水中，其有抗氧化的功效。

薄荷莫吉托。取1汤匙新鲜的薄荷叶并将其放入8 oz的气泡水中，再将1/4个新鲜的酸橙挤出汁加入其中，放入冰块后饮用。

柠檬树莓罗勒水（或黄瓜罗勒水）。把几片新鲜的罗勒叶和4个新鲜的或冷冻的树莓放入气泡水中，再加入一点柠檬汁即可。冷饮味道更佳。如果你想尝试黄瓜味的，可以将1/4个黄瓜和1/4杯水混合后用搅拌机打碎，将滤出的液体加入气泡水中，再加入罗勒和柠檬。

SOS解决方案的相关临床实验室检测

　　本附录中的检测对于你成功完成SOS解决方案不是必需的。对大多数女性来说，完全遵循计划即可成功完成SOS解决方案。但是，如果你因为调查问卷的得分而翻阅此部分，或者你对相关知识感兴趣，那么你可以了解一下这些我在医疗实践中用来进一步揭示SOS根本原因的最常见的检测。如果你按照补充营养的生活方式坚持了3个月后仍然有相关症状，我建议你进行本附录中的相关检测，并根据专业医生的建议进行额外的检测。

营养缺乏的相关检测

血红蛋白和铁蛋白

　　当出现疲劳、其他营养缺乏和疑似乳糜泻（肠道吸收不良会导致营养缺乏）时，都可检测血红蛋白（如果你没有检测过的话）。该指标通常作为全血细胞计数（CBC）的一部分。血红蛋白浓度低于120 g/L提示可能存在贫血（接受高强度训练的运动员或高海拔地区的人的血红蛋白浓度低于此值可能是正常的）。

当血红蛋白浓度低于正常值时，还要检测血清铁蛋白，后者是铁的储存形式。铁蛋白的正常浓度范围为50~100 μg/L。低于正常范围的下限则表示长期缺铁。如果该检测值很高，这表明体内存在慢性炎症，并且提示存在SOS状态。

维生素D

众所周知，美国人体内的维生素D含量很低，所以我经常让我的患者进行维生素D的检测。血清中，25–羟维生素D的最佳水平为50~80 ng/ml。如果25–羟维生素D含量低（<50 ng/ml），多花点时间晒晒太阳会有益于健康，但这还不够——即使你住在加勒比地区，也不能在短期内通过多晒太阳使体内的维生素D达到最佳水平，所以补充维生素D是合理的（请参阅第149页）。可以在你补充12周后再次进行检测，以确定你是否得到足够的补充；如果没有，可以提高服用的剂量，12周之后可以再次检测。以此类推，直到达到标准。

维生素 B_{12} 和叶酸缺乏症

如果你感觉四肢或面部麻木或刺痛，或者你总是处在营养缺乏状态，或者你已经做了2年以上的素食主义者，或者你曾经服用过抗反流药物超过6个月，或者全血细胞计数提示红细胞体积增大，我会建议你进行维生素B_{12}的检测。由于维生素B_{12}和叶酸缺乏症经常是共同存在的，有时很难区分，所以我建议你对两者都进行检测。健康人的维生素B_{12}的浓度是450 pg/ml以上，这高于实验室正常范围的下限，而较低水平的维生素B_{12}难以维持身体的健康状态。正常人体内的叶酸浓度高于4 ng/ml。维生素B_{12}的血液学检测不是很准确，在缺乏维生素B_{12}的人中有高达5%的人的检测结果可能是正常的，因此我会建议患者检测维生素B_{12}和叶酸的特定代谢产物［甲基丙二酸（MMA）和同型半胱氨酸］，这有助于提高检测结果的准确度。有时，在维生素B_{12}和叶酸检测结果出现异常之前，同型半胱氨酸浓度可能会升高，从而可以早期发现这些缺乏症。值得注意的是，即使维生素B_{12}的检测结果正常，但如果有症状表明存在维生素B_{12}缺乏症，也同样建议补充几个月的维生素B_{12}并观察症状是否有所缓解。

营养缺乏的相关检测		
检测指标	说明	正常范围
铁蛋白	铁的储存形式	50~200 μg/L
叶酸	叶酸是一种B族维生素，存在于绿叶蔬菜和其他一些食物中，在遗传物质的形成和细胞分裂中起重要作用	>4 ng/ml
血红蛋白	决定红细胞的携氧能力	120~155 g/L
甲基丙二酸	维生素B_{12}的代谢产物，用于确定身体内是否有足够的维生素B_{12}和叶酸	70~270 nmol/L
25-羟维生素D	从理论上讲，它是一种激素；但它之所以被称为维生素，是因为我们在饮食中需要它。其参与许多生命活动，对骨骼、情绪和免疫系统的健康都有重要作用	50~80 ng/ml
维生素B_{12}	B族维生素家族中的一种水溶性维生素，主要参与神经系统的功能	450~800 pg/ml

慢性炎症的相关检测

慢性炎症的相关检测		
检测指标	说明	正常范围
高敏C反应蛋白（hs-CRP）	当体内存在炎症时，肝脏产生的一种蛋白质	<1.0 mg/L
同型半胱氨酸	在蛋白质分解和其他代谢过程中作为代谢产物出现在体内的一种氨基酸；在DNA甲基化和解毒过程中起着重要作用。检测结果偏高与妊娠问题（流产、妊娠高血压、胎盘早剥、妊娠糖尿病）、自身免疫性疾病，以及心脏病、卒中和阿尔茨海默病的发病风险有关。其检测结果可作为判断叶酸（以及维生素B_{12}）水平的指标	<10.0 μmol/dl
MTHFR基因突变	MTHFR是一种使机体产生一类特定酶的基因，这类酶是叶酸和维生素B_{12}代谢、DNA甲基化、解毒及保护细胞和DNA免受氧化应激损伤所必需的。2个位点（C677T和A1298c）的突变具有医学意义。这2个位点的突变很常见：人群中30%的人存在至少1个位点的突变，至少10%的人存在2个位点的突变。这个基因的突变会导致同型半胱氨酸水平升高，并使高同型半胱氨酸血症的相关问题的发生风险升高	大多数人都存在该基因的突变

血糖和血脂的相关检测

血糖和血脂的相关检测		
检测指标	**说明**	**正常范围**
空腹血糖	这是反映血糖平衡、炎症和健康风险的一个很好的标志物	70~85 mg/dl
空腹胰岛素	用于评估体内的胰岛素水平，这是反映胰岛素抵抗、炎症和健康风险的一个很好的标志物	2~5 μU/dl
高密度脂蛋白胆固醇	高密度脂蛋白胆固醇是胆固醇的一种保护形式	>60 mg/dl
糖化血红蛋白	反映近3个月的平均血糖水平	<5.2%

肠道失衡的相关检测

乳糜泻的相关检测

我通常建议患者在饮食中剔除了只在不食用含麸质食物且麸质不耐受的症状得到缓解后再进行乳糜泻的相关检测，否则我无法说服患者拒绝含麸质饮食。内镜活检是最准确的检测手段，但它是侵入性的，通常不是临床上首选的检查。血液学检测是一个很好的选择。乳糜泻相关抗体阳性实际上是乳糜泻的诊断标准之一。然而，阴性检测结果并不能排除乳糜泻的诊断。众所周知，假阴性结果经常出现。这时就是基因检测派上用场的时候了。大多数患有乳糜泻的人有乳糜泻HLA DQ2和HLA DQ8基因。对于一位有很多症状的麸质敏感患者或一位自身免疫性疾病患者，我认为这些基因的存在足以让患者永久性地从饮食中剔除麸质。然而，并非所有存在这些基因的人都患有乳糜泻，所以要注意避免过度自我诊断！但事实证明，如果你在远离含麸质食物后感觉更好，那就别吃这类食物了！有关在完成SOS解决方案的重启后是否及何时重新引入麸质的更详细讨论，请参阅第8章。

肠漏症的相关检测

肠道通透性增高（肠漏症）一般不需要检测，如果你有肠漏症的症状，最需要做的就是进行SOS解决方案中的肠道修复。不过，也有针对肠漏症的检测，即乳果糖–甘露醇试验。具体方法为少量摄入这两种糖中的每一种，然后收集尿液，分析每种糖的排泄量。如果乳果糖的排泄比例较高，表明存在肠漏症。

小肠细菌过度生长（SIBO）呼气试验

检测方法：喝下一种乳果糖制剂，然后呼气到一个可以检测所产生的气体的装置中，从而确定在服用乳果糖后结肠或小肠内产生哪种气体（这取决于你肠道里的细菌类型）。我建议你只在SOS解决方案中有尚未消除的症状时才进行这项检测。如果你对乳制品敏感，由于摄入乳果糖会加重症状，因此这项检查不是很适合你。

隐性感染相关检测

EB病毒（EBV）和巨细胞病毒（CMV）相关检测

针对EB病毒的急性感染和慢性感染，以及巨细胞病毒感染进行检测。免疫球蛋白M（IgM）阳性提示现症感染。

莱姆病相关检测

莱姆病的相关检测既复杂又有争议，我一般会进行酶联免疫吸附试验、蛋白质电泳、莱姆病相关聚合酶链反应和莱姆病共感染相关指标的检测。如果检测结果呈阳性，要请你的初级保健医生再次评估你的抗生素治疗方案是否合适。

幽门螺杆菌相关检测

这种常见的微生物在大多数人体内一般不会引起症状。如果没有引起胃部不适，通常不需要治疗。然而，如果你有桥本甲状腺炎和明确的幽门螺杆菌感染史，或经常出现消化不良的症状，那么你可以进行针对幽门螺杆菌的呼气试验。呼气试验阳性是目前诊断活动性现症感染的金标准。

肾上腺/SOS状态的相关检测

血清皮质醇

根据症状的严重程度，最好是针对真正的肾上腺功能不全或者其他影响肾上腺或垂体的疾病进行检测。血清皮质醇检测应在上午9点之前完成。正常范围为10~15 μg/dl（50岁以上女性的皮质醇水平略高于该范围）。结果异常时，通常需要由专业医生进行治疗，治疗可以与SOS解决方案同时进行。

皮质醇曲线

24小时唾液皮质醇试验是整合和功能医学专业医生常常推荐的一项专业检测。它是在家里进行的，是基于在白天和晚上的4个不同的时间点采集到的唾液样本。检测结果受取样期间所受的压力、感知到的压力、饮食和其他环境的影响很大，因此只能用来作为参考。你可以将你的图表与检测结果旁边的正常皮质醇节律进行比较，以评估你的结果。

要了解更多关于如何在社区中获得实验室检测的信息，请访问网站：avivaromm.com/adrenal-thyroid-revolution。

附录3

与你的保健医生合作，或者另找一位

在健康方面，一位有执业医师资格证的保健医生是非常宝贵的资源。不幸的是，大多数传统的医学博士在识别和治疗本书中提到的症状方面都缺乏足够的训练，并且缺乏关于正确诊断和治疗甲状腺功能减退症的知识。

以下是一些能让你与你的主治医生提高治疗效率的小窍门。

（1）安排一次面诊以专门讨论你当前的关注点、想法、医疗保健需求和要求（而不是把它安排在你的年度体检、某一次的子宫颈涂片检查或因其他疾病而就诊的过程中）。

（2）在去诊室之前，考虑一下你想寻求什么帮助及为什么想寻求帮助，并在笔记本或卡片上写下要点。当你去看医生的时候把它作为提示。这将帮助你保持专注和冷静，并使你看起来准备充分，使你的提问条理清晰，让医生感到你已经对此进行了一些思考和研究。

（3）在面诊时，让医生知道你尊重他所接受的培训和他的资历，欣赏他的知识和真诚；还要让他知道你想学习成为自己健康的"首席执行官"，以及他的更积极的合作伙伴，让他知道你非常欢迎他的参与和建议，并愿意与他以目前的方式合作。

（4）带上一些参考资料。例如，你可以在avivaromm.com/adrenal-thyroid-revolution网站上下载一份重要实验室检测的摘要和与你的一系列健康问题相关的医学参考资料。或者把本书带到诊室。让医生知道你已经做了一些关于自身症状的"家庭作业"，以及你认为你所要求进行的检测会有助于了解自身状况，从而改善健康状态。当然，这也是医生最终的目标！我们都希望看到我们的患者收获健康和幸福！我们也很喜欢与患者建立积极的关系。

然而，如果你不能和医生进行诚实的交谈，如果你觉得医生并不在意你的话，或者医生的态度很傲慢，那么你需要做出改变，去找另一位适合自己的医生。你应该与自己的医生进行相互尊重的交谈，得到自己想要的答案，并且能够由此解除你的担忧。

为你找到合适的"替代"医生

通过访问美国中西医结合委员会（American Board of Integrative Medicine）、美国综合医学和整体医学委员会（American Board of Integrative and Holistic Medicine）或功能医学研究所（Institute of Functional Medicine）的网站，你可能更容易找到能够帮你解决你的问题的医生。这些网站都有一个从业者目录。寻找接受过内科、家庭医学、妇科学或内分泌学住院医师培训的人员，以确保他们有专业的知识背景以解决你的具体问题。执业护士（N.P.s）、高级执业注册护士（A.P.R.N.s）和注册助产士（C.N.M.s）也是很好的选择。在大多数州，高级执业注册护士和执业护士能够开具检查、诊断和开处方。

自然疗法医生（N.D.s）也是一个非常好的选择（如果他们在你所在的州获得执业许可的话）。在不允许其执业的州，你仍然可以找到持有相应证书的从业者，但他们可能只接受过远程学习或几个周末的培训。因此，只选择那些在经过认证的四年制自然疗法学院接受过培训，并在你所在的州获得了执照的自然疗法医生来合作。

如果你选择和一位综合医学或功能医学专业的医生合作，一定要了解他们的培训经历和工作经历，并且毫不犹豫地问一些有关他们所提供的检测和治疗的依据的问题。甚至有些医学博士也会使用不受监管的、未经证实的技术、设备和治疗方法。医生应该能够为他们所使用的检测和治疗提供理论依据，并且应该能够对有效性进行现实的评估。你的医生还应该愿意告诉你他们从他们所提供的任何检测或补充剂中获得的利润率。尽管以利润为基础的商业模式（即使是在医疗保健领域）是合理的，但这应该被公开承认，因为它可以影响医生在实践中对患者提出的建议。[①]

针灸师、草药医生、按摩治疗师、营养师、健康教练、瑜伽老师和其他综合性从业者在你的康复过程中也可以成为宝贵的团队成员。同样，要确保他们接受了适当的培训，使其有资质提供他们正在提供的服务。

在与任何一位医生合作期间，如果你觉得自己不受尊重，或者你觉得自己只是对方赚钱的对象，或者如果医生对传统医学存在过度的抵触，可能让你得不到适当的传统医学治疗，那就去找另一位医生。最重要的是，相信你自己的直觉和判断，相信常识。有时候你是对的。

[①] 我国公立医院的营收模式与美国的商业医疗保险体制不同。——译者注

致谢

　　尽管写作（尤其是写一本书）是一份孤独的工作，但事实上它需要一个团队来完成。我深深地感激我的丈夫特拉西·罗姆，32年来，他总是在我数个月的写作期间帮忙打理生活中的一切，他说在他睡觉时我打字的声音让他感到欣慰，因为这意味着我就在他的身边。他还帮忙检查了书中每个单词的拼写。

　　感谢我的女儿，米玛。她通过审读书里的每一个方面并提出有见地的评论，向我很好地展示了她的洞察力、智慧和适当的幽默感，还给予了我很多鼓励，并使我的观点表述得更清晰。与女儿合作是写作过程中最棒的部分。

　　感谢我亲爱的朋友杰夫·江普（医学博士）和罗宾·格尔曼（注册针灸师）。当我邀请他们在百忙之中审阅我的手稿时，他们说："好的，我很乐意。"并且他们的确如此。向梅根·利布曼和阿曼达·斯旺深表谢意，感谢他们帮助打理我的网站和临床工作，从而让我的写作没有中断。

　　向本书背后的团队致以特别的感谢：艾丽莎·鲍曼，她提供了出色的编辑指导，并提醒我要相信自己的直觉；我的经纪人，塞莱斯特·法恩及其助手约翰·马斯，以及JJ.维珍（是她帮忙向我引见了塞莱斯特）；我的编辑吉迪恩·韦尔和他在HarperOne出版社的聪明而慷慨的助理西德尼·罗杰斯一直鼓励我，感谢他们相信女性读者们需要这本书，并帮助我完成本书的出版工作。

感谢我的健康和商业团体中的同事们。他们让我相信我们可以且有必要发出我们的声音，并且他们以各种个人方式和职业方式给予我特别的支持。在此特别要感谢：皮拉尔·杰拉西莫、加布里埃尔·伯恩斯坦、克丽丝·卡尔、凯莉·布罗根医学博士、莉萨·兰金医学博士、伊莎巴拉·温茨博士、特里·科尔、乔纳森·菲尔兹、迈克尔·温茨和迈克尔·菲什曼。

感谢我的孩子们：伊亚、叶美玛、福雷斯特和内奥米。他们都如此优秀，我可以和他们讨论想法，并接受他们的质疑和激励。他们是我生命中的基石和疗愈之源。我的孙辈——西尔维娅和埃里克，他们给我们的家庭增添了更多的爱，他们用笑声和欢乐把我挡在了SOS状态之外。感谢米歇尔·柯林斯，她总会让我振作起来，给我的生活中带来无限的欢乐。

最后，向那些在我的医疗实践、课程和网络世界中给予我生命意义、工作目标，令我内心充满感激和激发我的灵感的女性朋友们致以深深的谢意。这本书为你们而写。在本书写作过程中，我时刻把你们记在心中。

参考文献

由于出版社对书籍字数的限制，为了使本书信息量最大化，我选择为你提供更多的内容，这就需要限制参考文献的数量。我选择在此列出70条关键的参考文献。如果你想了解本书背后的科学证据，你可以在avivaromm.com/adrenal–thyroid–revolution网站上找到一份完整列出500多条内容涉及医学和科学的最新的参考文献目录。感谢你的理解并加入我的甲状腺肾上腺4周养护方案！

[1] Adam, T. C., and E. S. Epel. 2007. "Stress, eating and the reward system." *Physiology* & *Behavior* 91（4）：449–58.

[2] Ader, R., Cohen, N., and Felten, D. 1995. "Psychoneuroimmunology：Interactions between the nervous system and the immune system." *Lancet* 345（8942）：99–103.

[3] Alcock, J., C. C. Maley, and C. A. Aktipis. 2014. "Is eating behavior manipulated by the gastrointestinal microbiota? Evolutionary pressures and potential mechanisms." *BioEssays* 36（10）：940–49.

[4] American Psychological Association. 2013. *Stress in America: Missing the Healthcare Connection.*Retrieved October 13, 2014. https：//www.apa.org/news/press/releases/stress/2012/full -report.pdf.

[5] Anderson, S., K. M. Pedersen, N. H. Bruun, and P. Laurberg. 2002. "Narrow individual variations in the serum T(4) and T(3) in normal subjects: A clue to the understanding of subclinical thyroid disease." *Journal of Clinical Endocrinology & Metabolism* 87（3）: 1068–72.

[6] Aoki, Y., R. M. Belin, R. Clickner, R. Jeffries, L. Phillips, and K. R. Mahaffey. 2007. "Serum TSH and total T4 in the United States population and their association with participant characteristics: National Health and Nutrition Examination Survey（NHANES 1999–2002）."*Thyroid* 17（12）: 1211–23.

[7] Aschbacher, K., S. Kornfeld, M. Picard, et al. 2014. "Chronic stress increases vulnerability to diet-related abdominal fat, oxidative stress, and metabolic risk." *Psychoneuroendocrinology* 46: 14–22. Retrieved August 16, 2016.

[8] Aschbacher, K., A. O'Donovan, O. M. Wolkowitz, F. S. Dhabhar, Y. Su, and E. Epel. 2013. "Good stress, bad stress and oxidative stress: Insights from anticipatory cortisol reactivity."*Psychoneuroendocrinology* 38（9）: 1698–1708.

[9] Aschbacher, K., M. Rodriguez-Fernandez, H. V. Wietmarschen, et al. 2014. "The hypothalamicpituitary-adrenal-leptin axis and metabolic health: A systems approach to resilience, robustness and control." *Interface Focus* 4（5）: 20140020.

[10] Astin, J. A., S. L. Shapiro, D. M. Eisenberg, and K. L. Forys. 2003. "Mind-body medicine: State of the science, implications for practice." *Journal of the American Board of Family Medicine* 16（2）: 131–47.

[11] Backhaus, J., K. Junghanns, and F. Hohagen. 2004. "Sleep disturbances are correlated with decreased morning awakening salivary cortisol." *Psychoneuroendocrinology* 29 (9) : 1184–91.

[12] Barzilai, O., Y. Sherer, M. Ram, D. Izhaky, J. Anaya, and Y. Shoenfeld. 2007. "Epstein Barr virus and cytomegalovirus in autoimmune diseases : Are they truly notorious? A preliminary report." *Annals of the New York Academy of Sciences* 1108 (1) : 567–77.

[13] Bischoff, S. C., G. Barbara, W. Buurman, et al. 2014. "Intestinal permeability : A new target for disease prevention and therapy." *BMC Gastroenterology* 14 : 189.

[14] Black, P. H. 2006. "The inflammatory consequences of psychologic stress : Relationship to insulin resistance, obesity, atherosclerosis and diabetes mellitus, type II." *Medical Hypotheses* 67 (4) : 879–91.

[15] Camilleri, M., K. Madsen, R. Spiller, B. G. Meerveld, and G. N. Verne. 2012. "Intestinal barrier function in health and gastrointestinal disease." *Neurogastroenterology & Motility* 24 (6) : 503–12.

[16] Ch'ng, C. L., M. K. Jones, and J. G. Kingham. 2007. "Celiac disease and autoimmune thyroid disease." *Clinical Medicine & Research* 5 (3) : 184–92.

[17] Chrousos, G. 2005. "Stress and disorders of the stress system." *Nature Reviews Endocrinology* 5 (July) : 374–81.

[18] Clarke, S. F., E. F. Murphy, K. Nilaweera, et al. 2012. "The gut microbiota and its relationship to diet and obesity." *Gut Microbes* 3 (3) : 186–202.

[19] Cohen, S., D. Janicki-Deverts, and G. E. Miller. 2007. "Psychological stress and disease." *Journal of the American Medical Association* 298 (14) : 1685–87.

[20] Diamanti-Kandarakis, E., J. P. Bourguignon, L. C. Giudice, et al. 2009. "Endocrine-disrupting chemicals: An Endocrine Society scientifc statement." *Endocrine Reviews* 30 (4): 293–342.

[21] Dinan, T. G., and J. F. Cryan. 2012. "Regulation of the stress response by the gut microbiota: Implications for psychoneuroendocrinology." *Psychoneuroendocrinology* 37 (9): 1369–78.

[22] Duntas, L. H. 2008. "Environmental factors and autoimmune thyroiditis." *Nature Clinical Practice Endocrinology & Metabolism* 4 (8): 454–60.

[23] Dusenbery, M. 2015. "Is medicine's gender bias killing young women?" *Pacific Standard*, March 23. Retrieved August 10, 2016. https: //psmag. com/is-medicine-s-gender-bias-killing-young-women-4cab6946ab5c#. tf4y6osaq.

[24] Elks, C. M., and J. Francis. 2010. "Central adiposity, systemic inflammation, and the metabolic syndrome." *Current Hypertension Reports* 12: 99–104.

[25] Emami, A., R. Nazem, and M. Hedayati. 2014. "Is association between thyroid hormones and gut peptides, ghrelin and obestatin, able to suggest new regulatory relation between the HPT axis and gut?" *Regulatory Peptides* 189: 17–21.

[26] Epel, E., J. Daubenmier, J. T. Moskowitz, S. Folkman, and E. Blackburn. 2009. "Can meditation slow rate of cellular aging? Cognitive stress, mindfulness, and telomeres." *Annals of the New York Academy of Sciences* 1172 (1): 34–53.

[27] Fasano, A. 2011. "Leaky gut and autoimmune diseases." *Clinical Reviews in Allergy & Immunology* 42 (1): 71–78.

[28] Fujinami, R. S., M. G. Herrath, U. Christen, and J. L. Whitton.

2006. "Molecular mimicry, bystander activation, or viral persistence: Infections and autoimmune disease." *Clinical Microbiology Reviews* 19 (1): 80–94.

[29] García-Bueno, B., J. R. Caso, and J. C. Leza. 2008. "Stress as a neuroinflammatory condition in brain: Damaging and protective mechanisms." *Neuroscience & Biobehavioral Reviews* 32 (6): 1136–51.

[30] García-Prieto, M. D., F. J. Tébar, F. Nicolás, E. Larqué, S. Zamora, and M. Garaulet. 2007."Cortisol secretary pattern and glucocorticoid feedback sensitivity in women from a Mediterranean area: Relationship with anthropometric characteristics, dietary intake and plasma fatty acid profile." *Clinical Endocrinology* (Oxford)66(2): 185–91.

[31] Glaser, R. 2005. "Stress-associated immune dysregulation and its importance for human health: A personal history of psychoneuroimmunology." *Brain, Behavior, and Immunity* 19(1): 3–11.

[32] Goichot, B., and S. H. Pearce. 2012. "Subclinical thyroid disease: Time to enter the age of evidence-based medicine." *Thyroid* 22 (8): 765–68.

[33] Hadhazy, A. 2010. "Think twice: How the gut's 'second brain' influences mood and wellbeing." *Scientific American*, February 12, 2010. Accessed September 6, 2016. http://www.scientificamerican.com/article/gut-second-brain.

[34] Haentjens, P., A. Van Meerhaeghe, K. Poppe, and B. Velkeniers. 2008. "Subclinical thyroid dysfunction and mortality: An estimate of relative and absolute excess all-cause mortality based on time-to-event data from cohort studies." *European Journal of Endocrinology* 159(3): 329–41.

[35] Helfand, M. 2004. "Screening for subclinical thyroid dysfunction in nonpregnant adults: A summary of the evidence for the U.S. Preventive

Services Task Force." *Annals of Internal Medicine* 140（2）：128–41. doi:10.7326/0003–4819–140–2–200401200–00015.

[36] Hennig, B., L. Ormsbee, C. J. McClain, et al. 2012. "Nutrition can modulate the toxicity of environmental pollutants: Implications in risk assessment and human health." *Environmental Health Perspectives* 120（6）：771–74.

[37] Iwata, M., K. T. Ota, and R. S. Duman. 2013. "The inflammasome: Pathways linking psychological stress, depression, and systemic illnesses." *Brain, Behavior, and Immunity* 31：105–14.

[38] Jacobs, E. J., C. C. Newton, Y. Wang, et al. 2010. "Waist circumference and all-cause mortality in a large US cohort." *Archives of Internal Medicine* 170：1293.

[39] Jin, C., and R. A. Flavell. 2013. "Innate sensors of pathogen and stress: Linking inflammation to obesity." *Journal of Allergy and Clinical Immunology* 132（2）：287–94.

[40] Kalantaridou, S., A. Makrigiannakis, E. Zoumakis, and G. Chrousos. 2004. "Stress and the female reproductive system." *Journal of Reproductive Immunology* 62（1–2）：61–68.

[41] Kau, A. L., P. P. Ahern, N. W. Griffn, A. L. Goodman, and J. I. Gordon. "Human nutrition, the gut microbiome and the immune system." *Nature* 474：327–36.

[42] Knutson, K. L., K. Spiegel, P. Penev, and E. Van Cauter. 2007. "The metabolic consequences of sleep deprivation." *Sleep Medicine Reviews* 11（3）：163–78.

[43] Korte, S. M., J. M. Koolhaas, J. C. Wingfeld, and B. S. McEwen. 2005. "The Darwinian concept of stress: Benefits of allostasis and costs of allostatic load and the trade-offs in health and disease." *Neuroscience &*

Biobehavioral Reviews 29（1）：3–38.

[44] Koster, A., M. F. Leitzmann, A. Schatzkin, et al. 2008. "Waist circumference and mortality." *American Journal of Epidemiology* 167：1465.

[45] Kris-Etherton, P., R. H. Eckel, B. V. Howard, S. S. Jeor, and T. L. Bazzarre. 2001. "Lyon Diet heart study：Benefts of a Mediterranean-style, National Cholesterol Education Program/American Heart Association Step I dietary pattern on cardiovascular disease." *Circulation* 103（13）：1823–25.

[46] Lustig, R. H., L. A. Schmidt, and C. D. Brindis. 2012. "Public health：The toxic truth about sugar." *Nature* 482（7383）：27–29.

[47] McDermott, M. T., and E. C. Ridgway. 2001. "Subclinical hypothyroidism is mild thyroid failure and should be treated." *Journal of Clinical Endocrinology & Metabolism* 86（10）：4585–90.

[48] McEwen, B. S., and P. J. Gianaros. 2011. "Stress- and allostasis-induced brain plasticity." *Annual Review of Medicine* 62（1）：431–45.

[49] Mechiel, S. M., J. M. Koolhaas, J. C. Wingfeld, and B. S. McEwen. 2005. "The Darwinian concept of stress：Benefits of allostasis and costs of allostatic load and the trade-offs in health and disease." *Neuroscience & Biobehavioral Reviews* 29（1）：3–38. doi:10.1016/j.neubiorev.2004.08.009.

[50] Miller, G. E., S. Cohen, and A. K. Ritchey. 2002. "Chronic psychological stress and the regulation of pro-inflammatory cytokines：A glucocorticoid-resistance model." *Health Psychology* 21（6）：531–41. doi:10.1037/0278–6133.21.6.531.

[51] Miller, M. D., K. M. Crofton, D. C. Rice, and R. T. Zoeller. 2009. "Thyroid-disrupting chemicals: Interpreting upstream biomarkers of

adverse outcomes." *Environmental Health Perspectives* 117（7）：1033–41.

[52] Montgomery, J. 2012. "Survival mode and evolutionary mismatch." Retrieved May 12, 2016. *Psychology Today*. https://www.psychologytoday. com/blog/the-embodied-mind/201212/survival-mode-and-evolutionary-mismatch.

[53] Morris, Z. S., S. Wooding, and J. Grant. 2011. "The answer is 17 years, what is the question: Understanding time lags in translational research." *Journal of the Royal Society of Medicine* 104（12）：510–20.

[54] Nabi, H., M. Kivimaki, G. D. Batty, et al. 2013. "Increased risk of coronary heart disease among individuals reporting adverse impact of stress on their health：The Whitehall II prospective cohort study." *European Heart Journal* 34（34）：2697–705.

[55] Neeland, I. J., C. R. Ayers, A. K. Rohatgi, et al. 2013. "Associations of visceral and abdominal subcutaneous adipose tissue with markers of cardiac and metabolic risk in obese adults." *Obesity*（9）：E439–47.

[56] O'Connor, D., H. Hendrickx, T. Dadd, et al. 2009. "Cortisol awakening rise in middle-aged women in relation to psychological stress." *Psychoneuroendocrinology* 34（10）：1486–94.

[57] Raison, C. L., L. Capuron, and A. H. Miller. 2006. "Cytokines sing the blues：Inflammation and the pathogenesis of depression." *Trends in Immunology* 27（1）：24–31.

[58] Raison, C. L., and A. H. Miller. 2013. "Malaise, melancholia and madness：The evolutionary legacy of an inflammatory bias." *Brain, Behavior, and Immunity* 31：1–8.

[59] Rodondi, N., W. P. den Elzen, D. C. Bauer, et al. 2010. "Subclinical hypothyroidism and the risk of coronary heart disease and mortality." *Journal of the American Medical Association* 304（12）：1365–74.

[60] Ros, E., M. A. Martínez-González, R. Estruch, et al. 2014. "Mediterranean diet and cardiovascular health: Teachings of the PREDIMED study." *Advances in Nutrition* 5 (3): 330S–336S.

[61] Rutters, F., S. L. Fleur, S. Lemmens, J. Born, M. Martens, and T. Adam. 2012. "The hypothalamicpituitary-adrenal axis, obesity, and chronic stress exposure: Foods and HPA axis." *Current Obesity Reports* 1 (4): 199–207

[62] Seeman, T. E., L. F. Berkman, P. A. Charpentier, D. G. Blazer, M. S. Albert, and M. E. Tinetti.1995. "Behavioral and psychosocial predictors of physical performance: MacArthur Studies of Successful Aging." *Journals of Gerontology Series A: Biological Sciences and Medical Sciences* 50 (4): M177–83.

[63] Segerstrom, S., and G. Miller. 2004. "Psychological stress and the human immune system: A meta-analytic study of 30 years of inquiry." *Psychological Bulletin* 130 (4): 601–30.

[64] Spiegel, K., E. Tasali, R. Leproult, and E. V. Cauter. 2009. "Effects of poor and short sleep on glucose metabolism and obesity risk." *Nature Reviews Endocrinology* 5 (5): 253–61.

[65] Taylor, S., L. C. Klein, B. P. Lewis, T. L. Gruenewald, R. A. Gurung, and J. A. Updegraff. 2000. "Biobehavioral responses to stress in females: Tend-and-befriend, not fight-or-flight." *Psychological Review* 107 (3): 411–29.

[66] Valls-Pedret, C., A. Sala-Vila, M. Serra-Mir, et al. 2015. "Mediterranean diet and age-related cognitive decline." *JAMA Internal Medicine* 175 (7): 1094–103.

[67] Walsh, S., and L. Rau. 2000. "Autoimmune diseases: A leading cause of death among young and middle-aged women in the United States."

American Journal of Public Health 90（9）：1463–66.

[68] Wartofsky, L., and R. A. Dickey. 2005. "The evidence for a narrower thyrotropin reference range is compelling." *Journal of Clinical Endocrinology & Metabolism* 90（9）：5483–88.

[69] Weiss, G., L. T. Goldsmith, R. N. Taylor, D. Bellet, and H. S. Taylor. 2009. "Inflammation in reproductive disorders." *Reproductive Sciences* 16（2）：216–29.

[70] Zellner, D. A., S. Loaiza, Z. Gonzalez, et al. 2006. "Food selection changes under stress." *Physiology & Behavior* 87（4）：789–93.